V&R

Cornelia Albani / Dan Pokorny / Gerd Blaser / Horst Kächele

Beziehungsmuster und Beziehungskonflikte

Theorie, Klinik und Forschung

Mit Beiträgen von Yolanda López del Hoyo,
Katarína Knížová, Franziska Lamott,
Carola Modica, Manuela Sacchi, Michael Stigler,
Eva Dora Uhrová, Alessandra Vicari

Mit 11 Abbildungen, 46 Tabellen und 3 Einlegeblättern

Vandenhoeck & Ruprecht

Bibliografische Informationen der Deutschen Nationalbibliothek

Die Deutsche Nationalbibliothek verzeichnet diese Publikation
in der Deutschen Nationalbibliografie;
detaillierte bibliografische Daten sind im Internet
über ‹http://dnb.d-nb.de› abrufbar.

ISBN 978-3-525-40100-2

Printed in Germany.
Satz: SchwabScantechnik, Göttingen
Druck und Bindung: Hubert & Co, Göttingen

Gedruckt auf alterungsbeständigem Papier.

Inhalt

Eine Leipzig-Ulm-Beziehungsgeschichte – Vorwort von Michael Geyer

Das vorliegende Buch fasst unsere langjährigen Bemühungen um die von Lester Luborsky entwickelte *Core Conflictual Relationship Theme Method* (*CCRT,* deutsch: *Methode des Zentralen Beziehungskonflikt-Themas, ZBKT*) zusammen. Es verdankt sich einer ungewöhnlichen Kooperation, die im Rahmen der Wiedervereinigung der beiden deutschen Staatengebilde – BRD und DDR – möglich wurde. Sie begann 1986, als es gelang, Horst Kächele an die damalige Karl-Marx-Universität Leipzig zu einem Vortrag und Workshop zum Thema »Psychoanalyse heute« einzuladen. Im Rahmen dieses Besuches fand auch das Werk von Lester Luborsky gebührende Erwähnung. Ein Jahr später, beim ersten internationalen Kongress der *Society for Psychotherapy Research* auf nicht angloamerikanischem Boden in Ulm, hatte ich Gelegenheit, die US-Hauptvertreter der sich bildenden psychoanalytisch-psychodynamischen Therapieforschung – unter anderen auch Lester Luborsky – zu treffen. Durch fachlich gewichtige Diskussionen um kompetitive Auswertungsmethoden zum zentralen psychoanalytischen Konzept der Übertragung (CCRT, FRAMES, PERT) angeregt, wurde kurz danach in Ulm die erste deutsche ZBKT-Arbeitsgruppe etabliert.

Unsere Arbeitsgruppe entstand 1990, als ein Stipendium der Breuninger-Stiftung Stuttgart meiner damaligen Doktorandin Cornelia Albani ermöglichte, ihre Dissertation weitgehend in Ulm in Zusammenarbeit mit Horst Kächele, Dan Pokorny und Gerd Blaser durchzuführen. In Leipzig hatte sich unter meiner Leitung eine ZBKT-Arbeitsgruppe gebildet. Mit dem Enthusiasmus der damaligen Leipziger Aufbruchstimmung hatten 15 Leipziger Doktoranden die Methode erlernt und begonnen, eine Reihe von Forschungsthemen zu bearbeiten.

1991 traf sich die seit 1989 bestehende bundesweite ZBKT-Arbeitsgruppe zu ihrem jährlichen Workshop erstmals in Leipzig, bei dem Horst Kächele uns mit kreativen Ideen und vielfältigen Anregungen für die Psychotherapieforschung begeisterte und Dan Pokorny uns humorvoll und ermutigend zur korrekten methodisch-statistischen Umsetzung von Projektideen motivierte.

Bei der Übertragung der Methode in den deutschen Sprachraum konnte von Vorarbeiten der Ulmer Arbeitsgruppe ausgegangen werden. Inhaltlich präzisiert und um Auswertungsbeispiele ergänzt, erschien 1992 die revidierte deutsche Fassung des Manuals zur ZBKT-Methode (Luborsky, unter Mitarbeit von Albani u. Eckert, 1992).

Eine erste systematische Anwendung dieser Methodik auf eine psychoanalytische Fokaltherapie lieferte die notwendige umfangreiche Datengrundlage zur Entwicklung alternativer Auswertungsstrategien, die wesentlich durch Dan Pokorny vorangebracht wurde (Albani, Pokorny, Dahlbender u. Kächele, 1994). Auf Grundlage dieser methodischen Entwicklungen und umfangreicher Untersuchungen von Beziehungsmustern an nichtklinischen Stichproben wurde ein multizentrischer Forschungsantrag an die Deutsche Forschungsgemeinschaft erfolgreich auf den Weg gebracht. In diesem gemeinsamen Projekt der Universitäten Leipzig, Ulm und Göttingen (Projektleitung Michael Geyer, Manfred Cierpka, Horst Kächele; Projektmitarbeiter Gerd Blaser, Annett Körner, Dieter Benninghoven, Dan Pokorny, Cornelia Albani u. a.) konnten wir die Beziehungsmuster einer großen Zahl junger Frauen mit psychoneurotisch-psychosomatischen Störungen untersuchen (Geyer, Kächele u. Cierpka, 1992; Albani et al., 1999a). Damit wurde der bisher umfangreichste ZBKT-Datensatz erhoben und mit Hilfe zahlreicher Doktoranden ausgewertet. Im Ergebnis des Projektes lag auch eine wesentlich von Gerd Blaser überarbeitete und erweiterte Fassung des ZBKT-Manuals vor (ZBKT-Arbeitsgruppe Ulm, 1994).

Regelmäßige Arbeitstreffen der Projektgruppe und auch der internationale ZBKT-Workshop 1995 in Ulm gaben Anregungen und Anstöße. Ausgehend von unseren bisherigen Erfahrungen mit der Methode konnte unsere Leipzig-Ulmer Arbeitsgruppe 1997 in einem gemeinsamen, von der Deutschen Forschungsgemeinschaft geförderten Folgeprojekt die Reformulierung der kategorialen Strukturen der ZBKT-Methode vornehmen und damit einen wesentlichen Beitrag zur Weiterentwicklung der Methode leisten (Albani et al., 2002d).

Im Juni 2003 fand, initiiert und organisiert von Dan Pokorny, unter der Leitung der Leipzig-Ulmer Arbeitsgruppe ein internationaler ZBKT-Workshop in Weimar statt, bei dem die eigenen Neu-Entwicklungen der ZBKT-Methodologie an Kollegen aus 13 Ländern weiter gegeben werden konnten. Inzwischen sind diese Strukturen unter dem Begriff $ZBKT_{LU}$ beziehungsweise *CCRT-LU* (*LU* steht für *Leipzig-Ulm* beziehungsweise *Logically Unified*) international anerkannt und es liegen zahlreiche Übersetzungen und Anwendungen vor.

Das vorliegende Buch liefert zum einen eine Grundlage für die Anwendung der Methode, indem in einem überarbeiteten und ergänzten Manual die Vorgehensweise zur ZBKT_{LU}-Auswertung erläutert wird, und stellt zum anderen wesentliche empirische Befunde zu Beziehungsmustern und Beziehungskonflikten im klinischen Kontext zusammenfassend dar. Es bleibt zu hoffen, dass damit weitere Untersuchungen mit der ZBKT_{LU}-Methodik angeregt werden.

Die Kooperation zwischen Ulm und Leipzig darf im Rückblick eine deutsch-deutsche Erfolgsgeschichte genannt werden. Sie wäre ohne Horst Kächele, der uns Leipziger seinerzeit uneigennützig und mit großer Herzlichkeit an diese Forschungsarbeit herangeführt hat, nicht denkbar. Ihm besonders sei dafür herzlich gedankt.

Prof. Dr. Michael Geyer

Vorwort der Autoren

Wir widmen dieses Buch Lester Luborsky, dessen kreative und bahnbrechende Arbeiten Voraussetzungen für unsere Projekte und Weiterentwicklungen der Methode waren.

Das von Sigmund Freud vor hundert Jahren entdeckte Phänomen der Übertragung prägt zwischenmenschliche Beziehungen in vielfältiger Weise; es stellt die zentrale Drehscheibe der psychoanalytischen Behandlungstheorie dar. Das von Luborsky eingeführte Messverfahren zur Identifizierung zentraler Beziehungsmuster als Ausdruck von Übertragungsphänomen, die ZBKT-Methode, ist inzwischen international weit verbreitet. Zur Vergleichbarkeit solcher Beziehungsmuster entwickelten Luborsky und seine Arbeitsgruppe auch so genannte *Standardkategorien*, denen die jeweils individuellen Formulierungen zugeordnet werden können. Ausgehend von unseren eigenen Erfahrungen mit der Methode in zahlreichen Projekten und den Anregungen von Kollegen konnten wir die Methode wesentlich weiterentwickeln. War zunächst lediglich eine Ergänzung des ursprünglichen Kategoriensystems, das sich als zu begrenzt erwiesen hatte, geplant, zeigte sich im Verlauf des Projektes, dass wir nicht nur die Kategorienlisten änderten, sondern auch die Struktur des Systems. Es entstand ein einheitliches, hierarchisch gestaltetes Kategoriensystem und symmetrische Strukturen zwischen Wünschen und Reaktionen sowie zwischen Subjekt und Objekt. Auf Lester Luborskys Anregung hin wurde dafür die Bezeichnung *CCRT-LU* eingeführt, die inzwischen auch international verwendet wird, wobei *LU* wie erwähnt *Leipzig-Ulm* oder *Logically Unified* bedeutet. Für dieses Buch entschieden wir uns für die deutsche Bezeichnung ZBKT_{LU}. Aufgrund der breiten empirischen Basis und der theoriegeleiteten Entwicklung dieses Kategoriensystems könnte es möglicherweise eine universelle Sprache zur Beschreibung von Beziehungsmustern im Rahmen anderer Methoden und auch außerhalb klinischer Psychotherapieforschung liefern.

Wir möchten mit diesem Buch sowohl Kliniker[1] wie auch Psychotherapieforscher erreichen und für die ZBKT_{LU}-Methode begeistern. Deshalb demonstrieren wir im Teil A nach einer kurzen Einführung zur Operationalisierung von Beziehungsmustern und zur Methode anhand der neunten Stunde der Patientin Amalie die klinische Anwendbarkeit der Methode und fassen wesentliche Befunde unserer Untersuchungen mit der ZBKT_{LU}-Methode zusammen. Im Teil B stellen wir unsere

1 Um den Text leichter lesbar zu gestalten, verwenden wir im gesamten Text jeweils nur die männliche Form – Klinikerinnen, Psychotherapieforscherinnen, Therapeutinnen, Patientinnen … sind jeweils mit gemeint.

modifizierte $ZBKT_{LU}$-Auswertung vor, wobei wir eine »Quick«-Version für den klinischen Gebrauch (s. B1.2) und eine ausführliche forschungsorientierte Vorgehensweise (s. B1.3) vorschlagen. Dan Pokorny liefert im Kapitel B2 eine Darstellung der Datenstruktur und eine Skizzierung der Datenanalyse. Anhand des vollständigen Transkriptes der neunten Stunde der Patientin Amalie wird die $ZBKT_{LU}$-Auswertung demonstriert. Wir hoffen, dass die beiliegenden Blätter mit den Kategorien und den Auswertungsanleitungen und Abkürzungen sowohl das Lesen des Buches wie auch das praktische Arbeiten mit der Methode erleichtern.

Methoden verändern und entwickeln sich – so verstehen wir auch dieses Buch als eine Bestandsaufnahme und Grundlage für weitere Entwicklungen, für die künftig auch die Homepage unter der Internet-Adresse www.ccrt-lu.org eine Plattform sein soll.

Dieses Buch hätte nicht ohne die zahlreichen Kollegen entstehen können, die uns in unserer Arbeit durch ihre wertvolle und weit reichende Unterstützung und Zusammenarbeit wesentlich geholfen haben, wobei die folgende Aufzählung aber unvollständig bleiben muss.

Sonja Grüninger möchten wir besonders für ihre zuverlässige Unterstützung bei der Umsetzung unseres Projektes danken. Ein herzlicher Dank gilt unseren Kollegen Annett Körner, Sabine Heinisch und Thomas Villmann, die uns in verschiedenen Projekten unterstützten; ebenso Jacques Barber, der das Projekt mit seinen Erfahrungen begleitete und ein hilfreicher, kritischer Diskussionspartner war. Petr Hájek verdanken wir wertvolle Anregungen zur logischen Struktur des Systems und der Einordnung in den Kontext der Prädikatenlogik.

Wir möchten auch den zahlreichen Diplomanden und Doktoranden (v. a. Susanne König, Maria Reulecke, Franziska Marschke, Alessandra Vicari, Carola Modica, Manuela Sacchi) und den studentischen Hilfskräften (v. a. Diana Barth) danken, die zur erfolgreichen Umsetzung der Forschungsprojekte beitrugen.

Für die Erstellung fremdsprachiger Versionen des Kategorien-Systems danken wir besonders Nikolas Anastasiadis, Nikola Atanassov, Alejandro Ávila Espada, Bohuslav Blažek, Oldřich Bajger, Sara Bottini, Cecilia Clementel-Jones, Denise Defey, Russell Deighton, Martin Drapeau, Giordana Fabi, Alexander Filz, Christine Fischer, Lorenzo Gottarelli, Yolanda López del Hoyo, Vladimír Hrabal, Uwe Jacobs, Katarína Knížová, Justice Krampen, Oxana Kulyk, Fernando Silva, Michael Stigler, Eva Dora Uhrová, Dmitrij Velikovsky, Alessandra Vicari.

Auch unseren klinischen Kollegen (Therapeuten und Pflegekräften) möchten wir dafür danken, dass durch sie die Datenerhebungen überhaupt möglich wurden.

Unser größter Dank gilt den zahlreichen, ungenannten Patienten und Probanden, ohne deren Teilnahme unsere Forschungsprojekte nicht realisierbar gewesen wären.

Der Deutschen Forschungsgemeinschaft gebührt unser Dank für die finanzielle Förderung unserer Projekte. Dem Verlag Vandenhoeck & Ruprecht danken wir für die Ermöglichung dieses Buches und besonders Ulrike Kamp und Günter Presting für ihre Unterstützung bei der Umsetzung. Das Buch wäre ohne die großzügige finanzielle Unterstützung der Köhler-Stiftung nicht zustande gekommen, wofür wir besonders Wolfgang Mertens danken.

Ein ganz besonderer Dank für Beiträge in diesem Buch gilt unseren Kollegen Yolanda López del Hoyo, Katarína Knížová, Franziska Lamott, Carola Modica, Manuela Sacchi, Michael Stigler, Eva Dora Uhrová und Allesandra Vicari.

Jedes Exemplar eines gedruckten Buches ist auch die Basis für eine Beziehungsepisode zwischen dem Leser und den Autoren. In dem Sinn hoffen wir, dass *diese* Beziehungsepisode einen positiven Ausgang nimmt.

Cornelia Albani, Dan Pokorny, Gerd Blaser und Horst Kächele

Ein (fiktives) Interview mit Lester Luborsky

L. L.: Prof. Dr. Lester Luborsky (Penn Medical School, Philadelphia)
HK: Prof. Dr. Horst Kächele (Ulm University)

H. K. Lieber Lester Luborsky, ich weiß von Ihrem Sohn Peter, der für uns schon viele Übersetzungen gemacht hat, Sie sind auf dem Rückzug aus dem so reichen Leben als Therapieforscher. Trotzdem möchte ich mir erlauben, Ihnen in diesem fiktiven Interview ein paar Fragen zu stellen.

L. L. Okay.

H. K. Wir kennen uns seit vielen Jahren; genau genommen seitdem ich Ihnen im Oktober 1971 meinen ersten Brief schrieb; damals ging es um die eher technische Frage, welche Veränderungsmuster durch die P-Faktoren-Analyse Technik erfasst werden können.

L. L. That is correct; I remember that your questions were to the point.

H. K. 1976 besuchten H. J. Grünzig und ich Sie in Philadelphia und stolperten in ein Treffen Ihrer lokalen Forschergruppe.

L. L. Yes, we were then still a small local group, but it was a beginning.

H. K. 1982 waren Sie das erste Mal in Ulm.

L. L. Oh yes, it was a wonderful meeting of minds, give my greetings to Dr. Helmut Thomä.

H. K. Und seitdem haben wir uns viele Male brieflich und mündlich bei den Jahrestreffen der Society for Psychotherapy Research ausgetauscht. Sie schauen nun auf ein langes Forscherleben zurück; seit Mitte der vierziger Jahre, wo ich gerade geboren wurde, haben Sie die psychodynamische Therapieforschung um vielfältige methodische Entwicklungen bereichert.

L. L. That is true!

H. K. Ich darf die Methode der intraindividuellen Messwiederholung anführen, die Sie mit Raymond Cattell entwickelt haben (Cattell u. Luborsky, 1950; Luborsky, 1953), die der bis dahin verschmähten Einzelfallforschung zu einer ersten Blüte verhalf.

L. L. I began to mull over ideas leading to the symptom-context methods already in 1946 with the study of the context for an ulcer patient's recurrent stomach pains. I was lucky to have Raymond Cattell to work with. The topic remained with me until finishing my monograph summarizing all the studies on that topic in 1996.

H. K. Dann Ihre Studie mit Robert Holt an der Menninger Klinik zu den Persönlichkeitsmerkmalen der Psychiater (Holt u. Luborsky, 1958a, 1958b);

ebenfalls dort entwickelten Sie die Vorform der Global Assessment Scale (Luborsky, 1962), die dann Robert Spitzer für das DSM-III übernahm.

L. L. *Spitzer could have given some credit to me.*

H. K. Nach dem Wechsel an die Penn Medical School in Philadelphia führten Sie Ihre Studien zur Symptom-Kontext-Methode fort, die Sie am scheinbar trivialen Beispiel des momentanen Vergessens so wunderbar exemplifiziert haben (Luborsky, 1967).

L. L. *Wasn't this a wonderful example of finding a suitable object to research?*

H. K. Gewiss, aber dann rückte damals immer stärker eine kritische evaluative Perspektive zur Wirksamkeit von Psychotherapie ins Zentrum des öffentlichen Interesses. Sie veröffentlichten eine der ersten Metaanalysen des Faches und konnten aufzeigen, wie wenig der Ausgang von Psychotherapie von vor der Behandlung identifizierbaren Faktoren bestimmt werden konnte (Luborsky, Chandler, Auerbach, Cohen u. Bachrach, 1971a).

L. L. *This was a fruitful enterprise for opening a door on process features.*

H. K. Damals erschien auch eine erste Übersichtsarbeit zur Lage der so genannten quantitativen Forschung zur psychoanalytischen Therapie (Luborsky u. Spence, 1971b), mit der für die Ulmer Entwicklung bedeutsamen Forderung nach *primary data.*

L. L. *You people in Ulm took this very seriously; the Ulm Textbank became the pace setting example of establishing a true data bank in psychotherapy!*

H. K. Nun, Sie haben ebenfalls intensiv mit mit Tonband aufgezeichneten Behandlungen gearbeitet. Ich habe bewundert, wie Sie im Kontext intensiver klinischer Supervisionen von jungen Psychiatern dann die Methode zur Kodierung der hilfreichen Allianz entwickelt haben (Luborsky, 1976). Zuvor haben Sie mit ihrer Forschergruppe erste tastende Versuche gemacht, auch das Übertragungsthema empirisch in den Griff zu bekommen (Luborsky, Graff, Pulver u. Curtis, 1973).

L. L. *It was clear that the two pillars of psychoanalytic therapy – working alliance and transference – had to be scrutinized.*

H. K. Wenige Jahre später erschien dann das erste Manual der psychodynamischen Therapie (Luborsky, 1984), dessen deutsche Übersetzung natürlich in Ulm entstehen musste (Luborsky, 1988b). Im Jahr darauf konnten wir in Ulm die erste internationale Konferenz zur Psychoanalytischen Prozessforschung begehen, wo sich alles, was Rang und Namen in der psychoanalytischen Therapieforschung hatte, versammelte. Im Rahmen dieser Konferenz wurde vergleichend gearbeitet und diskutiert. Gill, Dahl und Luborsky hatten den gleichen Text analysiert, die fünfte Sitzung der Patientin Mrs. C., und demonstrierten die Leistungsfähigkeit ihrer jeweiligen Methode. Ihre Methode, die CCRT-Methode, kam bei Ihrer Zusammenfassung am besten weg.

L. L. *I am not surprised. I wrote: »All three measures tend to attend to relationship episodes. The CCRT does this more explicitly than the others« (Luborsky, 1988a, S. 114).*

H. K. Wenn Sie sich entscheiden müssten, welche Ihrer vielen Entdeckungen und methodischen Innovationen halten Sie für die wichtigste?

L. L. The CCRT, without doubt, as it stands in the very center of Freud's work. Having achieved a verification of Freud's grandest clinical hypothesis is a great satisfaction for me.

H. K. So ist es kein Wunder, dass Sie mit Paul Crits-Christoph die letzten fünfzehn Jahre Ihrer wissenschaftlichen Tätigkeit sich voll und ganz diesem Thema gewidmet haben, und dies in vielfältigen Arbeiten, die wir hier gar nicht alle nennen können (Luborsky u. Crits-Christoph, 1998b).

L. L. That is correct. Just have a look in our joint report on the worldwide distribution of work with the CCRT-method (Luborsky et al., 1999). How can one wish for more?

H. K. Many thanks, Lester, for this interview.

A1 Wie lassen sich Beziehungsstrukturen »messen«?

A1.1 Empirische Erfassung von Beziehungsstrukturen – ein historischer Abriss

Inzwischen ist es Allgemeinwissen, dass Beziehungserfahrungen mit den wichtigen Bezugspersonen der Kindheit und Jugend persönlichkeitsbildend sind. Seitdem in der Folge der 68er ein höheres Maß an Kritik gegenüber den eigenen Eltern erlaubt ist, gehören Geschichten über prägende elterliche Erziehungspraktiken, gegen die man zeitlebens ankämpft, zum guten Ton – allerdings mit einer interessanten Ost-West-Differenz: Ostdeutsche geben deutlich positivere Erinnerungen an das elterliche Erziehungsverhalten an als Westdeutsche (Schumacher, Eisemann u. Brähler, 1999). Freuds Übertragungskonzept (Freud, 1912), ein Grundpfeiler psychoanalytischer Theorie, wird von Therapeuten jeglicher Provenienz erkannt und Beziehungsmuster zwischen sich und den Patienten werden diagnostisch und therapeutisch genutzt (zum Beispiel McCullough, 2000; Schweiger, Sipos u. Hohagen, 2005; Wendisch, 2000; Zimmer, 2000; Zimmer, 1983).

Eine positive therapeutische Beziehung, wie sie Bordin als *Arbeitsbündnis* konzeptualisiert hat (Bordin, 1979) und zum Beispiel Luborsky und viele andere beschrieben haben (Luborsky, Crits-Cristoph, Alexander, Margolis u. Cohen, 1983; Luborsky, 2000), gilt inzwischen als empirisch am besten gesicherter psychotherapeutischer Wirkfaktor (Horvath u. Bedi, 2002).

Die Klage über zwischenmenschliche Probleme stellt häufig die Ausgangssituation für eine Psychotherapie dar. So sehr sich die verschiedenen therapeutischen Ansätze auch unterscheiden, haben sie zumindest ein gemeinsames Behandlungsziel: ungünstige Interaktionsmuster zu erkennen und zu verändern. Um zielgerichtete Veränderungen von Beziehungsstrukturen zu erreichen, bedarf es aber sowohl einer Diagnostik und Beschreibung solcher Beziehungsmuster, einer darauf zielenden Behandlungstechnik, als auch einer Verlaufskontrolle und Bewertung der angestrebten Veränderungen, das heißt der Operationalisierung von Beziehungsmustern.

Erste Versuche, dieses Konstrukt systematisch-empirisch zu fassen, wurden im Menninger Projekt in Topeka unternommen. Im Kontext der in den fünfziger Jahren begonnenen Therapiestudie (Wallerstein, Robbins, Sargent u. Luborsky, 1956; Wallerstein, 1986) wurden systematische klinische Formulierungen über die Patienten erprobt, bei denen relativ komplexe Formulierungen zur Übertragung erarbeitet wurden. Es erwies sich allerdings als äußerst problematisch, einen Konsens über solche komplexen klinischen Konzepte herzustellen. Dabei bildete die systematische Analyse früher Kindheitserinnerungen (Mayman u. Faris, 1960) einen wichtigen Eckpfeiler dieser Annäherung. Die Relevanz der frühen Erinnerungen wurde, lange bevor Bowlby bei uns bekannt wurde, auch von Stiemerling (1974) empirisch aufgegriffen.

Zur gleichen Zeit wurde versucht, Schätzmethoden zur Quantität von Übertragung entsprechend dem klinischen Gebrauch zu erproben, nach dem Motto: »Sage mir, wie stark die erotische Übertragung deiner Patientin auf dich ist«. Bellak und Smith (1956) führten einen solchen ersten Versuch durch, reliable Vorhersagen des therapeutischen Verlaufs von einer analytischen Sitzung zur nächsten zu treffen. Anhand eines Itemkatalogs von 23 Kategorien, in denen typische klinische Konzepte, unter anderem auch Übertragung, aufgelistet waren, schätzten fünf Beurteiler ein, in welchem Ausmaß das jeweilige Konzept vorhanden war. Strupp, Chassan und Ewing (1966) erkannten bei der Replikation der Bellak-Smith-Studie empirisch die Achillesferse solcher Ansätze: Ohne klare operationale Definitionen werden keine klinisch relevanten Ergebnisse erzielt. Auch ihr Fazit war, dass das Ausmaß der Beurteilerübereinstimmung umgekehrt proportional zum Abstraktionsgrad der Konzepte war. Spezifisch analytische Konzepte waren besonders schwer einzustufen.

Geschult an diesen Studien legte die Ulmer Arbeitsgruppe genauere Definitionen vor: *Skalen zur Erfassung von Übertragung, Arbeitsbeziehung und Angstthemen* (Grünzig, Kächele u. Thomä, 1978) und erzielte eine verbesserte Übereinstimmung. Erfolgreicher wurden solche Versuche später, als die Erfassung von beobachtbaren klinischen Ereignissen angestrebt wurde, wie dies bei der *Methode des Zentralen Beziehungskonflikt-Themas* (*ZBKT-Methode*, Luborsky, 1977; Luborsky u. Crits-Christoph, 1990b) geschieht.

Einen anderen, nichtklinischen Zugang wählten eine Reihe von Autoren, die, aus der Persönlichkeitsforschung kommend, Q-Sort-Methoden zur Erfassung von Übertragungsaspekten benutzen: Ähnlichkeit zwischen »dem signifikantem Elternteil« und »der Therapeutin« (Chance, 1952); Ähnlichkeit zwischen »Idealer Person« und »Therapeut« (Fiedler u. Senior, 1952); Erfassung von Übertragung und Widerstand (Rawn, 1958); die Erwartungsvorstellungen des Patienten vom Therapeuten (Apfelbaum, 1958); Ähnlichkeit im Verhalten gegenüber Eltern und Therapeut vor und nach der Therapie (Subotnik, 1966a, 1966b). Eine Zusammenfassung dieser frühen Untersuchungen findet sich in dem von Meltzoff und Kornreich (1970) zusammengestellten Überblick.

Auch die *Kelly-Grid-Technik* zielt auf die Erfassung von Beziehungsstrukturen (Crisp, 1964a, 1964b; Sechrest, 1962), wie dies Arbeiten von Catina und Czogalik (1988) und Bassler (1997) im deutschen Sprachraum zeigen.

Aktuellere Ansätze wie zum Beispiel der *Psychotherapy Process Q-Sort* (*PQS*, Jones, 2001; deutsche Version Albani et al., 2000a) ermöglichen systematische Einzelfallanalysen (zum Beispiel Jones u. Price, 1998), aber auch den Vergleich verschiedener Therapieformen (Ablon u. Jones, 2005), zum Beispiel kognitiv-behaviorale versus interpersonelle Therapie (Ablon u. Jones, 1999), kognitiv-behaviorale versus psychodynamische Therapie (Jones u. Pulos, 1993) und Untersuchungen zum Übertragungsgeschehen.

Die *PERT-Methode* (*Patient's Experience of Relationship with Therapist*) von Gill und Hoffman (1982), deutsche Überarbeitung (Herold, 1995), erlaubt das Aufspüren einzelner abgewehrter Beziehungsaspekte auf einer mikrostrukturellen Ebene des Prozesses, wobei das Vorgehen keine Analyse der »Arbeit an der Übertragung« erlaubt, sondern vorwiegend der Feststellung von »Widerstand gegen die Übertragung« dient.

Ein andere methodische Grundlage zur Erfassung von Beziehungsstrukturen liefert das von Sullivan, dem Gründer der Washington School of Psychiatry, eingeführte interpersonale Modell psychopathologischer Störungen (Sullivan, 1953), aus dem Leary das *Circumplex-Modell* entwickelte (Leary, 1957). Alle Verhaltensweisen werden im Circumplex-Modell in einem zweidimensionalen semantischen Raum mit den Dimensionen Zuneigung und Kontrolle angeordnet, und Reziprozität und Komplementarität gelten als Grundlagen interpersonalen Verhaltens (Kiesler, 1983). Die von Benjamin entwickelte *SASB-Methode* (*Structural Analysis of Social Behavior,* Benjamin, 1974; deutsche Version Tress, 1993) zur Beschreibung interaktioneller Prozesse, die auch klinische Relevanz haben (Benjamin, 1985; 1993), beruht auf diesem Circumplex-Modell.

Auch Bowlbys *Bindungstheorie* gibt Impulse für eine beziehungsorientierte Psychotherapieforschung, indem ausgehend von den Beziehungserfahrungen des Kindes mit den primären Bezugspersonen Vorhersagen über die mentalen Repräsentanzen der eigenen Person und der Objekte, so genannte *innere Arbeitsmodelle* gemacht werden (Bowlby, 1969, 1973, 1980). Neben Ratingmethoden, wie zum Beispiel dem *Adult Attachment Interview* (*AAI,* Main u. Goldwyn, 1984) oder dem *Erwachsenen Bindungsprototypen-Rating (EBPR,* Strauß, Lobo-Drost u. Pilkonis, 1999b), liegen inzwischen auch Fragebogen zur Erfassung von Bindungsstilen vor (zum Beispiel *Relationship Questionnaire, RSQ*, Griffin u. Bartholomew, 1994), wobei die jeweiligen Methoden verschiedene Aspekte von Bindung erfassen.

Methodisch lassen sich bei der Erfassung von Beziehungsstrukturen Instrumente zur Selbst- oder Fremdbeurteilung von Beziehungsmustern unterscheiden. Die zahlreichen Fragebogen, mit denen Patienten selbst um die Einschätzung ihrer Beziehungsmuster gebeten werden, können hier nicht ausführlich dargestellt werden. Beispielhaft sei das *Inventar Interpersonaler Beziehungen* (*IIP*, Horowitz, Strauß u. Kordy, 1994), das ebenfalls auf dem Circumplex-Modell beruht, genannt. Beckmann (1974, 1978) hat die Untersuchung von Übertragungs-Gegenübertragungs-Phänomenen mithilfe des *Gießen Tests* (Beckmann, Brähler u. Richter, 1983) demonstriert. Dabei können mit Fragebogen aber lediglich summarische Einschätzungen von Beziehungsmustern ermittelt werden, und es besteht oftmals eine erhebliche Diskrepanz zwischen der Selbst- und Fremdwahrnehmung bezüglich des eigenen Verhaltens. Die direkte Erfassung von Beziehungsmustern anhand von Stundentranskripten oder Videoaufzeichnungen durch externe Beobachter erlaubt dem gegenüber eine differenziertere Beurteilung.

Die Untersuchung von Beziehungsmustern kann auf verschiedenen Erfassungsebenen erfolgen: Es können aktuelle Beziehungen analysiert werden, also *interper-*

sonelle Beziehungsmuster beobachtet werden oder Schilderungen des Patienten von seinen Beziehungen untersucht werden, die einen Rückschluss auf *intrapsychische* Muster erlauben. Inzwischen existieren verschiedene Methoden zur Operationalisierung von Beziehungsstrukturen (s. Tabelle A1).

Tabelle A1: Methoden zur Operationalisierung von Beziehungsmustern

1974	Benjamin, 1974 dt.: Tress, 1993	SASB	Structural Analysis of Social Behavior
1977	Luborsky, 1977, 1990 dt.: Luborsky u. Kächele, 1988; Luborsky et al., 1992	CCRT	Core Conflictual Relationship Theme dt.: Zentrales Beziehungskonflikt-Thema, ZBKT
1977	Caston, 1977; Weiss, Sampson u. The Mount Zion Psychotherapy Research Group, 1986 dt.: Albani et al., 2000c	PD	Plan Diagnosis (später: Plan Formulation Method)
1979	Horowitz, 1979	CA	Configurational Analysis (später: Role Relationship Models Configuration)
1981	Dahl, 1988; Dahl u. Teller, 1994 dt.: Hölzer, Dahl u. Kächele, 1998	FRAMES	Frame Analysis, Fundamental Repetitive And Maladaptive Emotional Structures
1982	Gill u. Hoffman, 1982 dt.: Herold, 1995	PERT	Patient's Experience of Relationship with Therapist dt.: Beziehungserleben in Psychotherapie, BiP
1983	Slap und Slaykin, 1983		Clinical summaries of schemas
1984 1994	Schacht, Binder u. Strupp, 1984; Schacht u. Henry, 1994 dt: Tress et al., 1996	SASB-CMP	Dynamic Focus (später: Cyclic Maladaptive Pattern, später: SASB-CMP)
1985	Kiesler et al., 1985	IMI	Impact Message Inventory
1986	Bond u. Shevrin, 1986		Clinical Evaluation Team
1986	Maxim, 1986	SPLASH	Seattle Psychotherapy Language Analysis Schema
1989	Perry, 1991	ICF	Idiographic Conflict Formulation Method
1989	Horowitz, Rosenberg, Ureno, Kalehzan u. O'Halloran, 1989	CRF	Consensual Response Formulation
1990	Crits-Christoph u. Demorest, 1991 dt.: Crits-Christoph, Baranackie, Dahlbender u. Zobel, 1995	QUAINT	Quantitative Analysis of Interpersonal Themes
1992	Demorest u. Alexander, 1992		Personal Scripts
1996	Arbeitskreis OPD, 1996, 2006	OPD	Operationalisierte Psychodynamische Diagnostik

Nachfolgend soll die ZBKT-Methode zunächst kurz beschrieben werden.

A1.2 Die Methode des Zentralen Beziehungskonflikt-Themas

Die öffentliche Präsentation der Methode des Zentralen Beziehungskonflikt-Themas (Luborsky, 1977) wurde erstmals in der Geschichte der Psychotherapieforschung mit genauen Zeit- und Ortsangaben der Nachwelt überliefert, was wohl für den Stolz des Erfinders sprechen dürfte:

»Als Nebenprodukt seiner Bemühungen um ein Maß für die therapeutische Allianz stellte Luborsky – am 17. Januar 1977 um 14 Uhr im Downstate Medical Center in New York – ein Verfahren zur Messung des zentralen Musters, nach dem jeder einzelne seine Beziehungen gestaltet, vor, das er *Core Conflictual Relationship Theme (CCRT,* deutsch: *Zentrales Beziehungskonflikt-Thema, ZBKT)* nannte. Bei der Durchsicht von Therapiesitzungsprotokollen war ihm aufgefallen, dass er sich in erster Linie für die Erzählungen des Patienten über dessen Interaktionen mit dem Therapeuten und anderen Personen und für deren wiederkehrende Aspekte interessierte. Er untersuchte vor allem drei Komponenten:

1. Was will der Patient von anderen Personen?
2. Wie reagieren diese darauf?
3. Wie reagiert der Patient wiederum auf deren Reaktionen?« (Kächele u. Albani, 2000, S. 179).

Die ZBKT-Methode ist ein inhaltsanalytisches Verfahren. Luborsky (1990b) betont die Nähe zu klinischen Schlussbildungsprozessen, er stellt fest, dass erfahrene psychodynamisch orientierte Kliniker zwar weniger formalisiert, aber prinzipiell auf die gleiche Weise zur Formulierung von Übertragungsmustern gelangen. Sein Übertragungsbegriff wird theoretisch allerdings nicht scharf herausgearbeitet, vielmehr implizit durch das praktisch-methodische Vorgehen abgesteckt (Luborsky et al., 1990b, 1998b).

Als Auswertungsgrundlage dienen *Beziehungsepisoden*, das heißt erzählte Geschichten über bedeutsame Beziehungen mit Anderen (Luborsky, 1990d). Die Grundannahme des Verfahrens beruht auf der Vorstellung, dass die Schilderung von Beziehungserfahrungen für den Patienten prototypische und charakteristische Subjekt-Objekt-Handlungsrelationen enthält, die dort sichtbar gemacht werden können. Erzählungen sind ein gutes Mittel, um Erfahrungen zu transportieren (Boothe, 1991); besonders festgefügte, repetitive Erfahrungen verdichten sich in Erzählepisoden (Bruner, 1987; Flader u. Giesecke, 1980). Im Kontext der ZBKT-Methode kann und soll keine linguistische Analyse dieser Narrative vorgenommen werden, weshalb auch auf eine klare linguistische Definition von *Erzählung* zum Beispiel in Abgrenzung eines *Berichtes* verzichtet wird. Hartog (1994) hat in einer detaillierten Analyse methodenkritische Aspekte aus linguistischer Sicht dargestellt.

Die folgende Geschichte eines Patienten[1] in einer psychoanalytischen Kurztherapie über seine Beziehung zum Bruder illustriert eine Beziehungsepisode. Die Episode steht im Kontext der vom Patienten geäußerten Enttäuschung über seinen von ihm als desinteressiert erlebten Vater:

»Analytiker: Mit dem älteren Bruder können sie sich's besser ausdenken, ausmalen?
Patient: Der hat ja auch mehr mit mir gemacht an für sich, mit mir. [...] der hat halt immer Schach mit mir gespielt und solche Sachen und mit dem Motorrad, wo ich noch kleiner war, da war ich natürlich nicht so gern gesehen, wenn seine ganzen Freunde da waren. Aber der hat mich dann immer mit dem Motorrad mitgenommen oder Feste, manchmal; also da kam wenigstens etwas.«

In einer Beziehungsepisode werden folgende Komponenten bestimmt:
- Wünsche, Bedürfnisse, Absichten des Erzählers (W-Komponente);
- Reaktionen des Objekts (RO-Komponente);
- Reaktionen des Subjekts (RS-Komponente).

Der Beurteiler notiert in einer Kurzformulierung Komponententyp und Inhalt, der zunächst möglichst textnah formuliert werden soll. Wünsche können danach unterschieden werden, ob sie objekt- oder subjektbezogen sind (Albani et al., 2002d). Es werden positive, negative und unspezifische Reaktionen unterschieden.

Für eine interindividuelle Vergleichbarkeit können die textnahen Kurzformulierungen Standardkategorien zugeordnet werden. Dafür liegen Listen von Standardkategorien und Clustern vor (Barber, Crits-Christoph u. Luborsky, 1990), für die wir eine Reformulierung vornehmen konnten (Albani et al., 2002d), die auch methodische Erweiterungen beinhaltet und die wir als $ZBKT_{LU}$-Methode eingeführt haben (s. B1, B2).

Die oben angegebene Beispielepisode würde aus der Perspektive der $ZBKT_{LU}$-Methode folgendes, wesentliches Beziehungsmuster beinhalten[2]:

Impliziter objektbezogener Wunsch (I-WO):
Der Bruder soll mich einbeziehen, mich mitnehmen, sich für mich interessieren.
Positive Reaktion des Objekts (Bruder, P-RO):
Der Bruder beschäftigt sich mit mir, lässt mich dabei sein.
Positive Reaktion des Subjekts (Erzähler, P-RS):
Ich bin zufrieden, dass vom Bruder wenigstens etwas kommt (auch wenn ich mir noch mehr gewünscht hätte).

1 Fokaltherapie »Der Student« – die hier zitierten Textstellen unterliegen den für die Ulmer Textbank festgelegten Bestimmungen (Ulmer Textbank, 1989).
2 Eine ausführlichere Auswertung findet sich unter B1.2.2.

Um zu dem *Zentralen Beziehungskonflikt-Thema* (ZBKT) des Erzählers zu kommen, werden in mehreren (mindestens zehn) solcher Beziehungsepisoden die Wünsche und Reaktionen bestimmt und das zugrunde liegende Thema anhand der Häufigkeiten der Kategorien ermittelt. Die Methode geht davon aus, dass die Beziehungsmuster, die häufig geschildert werden, eine besondere Bedeutung haben, das heißt *zentral* sind. Das Zentrale Beziehungskonflikt-Thema wird im Sinne eines vorgestellten Interaktionsschemas zwischen Subjekt und Objekt aus den drei jeweils häufigsten, voneinander unabhängigen Einzelkomponenten zusammengesetzt.

Unter psychodynamischen Gesichtspunkten können diese Beziehungsmuster als konflikthafte Resultante zwischen den persönlichen Bedürfnissen beziehungsweise Wünschen, den Ängsten und Abwehrvorgängen einerseits und den Reaktionen der Interaktionspartner andererseits verstanden werden. Die psychische Symptomatik des Patienten ist in charakteristische dysfunktionale Beziehungsmuster eingebettet – der Wunsch, die Angst bei der Wunscherfüllung und die entsprechende Abwehr des Wunsches beziehungsweise der Angst konfiguriert auch die interpersonalen Beziehungen.

Die $ZBKT_{LU}$-Methode erlaubt eine patientenspezifische, strukturierte Abbildung von verinnerlichten Beziehungsmustern, die für die Diagnostik, Fallkonzeption (zum Beispiel für eine Fokus-Formulierung) und Verlaufskontrolle des therapeutischen Prozesses nützlich sein können. Ein besonderer Vorzug der Methode ist dabei, dass eindeutig nachvollziehbar ist, was aus dem, was der Patient sagt, abgeleitet wird, wie also klinische Hypothesenbildung vor sich geht.

Inzwischen existieren vielfältigste Untersuchungen mit der ZBKT- und $ZBKT_{LU}$-Methode, über die Tabelle A2 ohne Anspruch auf Vollständigkeit einen Überblick gibt.

Tabelle A2: ZBKT- und $ZBKT_{LU}$-Studien

1. Grundlagenwissenschaftliche und methodische Fragestellungen
Zentrale Beziehungsmuster und - die Schwere der psychischen Beeinträchtigung *(Albani et al., 1999a; Albani et al., 2002c; Cierpka et al., 1998; Diguer et al., 2001; Wilczek, Weinryb, Barber, Gustavson u. Asberg, 2000).* - erinnertes elterliches Erziehungsverhalten (Albani et al., 2002f). - Bindungsstile, Bindungsrepräsentanzen (Albani et al., 2001a; Albani, Blaser, Körner, Geyer u. Strauß, 2002b; Gleason, 2001; Masiello, 2001; Modica, in Vorbereitung; Seidler, 2003; Vicari, in Vorbereitung; Waldinger et al., 2003; Wiseman, Hashmonay u. Harel, 2006). - verbalisierte Emotionen (Blaser, 1999; Albani, Blaser, Hölzer u. Pokorny, 2002a). - Abwehr (Azzone u. Vigano, 1995; Beretta u. de Roten, 2003; De Roten et al., 2001; De Roten, Beretta, Stigler u. Despland, 2002; De Roten u. Drapeau, 2003; De Roten, Drapeau, Stigler u. Despland, 2004; Freni et al., 1998). - mimisches Verhalten (Anstadt, Merten, Ullrich u. Krause, 1996; Anstadt, Merten, Ullrich u. Krause, 1997). - interpersonelle Probleme und Arbeitsbündnis (Beretta et al., 2005). - die SASB-Methode (Contiero et al., 2002; McMain, 1996). - Referential Acitivity (Doyle, 2002; Fox, 2004; Knaan-Kostman, 2006; Sammons, Siegel u. Nieto, 1998). - Role Relationship Models (Horowitz, Luborsky u. Popp, 1991). - Cyclical Maladaptive Pattern (CMP) (Johnson, Popp, Schacht, Mellon u. Strupp, 1989). - der Thematic Apperception Test (TAT) (Jenuwine, 2001; Seewaldt, 2006). - Role Repertory Grid (Jordan u. Kirsch, 2004). - Idiographic Conflict Formulation (ICF) (Kim u. Kim, 1997). - linguistische beziehungsweise qualitative Forschungsansätze (Hartog, 1994; Jenuwine, 2001; Michal, 1998; Tschesnova u. Kalmykova, 1995). *Reliabilität der ZBKT-Methode* (Dazzi et al., 1998; Guitar-Amsterdamer, Stähli, Schneider u. Berger, 1988; López del Hoyo, in preparation; Luborsky u. Diguer, 1990a; Polterock, 1996; Popp et al., 1996; Sacchi, 2005; Zander, Strack, Cierpka, Reich u. Staats, 1992, 1995a, 1995b). *Alternative Cluster-Strukturen für die ZBKT-Methode* (Körner, 2000; Körner, Albani, Villmann, Pokorny u. Geyer, 2002). *Reformulierung des Kategoriensystems -* $ZBKT_{LU}$ (Albani et al., 2002d; Drapeau, Perry u. Körner, 2002; López del Hoyo, Espada, Pokorny u. Albani, 2004; Parker u. Grenyer, 2007; Pokorny et al., 2003).

Alternative Methoden der Datenanalyse (Albani et al., 1994; Pokorny, 1995; Pokorny u. Stigler, 2002). *Selbsteinschätzung von Beziehungsmustern* (Barber, Foltz u. Weinryb, 1998; Kurth, Pokorny, Körner u. Geyer, 2002; Reeves, 2001; Weinryb, Barber, Foltz, Goransson u. Gustavsson, 2000). *Entwicklungspsychologische Perspektiven von Zentralen Beziehungsmustern* (Luborsky et al., 1998a). *Stabilität von Zentralen Beziehungsmustern* (Barber, Luborsky, Crits-Christoph u. Diguer, 1998; Drapeau, Perry, Lefebvre, Zheutlin u. Lapitsky, 2000; Staats, Strack u. Seinfeld, 1997; Staats, Feldmann, Heuerding u. May, 2003). *Zentrale Beziehungsmuster bei nicht-klinischen Gruppen* (Nelson, 2007; Polterock, 1996; Staats et al., 1997; Thorne u. Klohnen, 1993; Zollner, 1998). *Zentrale Beziehungsmuster in der Literatur* (Fox, 2004; Stirn, Overbeck u. Pokorny, 2005). *Zentrale Beziehungsmuster in der Bibel* (Popp et al., 2003, 2004; Popp, Luborsky, Andrusyna, Cotsonis u. Seligman, 2002).
2. Klinische Fragestellungen
Zentrale Beziehungsmuster diagnostischer Gruppen: Patienten mit - depressiven Störungen (Eckert, Luborsky, Barber u. Crits-Christoph, 1990; Kim et al., 1997; Vanheule, Desmet, Rosseel u. Meganck, 2006); - phobischen und Angststörungen (Hartung, 1991; Langkau, 1995); - Essstörungen (Benninghoven, Schneider, Strack, Reich u. Cierpka, 2003; Blumstengel, 2000; Bottino et al., 2003; Sharp, 2001; Stirn, Overbeck, Grabhorn u. Jordan, 2001); - Schizophrenie (Lee, Liu, Chang u. Wen, 2000; Mitchell, 1995); - Borderline-Persönlichkeitsstörung (Descoteaux et. al., 2001; Drapeau et al., 2000; Drapeau u. Perry, 2004a; Hinojosa-Ayala, 2005; Stief, 1991); - Borderline- Persönlichkeitsstörung mit und ohne Suizidversuch (Chance, Bakeman, Kaslow, Farber u. Burg-Callaway, 2000) - Traumatisierungen (Drapeau u. Perry, 2004b; Fortgang, 1999; Okey, McWrighter u. Delaney, 2000); - Störung der Impulskontrolle (Agin u. Fodor, 1996); - erhöhtem Suizidrisiko (Jenuwine, 2001); - pathologischer Trauerreaktion, (Reeves, 2001); - Alexithymie (Vanheule, Vandenbergen, Desmet, Rosseel u. Insleghers, 2007); - forensische Patienten (Drapeau, Perry u. Körner, 2004; Drapeau, 2006; Modica, in Vorbereitung). *Zentrale Beziehungsmuster adoleszenter Patienten* (Agin et al., 1996; Alvaro, 2006; Jenuwine, 2001). *Geschlechtsspezifität von Zentralen Beziehungsmustern* (Staats, May, Herrmann, Kersting u. König, 1998; Staats et al., 2002). *Verlaufsbeschreibungen von Psychotherapien anhand von Einzelfällen mit der ZBKT- beziehungsweise $ZBKT_{LU}$-Methode:* - Kurztherapien (Albani et al., 1994; Anstadt et al., 1996; Anstadt et al., 1997; Bottino et al., 2003; Chang, Hsueh, Liu u. Wen, 2000; Freni et al., 1998; Grabhorn, Overbeck, Kernhof, Jordan u. Müller, 1994; Hall, 2000; Hinojosa-Ayala, 2005; Kächele, Dengler, Eckert u. Schneckenburger, 1990a; Michal, 1998; Noseda et al., 2001; Stief, 1991; Stirn et al., 2001) - psychoanalytische Langzeittherapie (Albani et al., 2003; Jimenez, Kachele u. Pokorny, 2006; López del Hoyo, in preparation; Wiseman u. Barber, 2004)

Prädiktive Validität von Beziehungsmustern für den Therapieerfolg
(Albani et al., 2000b; Cierpka et al., 1998; Crits-Christoph, Cooper u. Luborsky, 1988; Crits-Christoph u. Luborsky, 1990b; Crits-Christoph, Barber u. Kurcias, 1993; Eckert et al., 1990; Masserini et al., 1998; McMain, 1996; Schauenburg, Schäfer, Raschka, Benninghoven u. Leibing, 1997).
Veränderung von Beziehungsmustern durch Psychotherapie
(Albani et al., 2000b; Bressi et al., 1997; Bressi et al., 2000; Crits-Christoph et al., 1990b; Freni u. Azzone, 1997; Götze et al., 2003; Grenyer, Parker u. Luborsky, 2003; Hartung, 1991; Lee et al., 2000; Lunnen, 2000; Lunnen, Ogles, Anderson u. Barnes, 2006; Reeves, 2001; Staats et al., 1997; Staats et al., 1998; Staats et al., 2002; Strauß et al., 1995; Wilczek, Weinryb, Barber, Gustavsson u. Åsberg, 2004).
Bewältigung (Mastery) von Beziehungskonflikten
(Dahlbender, Erena, Reichenauer u. Kächele, 2001; Grenyer u. Luborsky, 1998b).
Zentrale Beziehungsmuster und das Konzept der Übertragung
(Albani et al., 2002e; Deserno, 1998; Fried, Crits-Christoph u. Luborsky, 1990, 1992; Hall, 2000; Hau, Brech u. Deserno, 2004; Polterock, 1996).
Beziehungsmuster und Gegenübertragung
(Holmqvist, Hansjons-Gustafsson u. Gustafsson, 2002).
Objektspezifität von Beziehungsmustern
(Albani et al., 2001c; Barber, Foltz, DeRubeis u. Landis, 2002; Crits-Christoph, Demorest, Muenz u. Baranackie, 1994; Modica, in Vorbereitung; Vicari, in Vorbereitung).
Valenz von Beziehungsmustern
(Albani et al., 1999a; Grenyer u. Luborsky, 1998a).
Wirksamkeit der Interpretation von Beziehungsmustern
(Crits-Christoph et al., 1988; Crits-Christoph et al., 1993).
Zentrale Beziehungsmuster in Traumberichten
(Albani, Kühnast, Pokorny, Blaser u. Kächele, 2001b; Knaan-Kostman, 2006; Popp, Luborsky u. Crits-Christoph, 1990; Popp et al., 1998; Popp et al., 1996).
Beziehungsmuster in
- Familientherapie (Frevert, Cierpka, Dahlbender, Albani u. Plöttner, 1992);
- Gruppentherapie (Firneburg u. Klein, 1993; Staats et al., 1998; Staats, 2004);
- Paartherapie (Kreische u. Biskup, 1990; Stammer, Schrey u. Wischmann, 2003);
- katathym-imaginativer Therapie (Meier u. Stigler, 2003; Pokorny u. Stigler, 2006; Stigler, 1995; Stigler u. Pokorny, 1995; 2003; im Druck);
- Rational-emotiver und Gestalttherapie (Agin et al., 1996; McMain, 1996);
- integrativer Therapie (Dazzi u. Petruccelli, 1997);
- japanischer Psychotherapie (Popp u. Taketomo, 1993).
Beziehungsmuster in der Arzt-Patient-Beziehung
(Waldvogel, Vogt u. Seidl, 1995).
Beziehungsmuster in Institutionen
(Catania, Di-Stefano u. Ruvolo, 2004; Polterock, 1996).
ZBKT-basierter Interviewleitfaden für diagnostische Interviews mit adoleszenten Patienten
(Charlin et al., 2001).
Zentrale Beziehungsmuster zur Untersuchung der Ausbildung von Psychotherapeuten
(Hori, Tsujikawa u. Ushijima, 1995).
Zentrale Beziehungsmuster und Supervision
(Kaplan, 1995).

A2 Ein Muster-Beispiel – Amalie X

Berichte aus der Forschung erreichen klinisch Tätige oft nur auf Umwegen oder erreichen sie gar nicht, weil die Aufgabenfelder und Ziele von Praktikern und Forscher zu divergent sind, wie John Bowlby darstellt:

»Ein Wissenschaftler muss bei seiner täglichen Arbeit in hohem Maße in der Lage sein, Kritik und Selbstkritik zu üben. In seiner Welt sind weder die Taten noch die Theorien eines führenden Wissenschaftlers – wie bewundert er persönlich auch sein mag – von Infragestellungen und Kritik ausgenommen. Es gibt keinen Platz für Autorität. Das gilt nicht für die praktische Ausübung eines Berufes. Wenn ein Praktiker effektiv sein will, muss er bereit sein, so zu handeln, als seien gewisse Prinzipien und Theorien gültig. Und er wird sich bei seiner Entscheidung darüber, welche von diesen Prinzipien und Theorien er sich zu eigen machen will, wahrscheinlich von der Erfahrung derjenigen leiten lassen, von denen er lernt. Da wir ferner alle die Tendenz haben, uns von der erfolgreichen Anwendung einer Theorie beeindrucken zu lassen, besteht bei Praktikern vor allem die Gefahr, dass sie größeres Vertrauen in eine Theorie setzen als durch die Tatsachen gerechtfertigt erscheinen mag« (Bowlby, 1982, S. 200).

Da wir mit diesen Buch gleichermaßen Therapieforscher und Kliniker erreichen wollen, nutzen wir zur einführenden Illustration Material aus einer Behandlung, die im deutschen Sprachraum durch ihre Darstellung im zweiten und dritten Band der Ulmer Trilogie von Thomä und Kächele (2006b, 2006c) manchen Lesern bereits begegnet sein dürfte. Falls nicht, stellen wir diese Patientin Amalie X einführend vor.

Die Patientin Amalie X ist eine zu Behandlungsbeginn 35-jährige, allein lebende Lehrerin, die sich aber noch einem engen Kontakt zu ihrer Familie, besonders zur Mutter, verpflichtet fühlte. Sie begab sich aufgrund depressiver Verstimmungen, die allerdings ihre Arbeitsfähigkeit nicht wesentlich beeinträchtigten, in Behandlung. Zeitweilig litt sie unter religiösen Skrupeln, obwohl sie sich nach einer Phase strenger Religiosität von der Kirche abgewandt hatte. Noch immer kämpfte sie mit gelegentlichen religiösen Zwangsgedanken und -impulsen. Von Zeit zu Zeit traten auch neurotisch bedingte Atembeschwerden auf und sie berichtete über erythrophobe Zustände unter besonderen Bedingungen.

A2.1 Amalie X – Biographie

Geboren in einem kleinen Städtchen Süddeutschlands wuchs Amalie X in einer Familie auf, in der der Vater während der ganzen Kindheit praktisch abwesend war, zunächst kriegsbedingt, später durch eine Tätigkeit als Notar für einen weiten ländlichen Bereich. Emotional sei der Vater sehr kühl und erheblich in seiner Kommunikationsbereitschaft eingeschränkt gewesen; seine zwanghafte Art verhinderte intensiveren Kontakt zu den Kindern. Die Mutter beschreibt Amalie anders als den Vater: Sie war impulsiv mit vielen kulturellen Interessen und litt unter der emotionalen Kälte ihres Mannes. Amalie X war das zweite Kind, nach einem älteren (+2) und vor einem jüngeren Bruder (–4), denen gegenüber sie sich immer unterlegen gefühlt hatte. Aus ihrer frühen Lebenswelt beschreibt sich Amalie X als ein sensibles Kind, das sich viel allein beschäftigen konnte, und sie liebte es zu malen. Mit drei Jahren erkrankte Amalie an einer milden Form von Tuberkulose und musste für sechs Monate das Bett hüten. Als die Mutter dann selbst an einer ernsthaften tuberkulösen Erkrankung litt, musste Amalie im Alter von fünf Jahren als erste die Primärfamilie verlassen und wurde zu einer Tante geschickt, wo sie die nächsten Jahre bleiben sollte. Die beiden Brüder kamen ein Jahr später nach. Da die Mutter immer wieder hospitalisiert werden musste, sorgten Tante und Großmutter für die Kinder. Dort herrschte ein puritanisches Klima mit einer religiösen Striktheit, die Amalie durch und durch prägte. In der Pubertät trat bei ihr eine somatische Erkrankung auf, ein idiopathischer Hirsutismus, der ihre psychosexuellen Probleme verstärkte.

In der Schule gehörte Amalie zu den Besten ihrer Klasse und sie teilte viele Interessen mit den Brüdern; mit weiblichen Altersgenossinnen vertrug sie sich schlecht. Noch mit über sechzig Jahren erinnert sie lebhaft im Bindungsinterview (Thomä u. Kächele, 2006b, Kap. 4.4) eine Episode hinsichtlich der Rivalität mit einer Klassenkameradin, die wohl weniger intelligent, aber weitaus attraktiver war als sie selbst. Während der Pubertät verschlechterte sich die Beziehung zum Vater noch mehr und sie zog sich von ihm ganz zurück. Eine freundschaftliche, engere Beziehung in den späten Teens zu einem jungen Mann, bei der sogar schon von Verlobung die Rede war, wurde durch striktes elterliches Verbot beendet.

Nach dem Abitur nahm sie zunächst ein Lehramtstudium mit dem Ziel Gymnasium auf. Aufgrund ihrer persönlichen Konflikte entschied sie nach wenigen Semestern, ein Klosterleben aufzunehmen. Dort verschärften sich die religiösen Konflikte jedoch erheblich, was sie zurück zum Studium führte. Allerdings war dann der qualifizierende Abschluss zur Gymnasiallehrerin verschlossen, und sie konnte nur (!) Realschullehrerin werden. Im Vergleich zu den beiden Brüdern war und blieb dies für sie lange Zeit ein Makel.

Ihre ganze Lebensentwicklung und ihre soziale Stellung als Frau standen seit der Pubertät unter den gravierenden Auswirkungen der virilen Stigmatisierung[1],

---

1 Wir möchten auf die verdienstvolle Untersuchung von Frauen mit idiopathischem Hirsutismus

die unkorrigierbar war und mit der sich Amalie X vergeblich abzufinden versucht hatte. Zwar konnte die Stigmatisierung nach außen retuschiert werden, ohne dass diese kosmetischen Hilfen und andere Techniken zur Korrektur der Wahrnehmbarkeit des Defektes im Sinne Goffmans (1977) ihr Selbstgefühl und ihre sozialen Unsicherheiten anzuheben vermochten. Durch einen typischen Circulus vitiosus verstärkten sich Stigmatisierung und schon prämorbid vorhandene neurotische Symptome gegenseitig; zwangsneurotische Skrupel und multiforme angstneurotische Symptome erschwerten persönliche Beziehungen und führten v. a. dazu, dass die Patientin keine engen geschlechtlichen Freundschaften schließen konnte und bis zum Zeitpunkt des Erstinterviews keinerlei heterosexuellen Kontakte hatte.

A2.2 Amalie X – Psychodynamik

Da die Patientin Amalie X ihrem Hirsutismus einen wesentlichen Platz in ihrer Laienätiologie zur Entstehung ihrer Neurose eingeräumt hat, beginnen wir mit Überlegungen zum Stellenwert dieser körperlichen Beeinträchtigung, aus der sich die speziellen Veränderungsziele ableiten lassen (Thomä u. Kächele, 2006b, 2006c).

Der Hirsutismus dürfte für Amalie X eine zweifache Bedeutung gehabt haben. Zum einen erschwerte er die ohnehin problematische weibliche Identifikation, da er unbewussten Wünschen der Patientin, ein Mann zu sein, immer neue Nahrung gab. Weiblichkeit ist für die Patientin lebensgeschichtlich nicht positiv besetzt, sondern mit Krankheit (Mutter) und Benachteiligung (gegenüber den Brüdern) assoziiert. In der Pubertät, in der bei der Patientin die stärkere Behaarung auftrat, ist die Geschlechtsidentität ohnehin labilisiert. Anzeichen von Männlichkeit in Form von Körperbehaarung verstärken den entwicklungsgemäß wieder belebten ödipalen Penisneid und -wunsch. Dieser muss freilich auch schon vorher im Zentrum ungelöster Konflikte gestanden haben, da er sonst nicht diese Bedeutung bekommen kann. Hinweise darauf liefert die Form der Beziehung zu den beiden Brüdern: Diese werden von der Patientin bewundert und beneidet, sie selbst fühlt sich als Tochter oft benachteiligt. Solange die Patientin ihren Peniswunsch als erfüllt phantasieren kann, passt die Behaarung widerspruchsfrei in ihr Körperschema. Die phantasierte Wunscherfüllung bietet aber nur dann eine Entlastung, wenn sie perfekt aufrechterhalten wird. Dies kann jedoch nicht gelingen, da ein viriler Behaarungstyp aus einer Frau keinen Mann macht. Das Problem der Geschlechtsidentität stellt sich erneut. Vor diesem Hintergrund sind alle kognitiven Prozesse im Zusammenhang mit weiblichen Selbstrepräsentanzen für die Patientin konfliktreich geworden, lösen Beunruhigung aus und müssen deshalb abgewehrt werden.

hinweisen, die Meyer und von Zerssen (1960) durchgeführt haben. Diese beiden engagierten Vertreter einer empirischen Psychosomatik haben darauf hingewiesen, dass die Kombination von genetischen Faktoren und stressbedingten Reaktionen zu einem Anstieg des Androgen-Niveaus führen kann.

Zum anderen erhält der Hirsutismus sekundär auch etwas von der Qualität einer Präsentiersymptomatik: Er wird der Patientin zur Begründung dafür, dass sie sexuelle Verführungssituationen von vornherein meidet. Dabei ist ihr diese Funktion ihrer körperlichen Beeinträchtigung nicht bewusst zugänglich. Für eine erfolgreiche Behandlung der Patientin Amalie X lassen sich aus diesen Überlegungen zwei Forderungen ableiten: Die Patientin wird dann soziale und sexuelle Kontakte aufnehmen können, wenn sie 1) zu einer hinreichend sicheren Geschlechtsidentität gelangen kann und ihre Selbstunsicherheit überwindet und wenn sie 2) ihre Schuldgefühle bezüglich ihrer Wünsche aufgeben kann.

Weitere Überlegungen zur Psychodynamik
Unsere klinischen Erfahrungen rechtfertigen folgende Annahmen: Eine virile Stigmatisierung verstärkt den Peniswunsch beziehungsweise Penisneid, sie reaktiviert ödipale Konflikte. Ginge der Wunsch, ein Mann zu sein, in Erfüllung, wäre das zwitterhafte Körperschema der Patientin widerspruchsfrei geworden. Die Frage »Bin ich Mann oder Frau?« wäre dann beantwortet, die Identitätsunsicherheit, die durch die Stigmatisierung ständig verstärkt wird, wäre beseitigt, Selbstbild und Körperrealität stünden dann im Einklang miteinander. Doch kann die unbewusste Phantasie angesichts der körperlichen Wirklichkeit nicht aufrechterhalten werden: Eine virile Stigmatisierung macht aus einer Frau keinen Mann. Regressive Lösungen, trotz der männlichen Stigmatisierung zur inneren Sicherheit durch Identifizierung mit der Mutter zu kommen, beleben alte Mutter-Tochter-Konflikte und führen zu vielfältigen Abwehrprozessen. Alle affektiven und kognitiven Abläufe sind von tiefer Ambivalenz durchsetzt, so dass die Patientin es zum Beispiel schwer hat, sich beim Einkaufen zwischen verschiedenen Farben zu entscheiden, weil sich mit ihnen die Qualität *männlich* oder *weiblich* verbindet.

A2.3 Amalie X im Licht der Control Mastery Theory[2]

Ergänzend zur klinischen Einschätzung des Analytikers stellen wir nachfolgend eine Fallkonzeption für Amalie entsprechend der *Control Mastery Theory* von Weiss, Sampson und der San Francisco Psychotherapy Research Group (SFPRG) vor. Diese so genannte Planformulierung haben wir im Rahmen eines Forschungsprojektes gemeinsam mit Reto Volkart und Judith Humbel anhand der Transkripte der ersten fünf Behandlungsstunden und weiterer anamnestischer Angaben entwickelt (Albani et al., 2000c). Wir werden darauf unter anderem in der Diskussion der neunten Stunde zurückkommen (s. A3).

Weiss geht davon aus, dass das Bedürfnis nach Sicherheit und die Vermeidung von Gefahr grundlegende, regulierende Prinzipien des unbewussten mentalen Le-

2 Basiert auf Albani et al. (2000c). Wir danken Reto Volkart und Judith Humbel für die gemeinsame Arbeit in diesem Projekt.

bens sind (Weiss et al., 1986; Weiss, 1993). Um ein Gefühl von Sicherheit aufrecht zu erhalten, dauern nach Weiss Abwehrvorgänge so lange an, wie es unbewusst die Annahme gibt, dass die Wahrnehmung und Erfahrung der abgewehrten Inhalte eine Bedrohung darstellen. Ziel der Therapie ist es, ein höheres Maß an Kontrolle über diese unbewussten Abwehrstrategien zu erwerben und immer stärker in den Dienst der Ziele des Patienten zu stellen (*control mastery*).

Weiss schreibt dem Patienten einen starken unbewussten Wunsch zu, gemeinsam mit dem Therapeuten an der Lösung seiner Probleme zu arbeiten und geht davon aus, dass die Reinszenierungen lebensgeschichtlich erworbener, konflikthafter Beziehungskonstellationen in der Übertragungsbeziehung dazu dienen, deren Gültigkeit zu prüfen und alternative Bewältigungsmöglichkeiten zu finden, das heißt, sie zu meistern.

Im Zentrum der Theorie stehen unbewusste *pathogene Überzeugungen,* die typischerweise in der Kindheit vermittelt werden oder als Resultat unbewusster Bewältigungsversuche traumatischer Erfahrungen entstehen. Pathogene Überzeugungen ermöglichen die Aufrechterhaltung der Beziehung zu wichtigen Bezugspersonen und dienen der Bewältigung traumatischer Erfahrungen, indem sie Gefühle von Hilflosigkeit mindern (vgl. Volkart, 1993).

Schuldgefühle haben bei Weiss eine besonders wichtige Bedeutung. Es werden verschiedene Formen von Schuldgefühlen unterschieden. Schuldgefühle über den eigenen Erfolg oder eigenes Glück, das vermeintlich auf Kosten anderer Familienmitglieder erreicht wurde, wird »survivor guilt« (Überlebensschuld) genannt, wie sich der Begriff auch bei Modell (1965) und Niederland (1961, 1981) findet. Das Schuldgefühl, andere durch eigenes Autonomiestreben verletzt zu haben, bezeichnet Weiss als »separation guilt« (Trennungsschuld).

Um pathogene Überzeugungen zu widerlegen, *testet* (das heißt prüft) sie der Patient in der Beziehung zum Therapeuten. In dieser Sichtweise ist Übertragung kein pathologisches Phänomen, das als Widerstand gegen die Behandlung imponiert, sondern eine aktive, unbewusste Strategie des Patienten, sich in der geschützten therapeutischen Beziehung mit seinen bisherigen Erfahrungen auseinanderzusetzen und neue Beziehungserfahrungen zu machen. Wenn eine Bewährungsprobe (Test) bestanden ist, reagiert der Patient erleichtert, bringt neues Material, arbeitet intensiver oder initiiert eine nächste, für ihn gefährlichere Probe. Übereinstimmend mit dem Konzept der korrektiven emotionalen Erfahrung von Alexander und French (1946) betont Weiss die aktive Rolle des Therapeuten, die dem Patienten eine positive Beziehungserfahrung in der aktuellen therapeutischen Beziehung ermöglicht, so dass therapeutische Veränderung auch ohne das Bewusstwerden abgewehrter Inhalte erfolgen kann. Interpretationen sollen nach Weiss dazu führen, dass der Patient sich sicher fühlt, sich seiner pathogenen Überzeugungen bewusst wird und sie entkräften kann und seine Entwicklung und Psychopathologie versteht.

Zur Formulierung ihrer Fallkonzeptionen und zur empirischen Prüfung ihrer Konzepte entwickelten Weiss, Sampson und die Mitglieder der San Francisco Psychotherapy Research Group die *Plan Formulation Method* (Caston, 1977), die folgende Komponenten beinhaltet:

- *Traumatische Erfahrungen:* Es kann sich dabei um traumatisierende Einzelereignisse oder um fortdauernde negative Beziehungserfahrungen in der Kindheit handeln.
- *Pathogene Überzeugungen:* Darunter werden irrationale, pathogene Überzeugungen und damit verbundene Befürchtungen, Ängste und Schuldgefühle verstanden, die am Anfang der Therapie oft unbewusst sind und verhindern, dass der Patient seine eigentlichen Ziele erreicht.
- *Ziele:* Dies sind Therapieziele des Patienten – Verhaltens- und Erlebensweisen, Affekte, Fähigkeiten, die der Patient erreichen möchte.
- *Einsichten:* Dieser Bereich bezieht sich auf Wissen und Erfahrungen, die dem Patienten helfen können, seine Ziele zu erreichen. Dazu gehören insbesondere auch Einsichten über die Genese der pathogenen Überzeugungen im Zusammenhang mit traumatischen Erfahrungen.
- *Tests:* Hier werden Bewährungsproben aufgelistet, mit denen der Patient in der Therapie versuchen kann, seine pathogenen Überzeugungen zu widerlegen, indem er den Therapeuten testet und dessen Reaktionen beobachtet.

Die Beurteiler ermitteln unabhängig voneinander Items für die fünf Bereiche. Aus allen Items der einzelnen Beurteiler wird dann eine so genannte *Master list* zusammengestellt, anhand derer die Beurteiler auf einer fünfstufigen Skala einschätzen, wie relevant ihnen jedes der Items für diesen Fall erscheint. Aus den von allen Beurteilern am höchsten bewerteten Items wird die endgültige Planformulierung erstellt.

Planformulierung für Amalie

Amalie ist eine 35-jährige, allein lebende, berufstätige Patientin, die sich wegen zunehmender depressiver Beschwerden in Behandlung begeben hatte. Sie ist sozial isoliert und pflegt engen Kontakt zu ihrer Familie, vor allem zur Mutter. Bisher konnte Amalie keine sexuellen Beziehungen aufnehmen.

Traumatische Erfahrungen: Amalie steht in der Geschwisterreihe zwischen zwei Brüdern, denen sie sich unterlegen fühlte und fühlt. Ihr Vater ist während ihrer gesamten Kindheit abwesend – zunächst wegen des Krieges, später aus beruflichen Gründen. Amalie nimmt früh die Rolle des Vaters ein und versucht der Mutter den fehlenden Partner zu ersetzen. Im Alter von drei Jahren erkrankt Amalie an Tuberkulose und muss für sechs Monate lang im Bett liegen. Wegen einer lebensbedrohlichen Tuberkulose-Erkrankung der Mutter wird Amalie im Alter von fünf Jahren als erstes der Geschwister zur Tante gegeben, wo sie ungefähr zehn Jahre lang bleibt. Sie wird stark von einer streng religiösen, sinnesfeindlichen und puritanischen Erziehung durch Tante und Großmutter beherrscht. Seit der Pubertät leidet Amalie subjektiv stark an einem idiopathischen Hirsutismus, der jedoch objektiv kaum auffallend ist.

Die *pathogenen Überzeugungen* beschreiben ein ausgesprochen negatives Selbstbild. Amalie sieht sich als hässlich, schlecht und belastend für ihre Umgebung. Dazu kommt eine als sehr problematisch erlebte Autonomie: Sie erlaubt sich kaum, sich von anderen abzugrenzen und fühlt sich speziell für das Schicksal der Mutter verantwortlich. Amalie erlebt ihre eigenen Wünsche als gefährlich und verwerflich, insbesondere ihr sexuellen Bedürfnisse.

Wichtige *Ziele* für die Therapie sind das Wahrnehmen und Realisieren eigener Wünsche, speziell das Bedürfnis nach einer sexuellen Beziehung zu einem Mann, aber auch nach anderen sozialen Kontakten. Amalie möchte sich unabhängig von äußeren Normen selbst bestimmen und sich von anderen abgrenzen können. Insbesondere möchte sie sich nicht mehr so stark für andere verantwortlich fühlen. Amalie möchte sich und ihren Körper besser akzeptieren und mehr Selbstsicherheit gewinnen.

Zu *hilfreichen Einsichten* können Deutungen führen, die Amalie die problematische Situation verdeutlichen, in die sie gekommen ist, als sie bei der Mutter die Rolle des fehlenden Vaters eingenommen hatte. Neben dieser männlichen Identifizierung ist auch ihre Sehnsucht nach dem Vater ein wichtiges Thema. Zentral sind die Bearbeitung von Schuld- und Schamgefühlen, in denen Amalie ihr Alleinsein als verdiente Strafe erlebt hat und die sie immer noch daran hindern, enge Beziehungen einzugehen. Mit der durch die väterliche Identifizierung problematischen weiblichen Identität ist auch Amalies negatives Körper- und Selbstbild verbunden. Mit diesem versuchte sich Amalie zu erklären, warum sie von den Eltern allein gelassen wurde und für mögliche Partner abstoßend sein würde. Wichtig sind auch Einsichten, die Amalie verdeutlichen, dass sie sich zurückgezogen und anderen untergeordnet hat, weil sie immer befürchtete, dass ihre Selbständigkeit für andere unerträglich oder gefährlich werden könnte.

In den *Tests* zeigt Amalie in der Therapie einerseits defensive Verhaltensweisen, in denen sie die pathogenen Überzeugungen affirmativ präsentiert, sich dem Therapeuten gegenüber sehr zurückhaltend verhält und sich als hässlich und schwach darstellt. Andererseits wagt sie offensive Verhaltensweisen, in denen sie ihre pathogenen Überzeugungen direkt in Frage stellt, indem sie zum Beispiel immer direkter über Sexualität spricht, neugierig ist, den Therapeuten herausfordert und eigene Anliegen einbringt.

Der Vergleich der beiden Fallkonzeptionen zeigt, dass der Analytiker den Konflikt vor allem auf ödipaler Ebene und vorwiegend die psychosexuelle Verwirrung der Patientin als dynamischen Faktor für ihre Störung ausmacht. Die auf der *Control Mastery Theory* basierende Planformulierung bezieht ödipale Themen mit ein, diagnostiziert aber neben Selbstunsicherheit auch eine Störung der *frühen Trian-*

gulierung (Abelin, 1971), in der die bestehende Abhängigkeit der Patientin von ihrer Mutter nicht als eine Regression verstanden wird, sondern als eine gehemmte Entwicklung der Autonomie, die auf bestimmten pathogenen Überzeugungen beruht. Klinisch haben beide Fallkonzeptionen unterschiedliche Konsequenzen für therapeutische Interventionen. Aus der Sicht von Weiss wären vor allem Amalies Gefühl von Verantwortung für ihre Beziehungspartner und daraus resultierende Schuldgefühle relevant, die letztlich der Aufrechterhaltung der Bindung an die Mutter und dem abgewehrten Wunsch »Sehnsucht nach dem Vater« dienen.

Es geht uns hier nicht um einen bewertenden Vergleich. Die offene Frage ist, welche der beiden Konzeptionen welche Aspekte des therapeutischen Prozesses klären kann.

A2.4 Amalie X – Behandlungsindikation

Aufgrund der Vorgeschichte, der Symptomatik und Charakterstruktur, des erheblichen Leidensdruckes konnte die Indikation für eine psychoanalytische Therapie gestellt werden. Diagnostisch handelt es sich um eine Störung des Selbstwertgefühls; nach ICD war eine Dysthymie zu diagnostizieren. Der behandelnde Analytiker begründet seine positive Indikationsentscheidung folgendermaßen:

»Ich nahm die beruflich tüchtige, kultivierte, ledige und trotz ihrer virilen Stigmatisierung durchaus feminin wirkende Patientin in Behandlung, weil ich ziemlich sicher und hoffnungsvoll war, dass sich der Bedeutungsgehalt der Stigmatisierung wesentlich würde verändern lassen. Ich ging also, allgemein gesprochen, davon aus, dass nicht nur der Körper unser Schicksal ist, sondern dass es auch schicksalhaft werden kann, welche Einstellung bedeutungsvolle Personen und wir selbst zu unserem Körper haben« (Thomä u. Kächele, 2006b, S. 79).

Es handelte sich von den äußeren Merkmalen – denen wir jedoch nur bedingt definitorischen Wert zuerkennen – um eine 517-stündige, ziemlich rite durchgeführte psychoanalytische Behandlung mit drei Wochenstunden. Die Behandlung wurde sowohl in der klinischen wie auch in der testpsychologischen Einschätzung als erfolgreich bewertet; dies wurde bereits ausführlich dargestellt (Thomä u. Kächele, 2006b, Kap. 9.11.2).

Einige Jahre später kehrte die Patientin zu ihrem früheren Analytiker zurück und benutzte eine kurze 25-stündige Psychotherapie dazu, ihre Probleme in der stabilen, aber konfliktreichen Partnerschaft mit einem erheblich jüngeren Lebenspartner zu bearbeiten.

Erst kürzlich – im Rahmen eines klärenden Gespräches bezüglich der Veröffentlichung der Forschungsergebnisse und mehr als fünfundzwanzig Jahre nach Beendigung der Analyse – zeigte die Patientin den Wunsch nach weiteren Klärungen bezüglich dieser faktisch beendeten Partnerschaft und wurde an eine vom Forschungsteam unabhängige Kollegin vermittelt, wo sie wenige Sitzungen in Anspruch nahm.

Unsere Heranführung an die klinische Bedeutung der Beziehungsepisoden – die ja als Kernstück der hier vorgestellten Methode gelten – soll an der neunten Sitzung der psychoanalytischen Behandlung der Patientin Amalie X erfolgen. Zu diesem Zweck geben wir das vollständige Transkript der neunten Stunde wieder (B3.1). Zur besseren Vorbereitung auf das schwierig zu lesende Transkript einer solchen Sitzung skizzieren wir die Anfangsphase der Behandlung (Stunde 1-10).

A2.5 Die Anfangsphase von Amalies psychoanalytischer Behandlung[3]

Äußere Situation: Die 35-jährige Patientin ist Junggesellin, lebt allein, ist aber noch eng mit ihren Eltern verbunden. Sie übt einen pädagogischen Beruf von außen betrachtet kompetent und zuverlässig aus.

Symptomatik: Es finden sich wenig Angaben zur körperbezogenen Symptomatik, stattdessen werden vorwiegend konflikthafte psychosoziale Situation berichtet.

Körperbild: Ihre Äußerungen zum Körper stehen meist in einem engen Zusammenhang mit der Sexualität und dem Vergleich mit dem Aussehen anderer Frauen. Ihre als quälend erlebte männliche Behaarung bestimmt ihr Denken und Fühlen, zumal sie bereits antizipieren kann, dass die Analyse nur ihre Einstellung dazu, nicht aber die Behaarung wird ändern können. Die Bedeutung der Behaarung konkretisiert sich in einem Traum, in dem die Patientin sich einem Mann sexuell anbietet und von diesem zurückgewiesen wird. In diesem Traum erscheint eine Frau, deren Körper über und über mit Haaren bedeckt ist. Allerdings kann sie ihr Aussehen mit einer dicken Kollegin vergleichen und kommt ganz gut weg, wenn sie ihre Behaarung gegen das Dicksein aufrechnet.

Sexualität: Amalie erinnert sich, dass sie mindestens vom dritten bis zum sechsten Lebensjahr onaniert hat. Von früher Kindheit an bis nach der Pubertät erlebte sie unter dem Einfluss der kirchlichen Sexualtabus und einer ihr jegliche Sexualität streng verbietenden Tante, die für sie damals die Mutter repräsentierte, Sexualität als schuldhaft. In der Abhängigkeit von den kirchlichen Normvorstellungen – die sie sehr in ihr Über-Ich integriert hat – sieht sie das wichtigste Hemmnis auf dem Wege zur Realisierung einer heterosexuellen Beziehung. In ihren Träumen werden diese Wünsche aber deutlich.

Traum: Sie erlebt sich als schöne, sehr sinnliche »Raffael-Madonna«, die von einem Mann defloriert wird, und gleichzeitig als säugende Mutter. Die Patientin hat einerseits den Wunsch, Sexualität bejahen und schön zu finden und ausleben zu können, andererseits sieht sie sich der körperlichen Realität der Behaarung gegenüber und zweifelt daran, dass sie eine richtige Frau ist.

Selbstwertgefühl: Dieses ist im Wesentlichen negativ. Die Schüler betrachten sie in ihren Augen als »alte Jungfer«. Im Ringen um das Angenommenwerden hält sie

3 Angelehnt an Kächele, Leuzinger-Bohleber, Buchheim und Thomä (2006).

ihre Aggression gegenüber ihrer Umwelt entsprechend zurück. Das Gefühl, unbeherrscht zu sein, ist dementsprechend stark mit Angst besetzt. Für ihre eigenen Entscheidungen braucht sie Bestätigung durch das Urteil anderer Autoritätspersonen; dieses erwartet sie in der Analyse durch den Analytiker.

Gegenwärtige Beziehungen: Vor allem in den Beziehungen zu den Kolleginnen am Arbeitsplatz erlebt sich die Patientin als diejenige, die immer investieren muss, die von anderen als »Abfalleimer« ausgenutzt wird. Ihrem Wunsch nach totalem Verstehen, nach jemandem, mit dem sie sich aussprechen kann, steht das Gefühl gegenüber, sich bloßzustellen, sich auszuziehen, wenn man über seine Probleme spricht.

Familie und Lebensgeschichte: Zum Vater besteht eine deutlich ambivalente Beziehung. Sie beschreibt ihn als überaus empfindlichen, häufig aggressiv reagierenden, ängstlichen und verschlossenen Menschen. Sie will ihm gegenüber eine liebevolle, um ihn sorgende Tochter sein, die ihn nicht verletzt und ihm gegenüber nicht aggressiv ist. Darin vergleicht sie sich mit ihrer Mutter, einer stillen, den Vater duldenden Frau. Gleichzeitig erwähnt sie lang bestehende, deutliche Hassgefühle gegenüber dem Vater. Von ihren beiden Brüdern fühlt sie sich schon von Kind auf nicht für voll genommen. Beruflich und durch ihr weibliches Geschlecht (»unbemannt«) ist sie ihnen unterlegen. Als Kind nahm sie oft die Strafe der Eltern anstelle der Brüder auf sich. Sie sieht sich als »Trabant« des älteren Bruders. Ihrem jüngeren Bruder bringt sie Bewunderung entgegen. Er ist beherrscht, ausgeglichen und geduldig. Er setzt seine Eigenständigkeit gegenüber den Eltern durch und beschäftigt sich wenig mit den Problemen des Elternhauses.

Nach dieser einführenden Vorstellung der Patientin Amalie X wollen wir im folgenden Kapitel anhand der neunten Behandlungsstunde Möglichkeiten und Grenzen der Verwendung von Beziehungsmustern demonstrieren.

A3 Amalies neunte Analysestunde[1]

Das vollständige Transkript dieser neunten Stunde mit den markierten Beziehungsepisoden und der vollständigen $ZBKT_{LU}$-Auswertung findet sich unter B3.1; zur besseren Orientierung geben wir im Text jeweils die Äußerungsnummern des Transkriptes an.

A3.1 Inhaltliche Zusammenfassung der Stunde 9

Nach kurzen Rücksprachen über die wegen des Hirsutismus unlängst durchgeführten Untersuchungen, für die der Analytiker noch keinen Befundbericht hat (Äußerungsnummern 1-14 im Transkript), beklagt Amalie ihre Müdigkeit (15). Sie knüpft an ihre Träume aus den letzten beiden Stunden an (im ersten wird eine sinnliche Madonna defloriert, im zweiten initiiert eine Frau, die ganz voller Haare ist, selbstbewusst sexuelle Kontakte und wird zurückgewiesen), die ihr peinlich waren. In Diskrepanz zu der sinnlichen Madonna und der Frau im Traum, die sich trotz ihrer Haare sinnlich fühlt, fühle sie sich überhaupt nicht begehrenswert und könne keinen Abstand zu ihren Haaren bekommen, andere könnten mit ähnlichen Problemen unbeschwert umgehen – ihr gelinge das nicht. Der Analytiker begleitet Amalies Nachdenken wohlwollend und empathisch, nimmt ihre Gefühle auf, beide verständigen sich, stellen sich aufeinander ein.

Dann schweigt Amalie (27). Der Analytiker spricht sie an und sagt »*Sie waren irgendwo in Gedanken*« (28), sie antwortet »*bei Randgebieten*« (29). Es folgen freundlich-gewinnende Bemühungen des Analytikers, die Grundregel nochmals zu erklären und Amalie zu ermuntern, ihre Gedanken zu äußern (32). Auffallend ist danach ein Wechsel in Amalies Sprachgebrauch (35): Sie sagt, dass sie »*nicht einfach drauflos quasseln*« könne – »*sicher kann ich das, aber wenn ich alles sagen würde, was mir durch den Kopf geht, wäre das grausig*«. Worauf der Analytiker fragt, »*was wäre jetzt zum Beispiel bisher grausig gewesen?*« (36). Das könne sie nicht sagen. Sie sei es gewohnt, Dinge allein durchzuüberlegen, fühle sich dann hier entmündigt, wenn sie alles sagen solle (37). Der Analytiker vergewissert sich »*meinen Sie, das alles sagen zu können und die Aufforderung alles zu sagen, entmündigt Sie so, weil sozusagen kritisch über die Dinge zu betrachten, wäre dann gleichbedeutend mit eben*

1 Basiert u. a. auf Albani und Geyer (2006). Wir danken Michael Geyer für die Mitarbeit an diesem Beitrag.

entmündigt sein, Ausschaltung der Vernunft gleichbedeutend mit unmündig werden, Kind werden oder babbeln, dumm daherreden« (38-40).

```
41 Amalie:
   ja, genau. einfach so unkontrolliert
   losquasseln, was natürlich mal ganz schön
   ist und sehr entspannt, und was ich
   eigentlich auch -, na, wo kann man das
   schon, nicht, aber das ist eben so, dass ich
   das ja auch nicht richtig kann.

42 Analytiker:
   ja, das ist ja auch nicht, zumal dies für
   Sie ja anscheinend den Charakter dann
   bekommt, das Entmündigtwerden und dumm
   daherreden wird ja deutlich, da ist nun ein
   Spannungsfeld gegeben, die Aufforderung
   heißt ja nicht, dass Sie das tun müssen und
   alles über Bord werfen, wie Sie sonst
   gewohnt sind zu denken und zu leben, das ist
   nicht gemeint.
```

Der Analytiker verweist darauf, dass Amalies diesbezügliche Erwähnung von »Entmündigt-werden« auch etwas von dem zeige, *»wie Sie sich vorkommen, wenn Sie nicht gut aufpassen und ein kritischer Mensch sind«* (46). Amalie spricht daraufhin davon, dass sie dann unter Spannung komme, wenn ein Thema zwar noch nicht ausgeschöpft sei, sie aber nichts mehr dazu sagen könne und ihr *»anderes dazwischenkomme«*, das sie ausschalten möchte, aber nicht könne und dann unter den Zwang komme, ob und warum sie es sagen solle oder nicht. Sie wisse, dass der Analytiker ihr die Entscheidung überlasse, was sie sage. Wenn sie das nicht mehr entscheiden dürfte, würde sie sich sehr gezwungen fühlen, und weil sie sich ja oft zwingen lasse von anderen, etwas zu tun, was sie nicht wolle, verteidige sie deswegen so sehr dieses *»mich nicht zwingen lassen wollen, wahrscheinlich am falschen Platz«*.

Nach einer erneuten Pause folgt die erste Beziehungsepisode, die beispielhaft zeigt, wie das Berichten einer Episode selbst zur Handlung wird: Amalie verweist zunächst auf ihre Müdigkeit, spricht von Besuchen von Schülerinnen am vorangegangenen Abend und sagt dann, dass sie geschwiegen habe, weil sie nicht sagen wollte, dass sie Zweifel über den Fortgang der Analyse habe, sie das aber als Beleidigung dem Analytiker gegenüber empfunden hätte (47-51, Beziehungsepisode (BE) 1). Indem Amalie über ihr »Es-nicht-sagen-Wollen« spricht, tut sie genau das – sie spricht über ihre Zweifel, wobei sie ihre Schilderung steigert – zunächst vom hilflosen *»ich weiß nicht, wie es weitergehen soll«* über das unpersönliche *»man«* zu *»Beleidigung«* dem Analytiker gegenüber (51). Implizit könnte darin auch die Frage an den Analytiker liegen, wie dieser auf solche »Beleidigungen« reagiert.

Es folgen Selbstvorwürfe wegen ihrer Gereiztheit den Schülerinnen gegenüber

(BE 2, 3), wobei sich Amalies Sprache in den Vorwürfen ihrer unkontrollierten Kollegin gegenüber wiederum deutlich verändert und aggressiver wird. Gegen ihre Gereiztheit möchte sie etwas tun und erwarte konkretere Hilfe vom Analytiker, statt nur seine Zusammenfassungen zu hören. Sie greift in dieser Verlegenheit zu der eher abwegigen Idee, Autogenes Training als eine Lösung zu erwägen und fragt den Analytiker, ob er verstehe, wie sie das meine (55, Fortsetzung BE 1). Der sonst so gesprächsoffene Analytiker versagt sich außer zwei »*hm*« jede Äußerung (56).

Im Gegensatz zu ihr selbst, sagt Amalie, sei ihr jüngerer Bruder ein Beispiel an Selbstbeherrschung und sie frage sich, wie er das mache und sagt dann »*... jetzt hab ich aber wirklich alles gesagt, den letzten Winkel, ich hab schon lang überlegt, ob ich es so offen sagen soll und hab mich wirklich nicht getraut*« (59). Die freundlich-gelassenen Kommentare des Analytikers unterstützen Amalies Realitätssinn und kulminieren in der einvernehmlichen Äußerung, dass es eine soziale Realität gibt, in der es sich ungut auswirke, wenn Amalie unbeherrscht ist. Als ein *exemplarisches Beispiel* einer situativ verankerten Übertragungsdeutung, kann die Deutung gelten, dass Amalie die Beherrschtheit des Analytikers der des Bruders gleichstellt und sich dadurch unmündig und unterlegen fühlt (66).

Amalie stimmt zu und fährt fort, sie frage sich, warum der Analytiker das so mache (69, BE 4), wobei sie aber den Analytiker nicht direkt fragt. Der Analytiker geht nicht darauf ein, sondern fragt »*Hat Ihr Bruder früher auch eine solche Haltung gehabt?*« (70). Nach Gill und Hoffmann (1982) könnte dies als »liegengebliebene Situation« verstanden werden, kann aber angesichts der frühen Behandlungsphase auch dem Informationsbedürfnis des Analytikers zugerechnet werden. Möglicherweise bezieht sich der Analytiker mit dem »auch« auf die Übertragungsebene »beherrschter Bruder und Analytiker«, in der durch die Beherrschtheit auch Aggressivität zum Ausdruck kommt, die der Analytiker dann zunächst in der Nebenübertragung der Beziehung zum Bruder bearbeitet. Gefahr droht für Amalie auch hier – denn neben der Beherrschtheit steht der Jähzorn des Bruders (76-77). Wir können vermuten (oder hoffen), dass der Analytiker diese Nebenübertragung auch bezüglich der aggressiven Aspekte weiterentwickelt hat.

Im Weiteren werden diese beiden Seiten des Bruders herausgearbeitet: Amalie erzählt Beziehungsgeschichten mit dem jüngeren Bruder (79, 91, BE 5) und beiden Brüdern (79, BE 7), in denen sie schildert, dass sie sich den Brüdern unterlegen gefühlt habe, die Brüder sich bei ihr einmischten und sie entmündigten, umgekehrt sie aber auf Abstand hielten.

Dabei oszilliert das Bild des Bruders; das Bild der Erinnerung scheint verschiedene Facetten zu ermöglichen, die hier in unterschiedlicher Weise aufgeblättert werden:

	79 Amalie:		
	ja, ja, ich fand es immer nett, sicher hat	2574	
	es mich zeitenweise auch geärgert, aber im	2581	
	Rückblick sehe ich manches vielleicht	2586	
	auch anders. nein, er ist dann, wie ich so	2595	
	überlege, vier Jahre jünger, vielleicht so	2601	
	ab von zehn, zwölf vielleicht, war er immer	2609	
	der Stillste, und er hat immer beobachtet	2616	U-ROO-D25: Bruder hat sich in der Hand.
BE 5	und hat sich auch heut phantastisch in der	2624	N-ROS-M12: Bruder lässt nichts an sich herankommen,
	Hand. ich mein natürlich, er lässt auch	2631	hält Abstand.
	nichts an sich herankommen, er kann	2637	**N-RSS-E21**: Ich fühle mich vom
	unheimlich gut zumachen und unheimlich gut	2643	Bruder auf Abstand gehalten.
jüng.	alle neugierigen Dinge von sich abhalten,	2649	
Bruder	nicht. aber er ist immer liebenswürdig und	2656	P-ROO-D16: Bruder ist liebenswürdig.
	immer ausgeglichen und auch zu Hause, er	2663	U-ROO-D14: Bruder ist ausgeglichen.
	verliert eben viel, viel weniger die Geduld,	2670	
	gar nicht wie mein Vater, der ist ja auch	2679	
	gar nicht bewundernswert. und auch wenn man	2686	P-RSO-A11: Ich spreche den Bruder an.
	ihn mal persönlich irgendwie auf irgendetwas	2692	**I-WOS-A21**: Bruder soll mit mir sprechen, mir etwas von
	anspricht oder auch mal trifft, dann, er	2699	sich zeigen.
	schluckt trocken und reagiert beinahe nicht,	2705	**N-ROS-M15**: Bruder reagiert
	also mit Worten schon gar nicht. aber	2712	nicht, schweigt.

Man muss mit Blindheit geschlagen sein, das »*unheimlich gut*« des sich abschottenden Bruders nicht auch als Anspielung auf den hinter Amalie sitzenden »Bruder-Analytiker« zu verstehen. Verständnissinnig kommentiert der Analytiker (Quod licet Jovi, non licet bovi), dass Amalie sich den Brüdern gegenüber weniger erlauben durfte als diese ihr gegenüber und leitet technisch elegant daraus eine klare Übertragungsdeutung ab: Dass es auch deshalb für Amalie besonders kompliziert sei, wenn sie hier etwas Kritisches sage und denke, es sei eine Beleidigung (80-84). Überraschenderweise weicht Amalie diesem interpretatorischen Treffer elegant aus. Sie lässt diese »geglückte« Übertragungsdeutung an sich vorbei ziehen; gleichzeitig wechselt sie aber die Tonart und verwendet neues Vokabular (»*sich ausziehen*« statt sich beleidigend zu äußern), dessen sexuelle Konnotation vielleicht überraschend sein mag – es überrascht nicht, wenn man sich klarmacht, dass Amalie sich in ihrer Körperlichkeit als geradezu unvermeidliche Beleidigung erlebt (85). Darauf erwidert der Analytiker konjunktivisch »*...und Sie dürften sich nicht ausziehen?*«, was auch beinhaltet: »und Sie dürften es nicht riskieren, mir ihre volle Blöße und körperliche Beschädigung zu zeigen« (88). Im Sinne einer doppelten Verneinung (die auch eine Bejahung beinhaltet) stimmt Amalie emphatisch zu (91) und berichtet von ihren Versuchen, sich gegen die Brüder zu wehren, wobei sie sich aber »*nicht für voll genommen*« gefühlt habe. Dann bringt Amalie die Mutter (als Dritte) ins Spiel (91, BE 8):

BE 7	weiß nicht, ich fand immer trotzdem, dass ich	**2949**	N-RSS-G21: Ich fühle mich un-
Brüder	die Unterlegene war und diejenige, die da	2956	terlegen.
	eben von den Brüdern, ob sie jetzt älter	2964	N-ROS-J11: Brüder nehmen mich
	oder jünger sind, einfach irgendwo nicht für	2971	nicht ernst.
	voll genommen wurde, beinah würde ich so	2978	
	sagen. ich empfind es eben so.		
			N-ROS-I11: Meine Mutter sagt,
BE 8	meine	2985	ich sei überempfindlich.
Mutter	Mutter sagt zwar, ich sei eben	2991	**I-WOS-B12**: Mutter soll mich
	überempfindlich und das sei überhaupt nicht	2997	unterstützen und nicht kriti-
	der Fall, aber ich glaub, sie hat nicht	3005	sieren.
	recht,		
			N-ROS-I12: Mutter ergreift Partei für Bruder.
			I-WOS-A26: Mutter soll Beziehung zwischen mir und Bruder richtig beurteilen.
			U-RSO-M13: Ich glaube der Mutter nicht.

Erst als sie den jüngeren Bruder *»wirklich ernsthaft gebeten«* habe, sie nicht mehr *»zu analysieren«*, habe er es gelassen (79, 91, BE 6). Dies macht deutlich, dass Amalie etwas erreicht, wenn sie sich wehrt. Wir wollen darauf hinweisen, dass wir in dieser Beziehungsepisode ein erstes Beispiel dessen haben, was als wichtigste therapeutische Veränderung auf der $ZBKT_{LU}$-Ebene gesehen werden kann: die Reaktionen des Subjekts (sie wehrt sich) auf die Reaktionen des Objekts verändern sich.

Amalie verändert in der nächsten Szene die Perspektive – die ganze *»Sippe«* kommt ins Blickfeld – sie beschreibt ihr Unwohlsein in ihrer Familie, wo sie sich ausgeschlossen und überflüssig erlebt, die anderen aber souverän erscheinen (93, BE 9), um aber dann doch die Erzählung abzubrechen und auszusteigen:

BE 9			N-ROO-D26: Die Verwandten
Sippe	ist wirklich, wissen Sie, wenn die Sippe	3189	fühlen sich wohl.
	zusammenkommt, ich denk immer, das ist so,	3196	**N-ROS-J11**: Die Verwandten sind
	jeder fühlt sich in seiner Haut wohl und	3204	bei sich, spielen ihre
	spielt auch sein Rolle und, ich weiß nicht,	3212	Rolle, schließen aus.
	ich kann das im ganz kleinen Kreis, ich	3220	
	mein, ich will ja wirklich niemand	3226	E-WSO-A22: Ich will die Ver-
	beherrschen, da hätte ich in der Schule	3233	wandten nicht beherrschen.
	wirklich Gelegenheit genug und ich find es	3240	
	scheußlich, wenn man das tut und ich weiß	3248	
	genau, dass man in Gefahr kommt. ich will	3256	
	wirklich nicht die andern da –, was auch	3263	
	immer –, aber ich hab keine Lust irgendwo,	3270	**N-RSS-F13**: Ich fühle mich über
	also, ich weiß nicht, vielleicht bilde ich	3277	flüssig.
	mir das auch ein, wie das fünfte Rad am	3286	**I-WOS-A23**: Die Verwandten sol-
	Wagen. es kann auch Einbildung sein, ich	3293	len mich einbeziehen.
	weiß es nicht. aber bei manchem nicht.	3300	
	obwohl, ich merk dann, wenn ich mich dann	3308	
	irgendwie eben dafür einsetze, dass ich es	3315	
	nicht bin –, ach, ist doch Quatsch.	3321	

Was will Amalie? Kurz davor ihre tödlichen, aggressiven Wünsche zu äußern, bricht sie unter dem Einfluss eines Abwehrprozesses (*»was auch immer«* – eine Generalisierung, die sie rasch außerhalb der Reichweite des kühn Gedachten bringt) ab und verirrt sich im Niemandsland der depressiven Lustlosigkeit und im Nichtwissen und erklärt ihre Gefühle letzten Endes kurzerhand als Einbildung (i. S. einer depressiven Selbstbezichtigung – *»es kann auch Einbildung sein«*). Auf der Ebene ihrer Fähigkeit, Sätze zu bilden, wird deutlich, dass sie wie ein im Wald verirrtes Kind herum läuft, Nichtwissen dominiert (Heidegger hätte seine wahre Freude daran), bis hin zur Identitätsaufgabe *»dass ich es nicht bin«*. Der Analytiker nimmt sie an, geht einfühlsam auf sie ein und hält ihre Selbstverwerfung in Form einer Frage fest:

```
94 Analytiker:
  was war jetzt Quatsch?
```

Immerhin hilft es Amalie, dass sie aus ihrer Verwirrung herausfindet und mit einer neuen narrativen Episode einsetzen kann (95, BE 10 mit dem Vetter), in der inhaltlich das ursprüngliche Thema wieder aufgegriffen wird.

Das Ergebnis unserer Auswertung dieser Episode sieht folgendermaßen aus (wir verzichten darauf, den Originaltext anzugeben und stellen lediglich die Kodierungen dar).

I-WOS-A23:	Der Vetter soll mich nicht auf den Arm nehmen.
N-ROS-L11:	Der Vetter nimmt mich auf den Arm.
N-RSS-G22:	Ich falle wahnsinnig darauf herein.
N-RSS-G14:	Ich distanziere mich nicht.
N-RSS-G21:	Ich habe einen Makel.
N-RSS-G22:	Ich kann nicht kontern.
N-RSO-I11:	Ich schieße über das Ziel hinaus.
I-WSS-D26:	Ich möchte mich nicht auf den Arm nehmen lassen (wehrhaft sein).
N-RSS-F22:	Ich bin unsicher.

Angesichts der akademischen Selbstüberschätzung des medizin-studierenden Vetters fühle sie sich als *»kleiner, halbgebildeter Lehrer«* unterlegen und reagiere übertrieben (101).

Amalie fährt fort, es ärgere sie, dass vor allem ihre Schwägerin und deren Familie Dinge, die Amalie nicht wichtig seien (Mode, Geld), hochspielten und sie selbst das dann auch so wichtig finde, sich *»drausbringen«* lasse und sich gedemütigt fühle. Amalie beklagt, dass *»man eben nicht genug überzeugt davon ist, was man eigentlich denkt oder dass man es nicht genug zeigen kann, dass man überhaupt das Bedürfnis hat, es zu zeigen, was man denkt ... wie weit man es überhaupt nötig hat«* (101-107).

Bibelkundig wie er ist, stellt der Analytiker Amalie anheim, dass sie ihr Licht unter den Scheffel stellt (Matthäus 5, 14-16), die anderen dies aber nicht tun (108-110). Die katholisch geprägte Amalie versteht das Bild und kann es aufnehmen, da sie diesen christlichen Erfahrungshintergrund mit ihrem Analytiker teilt. Amalie fährt fort, sie sei von ihrem eigenen Wert nicht überzeugt, und sie wünsche sich *»von meinem Wert stillvergnügt überzeugt«* zu sein; sie fragt den Analytiker, ob er es so gemeint habe. Der Analytiker verdeutlicht, dass es darum gehe, ob sie etwas zeigen darf, sie habe gleich eine Forderung aufgemacht, stillvergnügt überzeugt von sich und unabhängig von Zuwendungen und Zuspruch zufrieden zu sein. Amalie stimmt zu und erzählt zur Illustration, was sie wirklich störe, eine Begegnung mit dem älteren Bruder und der Schwägerin, in der ihre Leistungen nicht anerkannt wurden (113-117, BE 14, 15, 16) und ihre Mutter nicht Partei für Amalie ergriff (117, BE 17). Der Analytiker stellt die Vermutung in den Raum, dass die Brüder nicht ertragen konnten, wenn Amalie überlegen gewesen wäre. So getröstet kann Amalie die Stunde beenden.

A3.2 Amalies Beziehungsmuster in den Beziehungsepisoden der neunten Stunde

Wir zeigen nachfolgend die Ergebnisse der Auswertung anhand der $ZBKT_{LU}$-Methode.

In dieser neunten Stunde wurden 17 Beziehungsepisoden mit zehn Objekten ermittelt (s. B3.2).

Zunächst lässt sich fragen, welche Kategorien innerhalb jeder Komponente am häufigsten auftraten (s. Tabelle A3). Auf diese Weise kann ein »zentrales« (das heißt häufiges) zentrales Beziehungskonflikt-Thema anhand der »zusammengesetzten« Einzelkategorien bestimmt werden. (Für die *Beziehungsmuster* (Kombinationen WO/WS-RO-RS) lassen sich aufgrund der zu geringen Häufigkeiten keine Häufigkeitsanalysen durchführen.)

Tabelle A3: Häufigste Einzelkategorien in der neunten Stunde

WOS	WOS-A: Die anderen sollen sich mir zuwenden. (13-mal)
	WOS-A21: Die anderen sollen mich akzeptieren, respektieren, ernst nehmen. (8-mal)
WSO	WSO-A: Ich will mich den anderen zuwenden. (3-mal)
WSS	WSS-D: Ich möchte souverän sein. (6-mal)
ROS	N-ROS-I: Die anderen sind unzuverlässig. (5-mal)
	N-ROS-J: Die anderen sind zurückweisend. (4-mal)
RSO	N-RSO-H: Ich bin verärgert. (10-mal)
RSS	N-RSS-G: Ich fühle mich fremdbestimmt. (14-mal)
	N-RSS-F: Ich bin unzufrieden, ängstlich. (7-mal)

Amalies Wünsche in Bezug auf Objekte (WOS, WSO) thematisierten Wünsche nach Zuwendung (A). Besonders häufig (achtmal) äußerte Amalie den Wunsch nach Akzeptanz (WOS-A21: *Die anderen sollen mich akzeptieren, respektieren, ernst nehmen.).* Alle ihre subjektbezogenen Wünsche (WSS) bezogen sich auf Wünsche nach Souveränität (zum Beispiel Selbstsicherheit, Selbstkontrolle, Erfahrung). Die Reaktionen sind vor allem negativ. Amalie beschrieb die anderen als unzuverlässig und zurückweisend und fühlte sich verärgert und fremdbestimmt.

Es lassen sich für die verschiedenen Objekte »objektspezifische Beziehungsmuster« bestimmen, indem die Häufigkeiten der Kategorien innerhalb der Episoden mit einem bestimmten Objekt ermittelt werden. Anhand einer Therapiestunde ist diese Art der Auswertung natürlich durch die geringe Anzahl von Beziehungsepisoden mit jeweils einem Objekt begrenzt. Exemplarisch werden nachfolgend in Tabelle A4 objektspezifische Beziehungsmuster (die jeweils häufigsten Einzelkategorien in den Episoden mit diesen Objekten) für Analytiker, Brüder, Mutter und Vetter dargestellt.

Tabelle A4: Objektspezifische Beziehungsmuster

	WO	**WS**	**RO**	**RS**
Analytiker (2 BE)	WOS-B1: Der Analytiker soll mir etwas erklären. (2-mal)	WSO-A: Ich möchte mich dem Analytiker zuwenden. (2-mal)	N-ROS-I: Der Analytiker ist unzuverlässig. (1-mal) N-ROS-M: Der Analytiker zieht sich zurück. (1-mal)	N-RSS-E: Ich bin deprimiert. (1-mal) N-RSS-F: Ich bin unzufrieden. (1-mal) N-RSS-G: Ich fühle mich fremdbestimmt. (1-mal) N-RSO-M: Ich ziehe mich zurück. (1-mal)

jüngerer Bruder und Brüder (3 BE)	WOS-A: Die Brüder sollen mich akzeptieren. (4-mal)		N-ROS-K: Die Brüder beherrschen mich. (3-mal) N-ROS-M: Der Bruder zieht sich zurück. (2-mal) P-ROS-A21: Der Bruder respektiert mich. (1-mal)	N-RSS-G: Ich fühle mich fremdbestimmt. (3-mal) P-ROS-J2: Ich widersetze mich dem (jüngeren) Bruder. (2-mal)
Mutter (2 BE)	WOS-B: Die Mutter soll mich unterstützen. (2-mal)		N-ROS-I: Die Mutter ist unzuverlässig. (3-mal)	N-RSO-H: Ich bin verärgert (1-mal) U-RSO-M13: Ich bin misstrauisch. (1-mal)
Vetter (3 BE)	WOS-A2: Der Vetter soll mich akzeptieren. (3-mal)	WSS-D2: Ich möchte stolz, autonom sein. (2-mal)	N-ROS-L: Der Vetter ärgert mich. (3-mal)	N-RSS-G2: Ich fühle mich schwach. (6-mal) N-RSO-H: Ich bin verärgert. (3-mal)

Es zeigte sich, dass die Themen in den Episoden mit den Brüdern und dem Vetter ähnlich sind: Amalie möchte akzeptiert werden, erlebte die Brüder und den Vetter aber als beherrschend beziehungsweise sie angreifend und fühlte sich unterlegen. Lediglich dem jüngeren Bruder gegenüber gelang es ihr erfolgreich, sich zu widersetzen. Vor allem in den Beziehungsepisoden mit dem Vetter wurde Amalies Wunsch nach Selbstbewusstsein deutlich.

In den Episoden mit dem Analytiker und der Mutter zeigen sich Wünsche nach Unterstützung, aber beide wurden als unzuverlässig beschrieben und Amalie fühlt sich deprimiert, unzufrieden, fremdbestimmt und verärgert.

Es fällt auf, dass verglichen mit dem von zwei (psychoanalytisch gebildeten) Beurteilern (H. K. u. C. A.) beschriebenen Stundenverlauf, in den Beziehungsepisoden ein Moment des Prozessverlaufes dieser Stunde nicht aufscheint: wir fanden mit großer Übereinstimmung, dass sich der Analytiker insgesamt der Patientin empathisch zuwandte und ihr gleichzeitig Raum ermöglichte, sich Negativem zu öffnen, was sich in den Beziehungsepisoden allein weniger ausdrückt. Damit können wir schon hier thematisieren, dass die $ZBKT_{LU}$-Methode kein Messinstrument für die

Einschätzung der therapeutischen Beziehung ist, und nicht mit Konzepten wie zum Beispiel der *Hilfreichen Beziehung* verwechselt werden darf. Hier zeigt sich der Befund, dass die Erzählerin in den Beziehungsepisoden eher negative Erfahrungen als positive aktiviert.

Warum dies so ist und warum dies auf der Basis vielfacher Befunde als generelles Muster konstatiert werden muss, dürfte nur im Rahmen einer anthropologischen Diskussion zu klären sein.

Beziehungsmuster und pathogene Überzeugungen
Die Beziehungsmuster aus den Beziehungsepisoden illustrieren die mit der Plan-Formulierung ermittelten pathogenen Überzeugungen (s. A2): Amalies negatives Selbstbild wird in ihren defensiven Reaktionen deutlich und führt möglicherweise zu ihren Wünschen nach Selbstbewusstsein, Souveränität und Autonomie. Genetisch könnte in diesem Kontext ihr in den Episoden geschildertes Gefühl der Unterlegenheit den Brüdern gegenüber und die als unzureichend erlebte Unterstützung durch die Mutter bedeutsam sein, was sicherlich auch zu ihrer unzureichenden positiven weiblichen Identifikation beigetragen haben könnte. Auch die postulierte pathogene Überzeugung, sich kaum von anderen abgrenzen zu dürfen, wird in den Beziehungsepisoden deutlich.

A3.3 Möglichkeiten und Grenzen von Beziehungsepisoden im therapeutischen Prozess

A3.3.1 Diagnostische Möglichkeiten anhand von Beziehungsgeschichten – »Die Spitze des Eisbergs«

Boothe weist darauf hin, dass die besondere sprachliche Form, die die Patienten wählen, um Episoden aus ihren Leben zu erzählen, Aufschluss über die Art gibt, wie sie Erlebtes verarbeiten (Boothe, 1991). Sie versteht Erzählung als »sprachliche Inszenierung«, deren Analyse auf Wahrnehmungs- und Verarbeitungsmuster des Patienten schließen lässt, die für dessen innere Beziehungsorganisation Bedeutung haben und unterstreicht die Möglichkeit, Stabilisierungs- und Veränderungsprozesse anhand der Verarbeitungsmodelle, die in Erzählungen angeboten werden, wie in einem »Minidrama« zu verfolgen. Beziehungsgeschichten ermöglichen eine Strukturierung des Materials – Beziehungsgeschichten als »significant events« (Elliot, Fischer u. Rennie, 1999) – und können für die klinische Diagnostik genutzt werden.

Diagnostik von typischen Beziehungsmustern, die prädiktive Bedeutung haben
Im Kontext der $ZBKT_{LU}$-Methodik führen Beziehungsgeschichten zu *Beziehungsmustern*, dies sind strukturierte inhaltliche Beschreibungen verinnerlichter, typischer Beziehungserfahrungen in Form von Wunsch-Handlungs-Relationen (s. zentrales Beziehungsmuster der neunten Stunde).

Neben dem zentralen Muster lassen sich auch differenzierte, objektspezifische Muster ermitteln und damit beispielsweise verschiedene Übertragungsthemen vorhersagen. Dabei wird auf das, was der Patient erzählt, zurückgegriffen; die Geschichten werden so betrachtet, wie sie der Patient nach seiner individuellen Verarbeitung liefert – ob sie tatsächlich so geschehen sind, ist uninteressant; es zählt nur, wie der Patient sie erlebt hat und schildert. Beziehungsgeschichten sind damit diagnostisch relevant. Sie ermöglichen die Diagnostik von Wünschen, Selbst- und Objektrepräsentanzen, aber auch von interpersonellen Konflikten und Ressourcen.

Das ist das »Sichtbare des Eisberges«; dieser weist deutliche Konturen auf und stellt einen soliden Ausgangspunkt dar. Diese Struktur lässt aber auch erahnen, dass das Sichtbare allein nicht alles ist und das meiste sich unter dem Wasser befindet.

Beziehungsgeschichten ermöglichen anhand solcher Beziehungsmuster eine Prädiktion von zu erwartenden Beziehungskonstellationen in der Übertragungsbeziehung. Die Bearbeitung von Beziehungserfahrungen anhand von Beziehungsgeschichten fördern Einsichtsprozesse und diese Beziehungsmuster können zur Fokusformulierung, Verlaufsbeschreibung und auch Therapieevaluation (Veränderung von Beziehungserfahrungen) verwendet werden.

Neben solchen typischen, diagnostisch relevanten Beziehungsmustern kann die Art, wie Beziehungsgeschichten erzählt werden, Hinweise auf Widerstandsphänomene liefern.

Diagnostik von Widerstand aus der Art, wie Beziehungsgeschichten erzählt werden (Form), und dem, was ausgelassen (oder überbetont) wird (Inhalt)

Wenn Selbsterlebtes in Form von Geschichten erzählt wird, kommt es zur Remobilisation der subjektiven Erfahrungen, die mit dieser Geschichte verknüpft sind, insbesondere der Intentionen, Erwartungen und Phantasien. Da die Preisgabe persönlicher Erfahrungen auch Abwehr mobilisiert, kann sich Widerstand auch als konversationales Phänomen in der Erzählung manifestieren (Flader u. Giesecke, 1980): auf interaktiver Ebene zeigt sich Widerstand als Verstoß des Sprechers gegen Zugzwänge aus den für die (übliche) Konversation zu leistenden Kooperationsaufgaben (Sprecherwechsel …) oder auf inhaltlicher Ebene in Form von Aussparung oder Eliminierung bestimmter Erlebnisinhalte, die thematisch zur intendierten Geschichte gehören. Die Art, wie erzählt wird, lässt auf Probleme schließen (Labov u. Fanshel, 1977). In Amalies neunter Stunde wird das zum Beispiel in der Beziehungsepisode mit dem Vetter deutlich:

*»… ach, und der ist **ganz reizend**, das ist ja immer der Witz, dass er wirklich, sicher er hat auch eine **furchtbare Einbildung** mit Akademiker und ein **mords Getue**, und ich find das lächerlich, …«*

Auch wenn wir keine detaillierte linguistische Analyse liefern können, wird die Diskrepanz zwischen *»ganz reizend«* und *»furchtbare Einbildung«*, *»mords Getue«* und *»ich finde das lächerlich«* deutlich – gegensätzliche Überbetonungen und Übertreibungen fallen auf, die möglicherweise Ausdruck von Amalies Ambivalenz zwischen Bewunderung und Neid auf den Vetter und ihrer Kränkung und Verachtung für ihn sind.

Zwischenfazit

$ZBKT_{LU}$-Beziehungsmuster sind rein deskriptiv. Sie beschreiben einen wesentlichen Aspekt des Beziehungsgeschehens; sie sagen aber nichts darüber aus, wie es dazu kommt, dass genau dieses Beziehungsmuster entsteht.

Warum gelingt es Amalie nicht, ihren Wunsch nach Respekt und Souveränität umzusetzen? Wenn Beziehung als affektiver Interaktionsprozess konzeptualisiert wird, wäre eine Antwort: weil Amalies affektive Signale missverständlich sind und nicht dem Wunsch entsprechen, sondern sie sind Ausdruck ihrer durch Angst motivierten Abwehr. Entgegen ihrem verbal geäußerten Abgrenzungswunsch zeigt Amalie unterwürfiges Verhalten (das eher dem motivationalen System von Bindung zuzuordnen wäre und ihren Wünschen nach Unterstützung und Zuwendung entspricht) und sie ist nicht in der Lage, den eigentlich zugehörigen Affekt (eine aggressive Reaktion) zu zeigen. Die Objekte reagieren auf Amalies masochistisches Angebot (Unsicherheit, Scham) mit einer sadistischen Antwort (sie spielen sich auf, entwerten, bevormunden und entmündigen Amalie). Das führt dazu, dass Amalie ständig andere »abtastet«, ob das gleiche wieder passiert und das wiederholt sich auch in der Übertragung.

$ZBKT_{LU}$-Beziehungsmuster erlauben keine Aussagen über die Bedeutung des Erzählten für die therapeutische Interaktion und die Interaktionsregulierung. *Aber:* $ZBKT_{LU}$-Beziehungsmuster liefern zwar keine Aussagen über den aktuellen interaktiven Prozess und damit auch keinen Hinweis auf therapietechnische Konsequenzen, können jedoch als solide Bezugspunkte und Bestandteile von Erklärungen des therapeutischen Interaktionsprozesses dienen und damit auch therapeutische Konsequenzen haben (s. u.).

A3.3.2 Prozessuale Aktivierung mittels Beziehungsgeschichten – »Der Teil des Eisbergs unter dem Wasser«

Nach Krause (2008) ist das zentrale empirische und auch klinische Problem der ZBKT- (und $ZBKT_{LU}$-) Methode ihre Fundierung im Sprachproduktionsprozess bei Erzählungen, weil unter sozialpsychologischem Aspekt das Enactment der Grundkonflikte beziehungsweise Übertragung und Gegenübertragung im wesentlichen über paraverbale, weitgehend affektive vor- und unbewusste Prozesse geschehe und nicht über den Sprechvorgang. Aus unserer Sicht ist es möglicherweise ein Vorteil der Methode, dass sie streng allein die sprachlichen Inhalte ordnet und damit solide Bezugspunkte für andere oder auch tiefer reichende Beobachtungen liefert.

Falls Aussagen zur therapeutischen Interaktion und damit auch zu therapietechnischen Konsequenzen unter Einbeziehung der $ZBKT_{LU}$-Methode erfolgen sollen, bedarf es aber eines zusätzlichen Blickes auf das mit solchen sprachlichen Produktionen verbundene – oder auch nicht verbundene beziehungsweise fehlende – affektiv-kognitive Beziehungsverhalten. Fügt man diese Perspektive hinzu, können aus unserer Sicht Beziehungsgeschichten – unter Berücksichtigung der dabei zu beobachtenden affektiven Interaktion – als Bestandteil des Enactments des Kernkonfliktes eines Patienten aufgefasst werden. Sie können der Aktualisierung einer früheren Erfahrung samt der damit verbundenen Abwehr dienen und beziehen den Analytiker auf diese oder jene Weise ein. Eine solche Perspektive rückt die interaktiven Funktionen von Beziehungsgeschichten ins Blickfeld.

Interaktive Funktionen des Erzählens von Beziehungsgeschichten
Vielfältige Hinweise auf die kommunikativen Funktionen von Erzählungen werden von der linguistischen Forschung bereit gestellt: Rehbeins »Handlungstheorie der Sprache« (Rehbein, 1977) oder die von Quasthoff (1980) unterschiedenen kommunikativen (zum Beispiel Spannungsabbau, Selbstdarstellung) versus interaktiven (Erzählung als Mittel zur Steuerung und Strukturierung des Gesprächsverlaufes) Funktionen von Erzählungen.

Schon indem der Patient Beziehungsgeschichten erzählt, wird ein interaktiver therapeutischer Prozess initiiert. Beziehungsgeschichten aktivieren eine Gegenübertragung und fordern eine Reaktion des Analytikers, das heißt, sie bewirken Interaktion.

Gegenübertragungsreaktionen auf Beziehungsgeschichten
Es lässt sich fragen, welche Emotionen durch eine Beziehungsgeschichte ausgelöst werden (van Dijk, 1970). Aus psychoanalytischer Perspektive ist das Konzept der projektiven Identifizierung naheliegend. Zum einen kann sich der Zuhörer mit dem Erzähler identifizieren (ich fühle die gleichen Wünsche und Reaktionen wie der Erzähler). Anstadt, Ullrich und Krause (Anstadt et al., 1996; Anstadt et al., 1997) untersuchten eine Einzeltherapie mit der ZBKT-Methode und mit der *Emotional Facial Action Coding System-Methode* (Ekman u. Friesen, 1978; Krause, 1988). Es zeigte sich, dass die in Beziehungsepisoden berichteten Affekte *nicht* mit dem mimischen Ausdruck der Patientin beim Erzählen korrespondierten, aber mit den mimischen Affekten des Therapeuten. Möglicherweise gilt der beobachtete Affekt des Erzählers nicht dem Objekt oder dem Subjekt der Beziehungsepisode, sondern er dient der aktuellen Interaktionsregulation mit dem Therapeuten, während der Therapeut als Zuhörer die berichteten Affekte zeigt. Die beim Zuhören ausgelöste »Verwunderung« (also gerade Nicht-Identifikation) über Wünsche oder Reaktionen des Erzählers kann die Wahrnehmung von Konflikten und Widerständen des Erzählers ermöglichen. Zum anderen kann der Zuhörer fühlen, was der Erzähler (noch) nicht fühlen kann – als *Hilfs-Ich* in Sinne der *Role Responsiveness* (Sandler, 1976). In der Identifikation mit dem Erzähler wird dem zuhörenden Analytiker möglicherweise auch deutlich, wie das Objekt hätte fühlen sollen.

Für die erwähnte Episode mit dem Vetter beispielsweise fällt es leicht, sich mit Amalie zu identifizieren und ihre Wut auf den arroganten Medizinstudenten nachzufühlen, sich gleichzeitig aber auch über die Heftigkeit ihres Affektes und der damit einhergehenden Unfähigkeit, den jungen Vetter angemessen zu begrenzen, zu wundern.

Durch die Analyse der Gegenübertragungsreaktionen auf eine Beziehungsgeschichte (wie reagiere ich auf die Geschichte, mit wem bin ich als Zuhörer identifiziert oder gerade nicht identifiziert) ergibt sich weiteres diagnostisches Potential von Beziehungsepisoden.

Beziehungsgeschichten fordern eine Reaktion – führen zu Interaktion
Auch hier steht in unserem Verständnis die von Thomä und Kächele (2006a; 2006c) hervorgehobene dyadische Sichtweise des therapeutischen Prozesses im Vordergrund: das Erzählen von Beziehungsgeschichten führt zur Aktualisierung von Beziehungserfahrungen im Hier und Jetzt. Die Beziehungsgeschichte wird Teil der Geschichte des therapeutischen Prozesses. Der Analytiker wird Bestandteil der Beziehungsgeschichte und damit zur Reflexion aufgefordert, was der Patient mit der Beziehungsgeschichte bewirken will. Es ist relevant, wie der Analytiker auf die Beziehungsgeschichte reagiert, das heißt, es stellt sich die Frage nach der therapeutischen Technik. Dafür ist aber ein Erklärungsmodell notwendig, das Metakommunikation über solche Beziehungsgeschichten ermöglicht. Im Folgenden sollen deshalb Überlegungen zur therapeutischen Technik im Kontext von Beziehungsgeschichten vorgestellt werden.

A3.3.3 Veränderungspotential anhand von Beziehungsgeschichten – »Das weitere Geschick des Eisberges«

Beziehungsgeschichten und daraus abgeleitete $ZBKT_{LU}$-Beziehungsmuster können dem Behandler helfen, die aktuelle affektive Interaktion zu verstehen. Dabei muss er allerdings den Rahmen der $ZBKT_{LU}$-Methode sprengen, ihren Erklärungshorizont überschreiten und einige zusätzliche Perspektiven und Konzepte bemühen.

Beziehungsepisoden und die aktuelle therapeutische Interaktion
Die analytische Interaktion, die sich aus der Perspektive eines Beobachters rekonstruieren lässt, enthält folgende Fragen Amalies an den Analytiker, die anhand der Beziehungsepisoden deutlich werden:

a) »Sind Sie auch wie meine Brüder und mein Vetter, die mich nicht ernst nehmen, mich entmündigen, sich einmischen, mich beschämen?«
b) »Sind Sie auch wie meine Mutter, von der ich mir Unterstützung wünsche, die aber illoyal ist und nicht zu mir hält?«

Amalies Einstellungen (und ihre Befürchtungen) zum Analytiker könnten, aufgrund ihrer bisherigen Erfahrungen, folgendermaßen beschrieben werden: »Ich will sicher sein können, dass Sie mich nicht auch beschämen und entmündigen. Ich habe Indizien dafür, dass Sie das tun: Sie verlangen, dass ich alles sage, mich kindisch benehme (daherplappere). Und Sie haben nichts zu bieten – obwohl ich alles sage, ändert sich nichts. Deshalb mache ich jetzt schon Vorwürfe über den ausbleibenden Erfolg der Behandlung und will klare Rezepte (zum Beispiel Autogenes Training).«

Als Ausgangspunkt für ein Enactment kann die erste Beziehungsepisode mit dem Analytiker (sie habe geschwiegen, weil sie ihn nicht habe beleidigen wollen) folgendermaßen verstanden werden: Indem sie diese Beziehungsepisode erzählt, tut sie genau das, wovon sie sagt, dass sie Angst davor hat – sie macht dem Analytiker Vorwürfe und prüft, ob er beleidigt reagiert und entschuldigt sich gleichzeitig dafür.

Natürlich ist der Leser eines solchen Protokolls in einer anderen Situation als der Analytiker, der der Situation unmittelbar ausgesetzt ist, insofern können unsere (fiktiven) Gegenübertragungsreaktionen nur Annäherungen sein. Als Leser waren für uns auch Ärger über ihren Vorwurf, ihre überhöhten Erwartungen und ihre Ungeduld spürbar und Verwunderung über ihre Schwierigkeiten, direkt über ihre Unzufriedenheit zu sprechen. Dieses Problem hat Spence thematisiert, indem er *normative* von *privilegierter* Kompetenz unterschied (Spence, 1981); nur wer in der Badewanne sitzt wird nass, der Zuschauer bestenfalls, wenn gespritzt wird. Wir müssten möglicherweise, um noch näher heranzukommen, uns zum Beispiel anhand der Tonbandaufzeichnungen die Atmosphäre der Stunde weiter erarbeiten. Dennoch haben wir riskiert, von einem Test (Bewährungsprobe) im Sinn von Weiss und Sampson zu sprechen. In der Plan-Formulierung von Amalie wurde als ein möglicher Test *Ärger zeigen* formuliert (*sie wird ihren Ärger explizit kundtun, um zu prüfen, ob der Therapeut dies duldet oder sie in die Schranken weist*).

Wie reagiert der Analytiker? Er lässt sich nicht auf Amalies Angriff ein, sondern er benennt Amalies Vorwurf (das heißt, er spricht aus, was Amalie so klar nicht sagen kann) und nimmt eine empathische Haltung ein (54). Der Analytiker reagiert empathisch auf ihre Angst, zu *»unbeherrscht«* gewesen zu sein, indem er an ihre negativen Erfahrungen erinnert, dass es *»sich ungut auswirkt, wenn man unbeherrscht ist«* (60). Der Analytiker stellt eine Parallele zwischen sich und dem Bruder, den Amalie so beherrscht erlebt, her und deutet, dass Amalie ein ähnliches Gefälle wie zwischen sich und dem Bruder auch zwischen sich und dem Analytiker (als *»Beispiel von Beherrschtheit«*) erlebe und sich deshalb besonders unmündig fühle (66).

Das ermöglicht Amalie einen nächsten Test in Form der zweiten Beziehungsepisode mit dem Analytiker – sie frage sich, warum der Analytiker das so mache. Zunächst geht der Analytiker nicht darauf ein, sondern vertieft das Durcharbeiten, indem er weitere Informationen zu Bruder und Vetter erfragt. Dann benennt er Amalies Unsicherheit als Folge ihrer Erfahrungen mit ihren Brüdern, denen gegenüber sie sich viel weniger erlauben durfte als diese ihr gegenüber. Er deutet aber weder Amalies Angriff auf ihn, noch ihren Wunsch, er möge sie heilen, noch ihre (agierte) Frage, ob er sie bevormundet und entwertet wie ihre Brüder und der Vetter.

Die Reflexion und Analyse der Gegenübertragung ermöglichen dem Analytiker, seine affektive Verfassung zu kontrollieren und eventuell in therapeutisch wünschenswerter Weise zu verändern. Daraus lässt sich folgende Frage ableiten:

Agiert oder reflektiert der Analytiker beziehungsweise agiert er ausreichend?
Das heißt, übernimmt der Analytiker die angebotene Rolle im Sinne Sandlers *Role Responsiveness* oder im Sinne von Weiss' *Control Mastery Theory*? Um welche Rolle geht es dabei? Handelt es sich um die Rolle, die die Patientin unbewusst dem Analytiker zuweist, wenn sie ihre pathogene Überzeugung prüfen will? Kann sich der Analytiker in den Prüfvorgang einlassen, also vorübergehend eine Rolle im Abwehrsystem der Patientin einnehmen, oder entzieht er sich dieser Rollenzuweisung, in dem er jede persönliche Ähnlichkeit mit der zugewiesener Rolle zurückweist?

Reflektiert der Analytiker ausreichend? Wird er sich der Tatsache bewusst, dass er Bestandteil des neurotischen Konfliktschemas geworden ist, und kann er sich auf diese Tatsache im therapeutischen Sinne einlassen? Versteht er zum Beispiel, dass Amalie ihn meint, wenn sie ihre Wut auf die Brüder äußert?

Wie wir an der neunten Stunde demonstrieren konnten, kann sich durch das Aufnehmen von Beziehungsepisoden das Klima der Stunde verändern und führen geteilte Wissensbereiche zu einer Vertiefung der Beziehung.

Welche affektive Erfahrung wird für den Patienten möglich?
Allgemein lässt sich eine Funktion des Erzählens von Beziehungsgeschichten mit dem Hervorrufen von Empathie beim Analytiker verknüpfen. Amalie erzählt Beziehungsgeschichten, die die Beziehung zum Analytiker strukturieren und ihn dazu zwingen, sich auf diese Geschichten bezogen zu verhalten. In der neunten Stunde einer Behandlung kann es nur darum gehen, die Grundsteine einer Beziehung zu legen, die Veränderungsprozesse ermöglicht. Der Analytiker schafft im konkreten Umgang mit den Erzählungen Amalies ein Vertrauen, dass dies gelingen kann. Amalie erlebt durch achtsames Zuhören und respektvollen Umgang mit den Beziehungsgeschichten durch den Analytiker Empathie, Interesse und fühlt sich ernst genommen. Das stärkt das Arbeitsbündnis und ermöglicht implizite positive Beziehungserfahrungen.

Eine weitere Funktion des Erzählens von Beziehungsgeschichten vermittelt, was in der therapeutischen Beziehung nicht offen und direkt gesagt werden kann. Der Analytiker ist als Wahrnehmender und Übersetzer (Hilfs-Ich) gefragt, der dechiffriert, Gefühle spürt, Worte findet und ausspricht und der Patient erlebt Verständnis, erlangt Zugang zu bisher nicht wahrgenommen Affekten.

Konkreter auf den Inhalt der jeweiligen Beziehungsgeschichte bezogen, lässt sich fragen, welche spezifische affektive Erfahrung für den Patienten möglich wird: reagiert der Analytiker – bezogen auf den gezeigten Affektausdruck des Patienten – reziprok, das heißt, im gleichen Affektbereich, mit dem die Patientin ihre Wünsche abwehrt; zum Beispiel antwortet der Analytiker auf die beschwichtigenden Bindungsaffekte, die bei Amalie (vermutlich) ihre Versuche begleiten, ihren

Autonomie-Abhängigkeitskonflikt zu lösen, mit einem reziproken freundlichen Konflikt vermeidenden Affektmuster? Oder reagiert er komplementär (das heißt mit einer zum Wunsch der Patientin passenden Affektäußerung; zum Beispiel auf den Abgrenzungswunsch von Amalie mit Respekt und Distanz, jedenfalls nicht mit Lächeln oder Albernheiten)?

Besteht der Analytiker den Beziehungstest (zum Beispiel kann der Analytiker die Bewährungsprobe, sich anders zu verhalten als die Brüder, bestehen und damit die pathogene Überzeugung »Wenn ich meine eigene Meinung vertrete beziehungsweise erwarte, dass meine Meinung respektiert wird, verletze oder kränke ich die anderen und sie distanzieren sich von mir« widerlegen)?

In diesem Sinn kann das Erzählen von Beziehungsgeschichten selbst als Handlung (Test) verstanden werden, um zu prüfen, wie der Analytiker reagiert. Beziehungsgeschichten als »Test« ermöglichen Patienten korrigierende emotionale Beziehungserfahrungen, die dann auch gedeutet und bewusst gemacht werden können. Die Reaktion des Analytikers auf die Handlungsbotschaft der Beziehungsgeschichte ist die implizite Beziehungserfahrung, die dann thematisiert werden kann (oder auch nicht). Ein Vergleich zu Stracheys Konzept der mutativen Deutung liegt nahe (Strachey, 1934) – man könnte von *mutativen Beziehungserfahrungen* sprechen.

Grawe betont aus neurobiologischer Perspektive die Bedeutung unter anderem auch solcher korrigierenden Beziehungserfahrungen:

»Es braucht aus neurowissenschaftlicher Perspektive Spezialisten, die dafür sorgen, dass das Gehirn der Patienten Zustrom bekommt, sensorischen Zustrom durch gezielte Herbeiführung konkreter Lebenserfahrungen, die eine heilsame Wirkung ausüben. Ohne diese Lebenserfahrung kann sich das Gehirn nicht dauerhaft verändern. Durch Vergabe von Psychopharmaka bilden sich keine neuen Gedächtnisinhalte. [...] Dafür wird es immer Spezialisten brauchen und das sind vor allem Psychotherapeutinnen und Psychotherapeuten« (Grawe u. Fliegel, 2005, S. 130).

Amalie spielt ihren Konflikt in den Beziehungsgeschichten durch und macht gleichzeitig den Analytiker zum Mitspieler. Zum einen kann sie gar nicht anders, zum anderen hofft sie auf einen besseren Ausgang des Stückes. Neben dem Vermitteln von Empathie und Unterstützung besteht der Analytiker auch Beziehungstests, die typisch sind für den beginnenden Prozess – »Erlauben Sie mir, mich kritisch zu äußern, mich abzugrenzen, auf Augenhöhe mit Ihnen zu kommunizieren, ohne beleidigt zu sein, mich zurückzuweisen oder klein zu machen oder mich als überempfindlich zu qualifizieren?«. Erfahrungsgemäß können strukturell Gestörte ohne die Erfahrung, Grenzen setzen zu dürfen und zu können, in keine belangvolle regressive Beziehung eintreten. Auf diese Erfahrung darf Amalie durch das Verhalten des Analytikers zweifellos hoffen.

Wenn (teilweise auch aus Beziehungsgeschichten bekannte) Beziehungserfahrungen im aktuellen Prozess aktiviert werden (indem sie agiert werden) – wie werden sie reflektiert?

Wenn neue Beziehungserfahrungen möglich waren (Tests bestanden wurden, der

Analytiker auf den Wunsch, nicht auf die Abwehr reagiert hat, was dem »Schmelzen des Eisberges« entsprechen könnte), stellt sich die Frage, wie die neue Erfahrung bewusst gemacht und kognitiv verankert wird, so dass aus einer impliziter Beziehungserfahrung explizites Beziehungswissen werden kann (Stern et al., 2001). Dies kann zum Beispiel durch Deutungen von Beziehungsmustern geschehen, wie das folgende Beispiel einer Übertragungsdeutung des Vorwurfs in der Beziehungsgeschichte mit dem Analytiker zeigt:

```
84 T:
   deshalb ist das auch besonders kompliziert,
   wenn Sie etwas Kritisches hier sagen für Sie
   und denken, das ist eine Beleidigung.
```

Oder es kann die Deutung der biografischen Dimension des Beziehungsmusters (genetische Deutung) erfolgen, wie im folgenden Beispiel der Deutung, dass Amalies Unsicherheit und Unterwürfigkeit in der Beziehung zu den Brüdern entstand, sichtbar wird:

```
80 T:
   ja, Sie dürfen sich da viel weniger
   erlauben, als die Brüder sich Ihnen
   gegenüber erlaubt haben, -

81 P:
   ja, so kann man sagen, -

82 T:
   und noch weithin ins Erwachsenenleben hinein.

83 P:
   ja, das war -, das ging sehr lange und -, -
```

Zusammenfassung

Mit dieser Annäherung an die Möglichkeiten (und Grenzen) der *Durchleuchtung* psychoanalytischer Interaktionsberichte mittels der $ZBKT_{LU}$-Methode sind wir dort angekommen, wo Lester Luborsky vor nunmehr 50 Jahren beim Lesen einer Vielzahl von Verbatimprotokollen begonnen hatte.

Wir haben versucht, dem Leser nahe zu bringen, dass psychoanalytische Interaktionen aus kleinen Bausteinen bestehen, die sich von Wörtern zu Sätzen fügen und von Sätzen zu Antworten, die dann jede für sich genommen auf Waage gelegt werden können. Sollte uns dies gelungen sein, können wir dem Leser nun empfehlen, sich systematischer mit Protokollen zu beschäftigen.

Wir hoffen, dass wir schon hier zeigen konnten, dass sich die $ZBKT_{LU}$-Methode auf vielfältige Weise nutzen lässt. Sie entstand aus der klinischen Arbeit Lester Luborskys mit seinen Supervisanden an der Psychiatrischen Universitätsklinik der Penn Medical School.

Die Sensibilisierung für gesprochene Sprache und deren textliche Verfassung ist eine entscheidende Grundlage. Deshalb empfehlen wir dem klinisch interessierten

Leser, sich mit der »Quick«-Version des $ZBKT_{LU}$-Manuals (B1.2) zu befassen und sich durch die forschungsorientierte Version nicht vom klinischen Gebrauch abschrecken zu lassen.

Sollten einem Leser die nächsten Kapitel über die empirischen Befunde der $ZBKT_{LU}$-Methode zu kopflastig und zahlenreich sein, empfehlen wir einen rasanten Sprung zu Kapitel A6.

A4 Amalies Beziehungsmuster und das Konzept des Fokus[1]

A4.1 Das Konzept des Fokus

Mit dem Konzept des Fokus verbinden Psychotherapeuten ganz verschiedene Inhalte (Lachauer, 1993). Zum einen wird mit »fokussieren« eine heuristische, therapeutische Strategie beschrieben, die sich aus der Begrenztheit der Informationsgewinnung und -verarbeitung ergibt und dialektisch verknüpft mit der gleich schwebenden Aufmerksamkeit eine Gerichtetheit der Aufnahmebereitschaft erfordert. »Im Kopf des Analytikers treten der Funktionszustand maximaler Informationsgewinnung (gleichschwebende Aufmerksamkeit) und die Organisation der gewonnenen Information unter dem jeweils prägnantesten Gesichtspunkt (das Fokussieren) wechselweise in den Vordergrund« (Thomä u. Kächele, 1985, S. 358).

Zum anderen wird damit die Begrenzung auf einen Konfliktherd (lat. *focus*) bezeichnet, die kennzeichnend sowohl für die psychoanalytische Fokaltherapie (zum Beispiel Balint, Ornstein u. Balint, 1973; Leuzinger-Bohleber, 1985; Malan, 1965) wie auch für verschiedene Formen psychodynamischer Kurztherapie (zum Beispiel Davanloo, 1980; Mann, 1973; Sifneos, 1979) ist.

»Der dynamische Fokus in der Kurzzeittherapie stellt eine Heuristik dar. Der Fokus hilft dem Therapeuten, psychotherapeutisch relevante Informationen zu generieren, zu erkennen und zu organisieren« (Strupp u. Binder, 1984, S. 65).

Im Ulmer Prozessmodell (Thomä u. Kächele, 1985, Kap. 9) wird die psychoanalytische Therapie als eine fortgesetzte, zeitlich nicht limitierte Fokaltherapie mit wechselndem Fokus konzeptualisiert, wobei der Fokus interaktionell gestaltet wird. Die Abfolge der Fokusse wird als Ergebnis der unbewussten Austauschprozesse zwischen den Bedürfnissen des Patienten und den Möglichkeiten seines Analytikers betrachtet. Der Patient kann in einem bestimmten Zeitraum verschiedene Angebote machen, zu einer Fokusbildung kommt es aber erst durch die selektive Tätigkeit des Analytikers. Die gemeinsame Arbeit an einem Fokus von Patient und Analytiker führt zu weiteren inhaltlichen Schwerpunkten, die sich erst als Resultat der bisherigen Arbeit bilden konnten. Die Bearbeitung des ersten Fokus eröffnet den Zugang zu einem zweiten Fokus, dessen Bearbeitung möglicherweise wieder zum ersten Fokus zurückführt, der dann in qualitativ veränderter Form wieder bearbeitet werden kann.

Die thematischen Angebote des Patienten können im Sinne der *focal conflicts* von Thomas French (1958) verstanden werden, die die unbewussten infantilen

1 Basiert auf Albani, Pokorny, Blaser, Geyer u. Kächele (2006)

Konfliktkonstellationen, bei French als »nuclear conflicts« (Kern-Konflikte) thematisiert, also die unter dem jeweils aktuellen Problemdruck gefundenen Lösungen, repräsentieren.

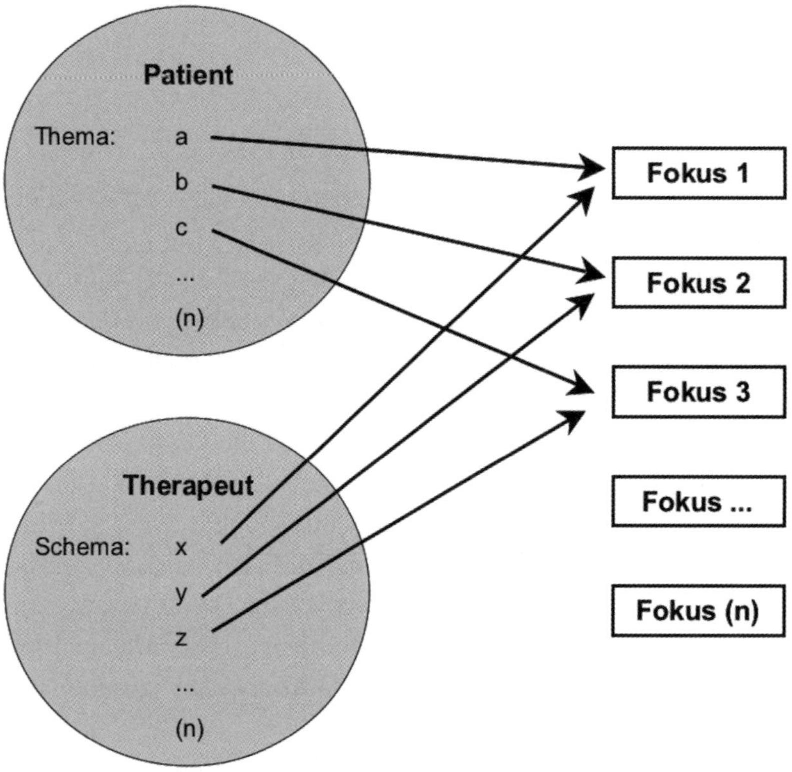

Abbildung A1: Themata, Schemata und Fokusse

Den Themen des Patienten werden die theoretischen Konzepte, die Schemata, gegenüber gestellt (s. Abbildung A1), deren steuernde Funktion, wenn auch oft unausgesprochen, bei der Bewertung der thematischen Angebote des Patienten nicht hoch genug veranschlagt werden kann.

Ein Problem blieb bei French ungelöst: »Still, searching for the patient's focal conflict is an intuitive art which cannot be completely reduced to rules« (French, 1958, S. 101). Systematische Untersuchungen zu einer objektivierenden Fokusdiagnostik sind nach wie vor bisher noch selten (Kächele, Heldmaier u. Scheytt, 1990b). Klüwer (2000; 2006) beschreibt als Technik zur Fokusformulierung interkollegiale Fallkonferenzen. Empirisch-quantitative Zugänge zur Fokusformulierung stellen zum Beispiel die *Operationalisierte Psychodynamische Diagnostik* (Arbeitskreis OPD, 1996, 2006), die *SASB-CMP-Methode* (Schacht et al., 1994; Tress et al., 1996) oder die *Plan Formulation Method* (Caston, 1977) dar.

Wir wollten prüfen, inwieweit sich die $ZBKT_{LU}$-Methode zur Operationalisierung solcher fokalen und Kern-Konflikte eignet und die Abbildung des Therapieverlaufes einer psychoanalytischen Behandlung nach dem Ulmer Prozessmodell ermöglicht.

A4.2 Amalie X – Klinische Übertragungskonstellationen

Im Rahmen der systematisch-klinischen Beschreibung der Psychoanalyse der Patientin Amalie X wurden die qualitativ-klinisch ermittelten Übertragungs-Konfigurationen beschrieben (Thomä u. Kächele, 2006c, Kap. 5.6, S. 231), auf die wir uns nachfolgend beziehen (s. Tabelle A5).

Tabelle A5: Klinische Übertragungskonfigurationen

Klinische Übertragungskonfigurationen	Therapiephase	Sitzungsnummern
Die Analyse als Beichte	I	1-5
Die Analyse als Prüfung	II	26-30
Die böse Mutter	III	50-54
Das Angebot der Unterwerfung und heimlicher Trotz	IV	76-80
Die Suche nach eigenen Normen	V	100-104
Der enttäuschende Vater und die Ohnmacht der Tochter	VI	116-120
Der distanzierte, kalte Vater und die beginnende Sehnsucht nach der Identifizierungsmöglichkeit	VII	151-155
Ambivalenz der Vaterbeziehung	VIII	176-180
Der Vater als Verführer oder Sittenrichter	IX	202-206
Er liebt mich – er liebt mich nicht?	X	226-230
Auch der Vater kann aus einem Mädchen keinen Sohn machen	XI	251-255
Das Rockzipfelgefühl	XII	276-280
Das arme Mädchen und der reiche König	XIII	300-304
Die Angst vor der Zurückweisung	XIV	326-330
Die ohnmächtige Liebe zum mächtigen Vater und die Eifersucht mit dessen Frau	XV	351-355
Aktive Trennung und Abwehr des Verlassenwerdens	XVI	376-380
Entdeckung ihrer eigenen Kritikfähigkeit, Anerkennung der Mängel des Analytikers, erneute Probe des Abschiedes	XVII	401-404, 406
Die Tochter an der linken Hand – Rivalität mit dem Erstgeborenen bei der Mutter	XVIII	426-430
Hass auf den spendenden Analytiker und Beginn der Abkehr von dieser Erwartung	XIX	445-449
Die Kunst des Liebens ist es, Liebe und Hass auszuhalten	XX	476-480
Sei allem Abschied voran: die oral-aggressive Phantasie den Analytiker ausgezehrt zu haben	XXI	501-505
Abschieds-Sinfonie: die Wiederkehr vieler Ängste und die Entdeckung vieler Veränderungen	XXII	513-17

Solche Beschreibungen zu »er-finden« fällt nicht schwer, liest man auch als Nicht-Fachmann beziehungsweise Nicht-Fachfrau die transkribierten Stundenprotokolle.

Als Form der qualitativen Forschung – indem die Texte zunächst von zwei Medizinstudenten (A. S. u. B. S.) sorgfältigst und wiederholt gelesen wurden, die ein Exzerpt verfertigten, welches dann von zwei Psychoanalytikern (H. K. u. R. H.) am Text auf seine Veradikalität geprüft wurde – stellt dieses Ergebnis ein Produkt eines methodischen Vorgehens dar, dem in den letzten Jahre zunehmend mehr Respekt gezollt wird (Frommer u. Rennie, 2001). Die ZBKT-Methode hat von Anfang an eine Mittelstellung zwischen qualitativer Textbearbeitung und robuster Quantifizierung eingenommen.

A4.3 Amalie X – Zentrale Beziehungsmuster

Ausgangspunkt unserer Versuche, das Fokus-Konzept anhand der $ZBKT_{LU}$-Methode zu operationalisieren, war eine inhaltliche Methodenkritik bezüglich Luborskys Annahme: »Was am häufigsten ist, ist zentral«; das heißt seltene, aber möglicherweise klinisch relevante Beziehungsmuster werden nicht beachtet. Wir haben deshalb alternative Strategien der Datenanalyse entwickelt, die es ermöglichen, nicht nur die jeweils absolut häufigsten Kategorien zu bestimmen (s. B2.11).

Als Datengrundlage für unsere $ZBKT_{LU}$-Auswertung dieser psychoanalytischen, tonbandaufgezeichneten Behandlung dienten Stundentranskripte. Es wurden die ersten dreißig und letzten 17 Stunden ausgewertet. Weiterhin wurden beginnend mit der fünfzigsten Stunde im Abstand von fünfzig Stunden jeweils Blöcke von in der Regel fünf Stunden analysiert. Die Stichprobe umfasst elf Blöcke mit insgesamt 92 Stunden, in denen 580 Beziehungsepisoden mit 152 verschiedenen Objekten und mit insgesamt 806 Wünschen, 986 Reaktionen des Objekts und 1103 Reaktionen des Subjekts ermittelt wurden. Die Auswertung der Stunden erfolgte in zufälliger Reihenfolge durch eine erfahrene $ZBKT_{LU}$-Beurteilerin auf der Ebene der Basis-Prädikate, die erst im Rahmen der statistischen Auswertung den Prädikaten der mittleren und oberen Ebene zugeordnet wurden.

Zur Überprüfung der Reliabilität und um eine Raterdrift zu vermeiden, wurde während des Auswertungsprozesses aus jedem der elf ausgewerteten Blöcke zufällig eine Stunde ausgewählt, die von einer zweiten Beurteilerin ausgewertet wurde. Dabei orientierten wir uns am Vorgehen von Luborsky und Diguer (1990a). Im ersten Schritt wurde die Übereinstimmung bezüglich der Markierung der Beziehungsepisoden überprüft, wobei als Kriterium eine Übereinstimmung innerhalb von sieben Zeilen am Anfang und am Ende der Episode galt. Die prozentuale Übereinstimmung für den Anfang einer Episode betrug 72 % und für das Ende einer Episode 69 %. In den übereinstimmend markierten Beziehungsepisoden wurde eine Übereinstimmung bezüglich des Objektes der Episode von 99 % erreicht. Im zweiten Schritt wurden Episoden vorgegeben und die Übereinstimmung in der Markierung der Komponenten anhand des Kriteriums von sieben Worten am Anfang und am Ende einer Komponente geprüft. Für die Wünsche betrug die Übereinstimmung am Anfang und Ende der Komponente 76 %, für die Reaktionen des Objekts 96 %

beziehungsweise 95 % und für die Reaktionen des Subjekts 94 % und 96 %. Im dritten Schritt wurden die Komponenten vorgegeben und die Übereinstimmung bezüglich der Zuordnung zu den Standardkategorien und der Bewertung der Valenz der Reaktionen geprüft (N = 422 Kategorien). Die Übereinstimmung bezüglich der Valenzdimension der Reaktionen lag bei einem Kappa-Koeffizienten von 0,78, bezüglich der Unterscheidung Objekt-Subjektbezogenheit (WSO, WOS, WSS, RSO, ROS, RSS, ROO) bei 0,80. Für die Zuordnung zu den 13 *Cluster-Prädikaten* betrug der Kappa-Koeffizient im mittel 0,68 (W 0,58, RO 0,60, RS 0,70).

Werden die über alle Beziehungsepisoden häufigsten Kategorien ermittelt, lautet das Zentrale Beziehungs-Konflikt Thema ($ZBKT_{LU}$) für Amalie X:

Objektbezogener Wunsch:
Die anderen sollen sich mir zuwenden (WO-A),

Subjektbezogener Wunsch:
Ich möchte souverän sein (WS-D),

Reaktion des Objekts:
Die anderen sind unzuverlässig (RO-I),

Reaktion des Subjekts:
Ich bin unzufrieden, habe Angst (RS-F).

Nachfolgend werden die *phasenspezifischen Beziehungsmuster* für den Therapieverlauf dargestellt, wobei wir die Auswertung auf der obersten Eben der 13 Cluster-Prädikate vornahmen. Es wurden pro Therapiephase die jeweils absolut häufigsten und die *übererwartet häufigen* Kategorien ermittelt (s. Tabelle A6). Eine detailliertere Beschreibung des methodischen Vorgehens findet sich in Kapitel B2.11.

Tabelle A6: Zentrale Beziehungskonflikt Themen ($ZBKT_{LU}$) im Therapieverlauf (absolute/relative Häufigkeiten in % bezogen auf die jeweilige Therapiephase)

Absolut häufigste Kategorien	**Übererwartet häufige Kategorien***
Therapiephase I, Stunden 1-30	
WO-A »Die anderen sollen sich mir zuwenden« (112/ 55 %) **WS-D** »Ich möchte souverän sein« (42/ 37 %) **RO-J** »Die anderen weisen mich zurück« (82/ 24 %) **RS-F** »Ich bin unzufrieden, ängstlich« (116/ 27 %)	**WO-A** »Die anderen sollen sich mir zuwenden« (112/ 55 %) **WS-D** »Ich möchte souverän scin« (42/ 37 %) **RO-J** »Die anderen weisen mich zurück« (82/ 24 %) **RO-G** »Die anderen sind schwach« (24/ 7 %) **RS-F** »Ich bin unzufrieden, ängstlich« (116/ 27 %) **RS-G** »Ich bin abhängig, schwach« (77/ 18 %) **Negative RS** 335/ 82 %
Therapiephase III, Stunden 50 und 52-55	
WO-A »Die anderen sollen sich mir zuwenden« (9/ 41 %) **WS-M** »Ich möchte mich zurückziehen« (4/ 21 %) **RO-J** »Die anderen weisen mich zurück« (10/ 20 %) **RS-F** »Ich bin unzufrieden, ängstlich« (11/ 26 %)	**RO-F** »Die anderen sind unzufrieden, ängstlich« (4/ 8 %) **RS-C** »Ich fühle mich wohl« (7/ 16 %)
Therapiephase V, Stunden 100-104	
WO-B »Die anderen sollen mich unterstützen« (12/ 44 %) **WS -C** »Ich möchte lieben, mich wohlfühlen« (5/ 36 %) **RO-I** »Die anderen sind unzuverlässig« (12/ 23 %) **RS –F** »Ich bin unzufrieden, ängstlich« (25/ 42 %)	**WO-B** »Die anderen sollen mich unterstützen« (12/ 44 %) **RO-M** »Die anderen ziehen sich zurück« (9/ 18 %) **RS-F** »Ich bin unzufrieden, ängstlich« (25/ 42 %)
Therapiephase VII, Stunden 151-157	
WO-A »Die anderen sollen sich mir zuwenden« (7/ 78 %) **WS-J** »Ich möchte andere zurückweisen« (3/ 43 %) **RO-I** »Die anderen sind unzuverlässig« (6/ 27 %) **RS-F** »Ich bin unzufrieden, ängstlich« (6/ 37 %)	**WS Cl J** »Ich möchte andere zurückweisen« (3/ 43 %) **Negative RO** 22/ 100 %

Therapiephase IX, Stunden 202-206	
WO-A »Die anderen sollen sich mir zuwenden« (8/ 33 %) **WS-M** »Ich möchte mich zurückziehen« (4/ 31 %) **RO-I** »Die anderen sind unzuverlässig« (11/ 26 %) **RS-F** »Ich bin unzufrieden, ängstlich« (11/ 22 %)	**WO-D** »Die anderen sollen souverän sein« (6/ 25 %) **RO-D** »Die anderen sind souverän« (7/ 16 %)
Therapiephase XI, Stunden 251-255	
WO-A »Die anderen sollen sich mir zuwenden« (7/ 33 %) **WS-A** »Ich will mich den anderen zuwenden« (4/ 67 %) **RO-I** »Die anderen sind unzuverlässig« (7/ 27 %) **RS-F** »Ich bin unzufrieden, ängstlich« (10/ 32 %)	**WS-A** »Ich will mich den anderen zuwenden« (4/ 67 %)
Therapiephase XIII, Stunden 300-304	
WO-A »Die anderen sollen sich mir zuwenden« (6/ 40 %) **WS -M** »Ich möchte mich zurückziehen« (3/ 43 %) **RO-J** »Die anderen weisen mich zurück« (6/ 23 %) **RS-F** »Ich bin unzufrieden, ängstlich« (9/ 36 %)	
Therapiephase XV, Stunden 351-355	
WO-A »Die anderen sollen sich mir zuwenden« (19/ 54 %) **WS-M** »Ich möchte mich zurückziehen« (5/ 36 %) **RO-I** »Die anderen sind unzuverlässig« (14/ 25 %) **RS-H** »Ich bin verärgert, unsympathisch« (17/ 28 %)	**WS-K** »Ich möchte die anderen dominieren« (3/ 21 %) **RS-H** »Ich bin verärgert, unsympathisch« (17/ 28 %)
Therapiephase XVII, Stunden 401-404, 406	
WO-C »Die anderen sollen mich lieben, sich wohlfühlen« (7/ 30 %) **WS-J** »Ich möchte die anderen zurückweisen« (2/ 50 %) **RO-J** »Die anderen weisen mich zurück« (12/ 27 %) **RS-G** »Ich bin abhängig, schwach« (9/ 25 %)	**WO-C** »Die anderen sollen mich lieben, sich wohlfühlen« (7/ 30 %)

Therapiephase XIX, Stunden 445-449	
WO-B »Die anderen sollen mich unterstützen« (17/ 33 %)	**WO-C** »Die anderen sollen mich lieben« (13/ 25 %)
WS-C »Ich will andere lieben, mich wohlfühlen« (11/ 37 %)	**WS-C** »Ich will andere lieben, mich wohlfühlen« (11/ 37 %)
RO-I »Die anderen sind unzuverlässig« (25/ 23 %)	**RO-M** »Die anderen ziehen sich zurück« (18/ 17 %)
RS-F »Ich bin unzufrieden, ängstlich« (28/ 23 %)	**RS-M** »Ich ziehe mich zurück« (25/ 20 %) **Negative RS** 42/ 91 %
Therapiephasen XXI und XXII, Stunden 501-517	
WO-A »Die anderen sollen sich zuwenden« (40/ 45 %)	**WS-L** »Ich möchte die anderen ärgern, angreifen« (5/ 8 %)
WS-D »Ich möchte souverän sein« (20/ 33 %)	**RS-H** »Ich bin verärgert, unsympathisch« (45/ 19 %)
RO-I »Die anderen sind unzuverlässig« (46/ 21 %)	**RS-D** »Ich bin souverän« (37/ 16 %) **RS-J** »Ich weise die anderen zurück« (23/ 10 %)
RS-H »Ich bin verärgert, unsympathisch« (45/ 19 %)	**Positive RS** 87/ 37 %

* Fisher-Test, einseitig, $p \leq 0{,}05$, W: n = 806, RO: n = 986, RS: n = 1103

Als notwendiges Hintergrundwissen für die nachfolgende Diskussion ist die detaillierte, systematische klinische Beschreibung der Behandlung und ihrer thematischen Abschnitte hilfreich. Eine solche Darstellungsweise, die weit über alle üblichen Anforderungen zum Verfassen von Fallgeschichten hinausgeht, wurde von Kächele (1981) gefordert und konnte nun eingelöst werden, da diese in aller gewünschten Ausführlichkeit als Darstellung im dritten Band des Ulmer Lehrbuchs zur Verfügung steht (Thomä u. Kächele, 2006c).

Indem wir Thomas Frenchs Unterscheidung zwischen *nuclear conflicts* und *focal conflicts* aufgreifen, konnten wir feststellen, dass über alle Behandlungsphasen hinweg in den jeweils häufigsten Kategorien des $ZBKT_{LU}$-Verfahrens ein Grundthema deutlich wird: Amalies Wunsch nach Zuwendung (WO-A) und Unterstützung (WO-B) durch andere, sie erlebt die anderen als zurückweisend (RO-J) und unzuverlässig (RO-I) und ist selbst unzufrieden und ängstlich (RS-F). Die subjektbezogenen Wünsche hingegen unterscheiden sich in den einzelnen Therapiephasen.

Die übererwartet häufigen Kategorien kennzeichnen die Themen, in denen sich die jeweilige Therapiephase von den anderen Phasen unterscheidet.

Die *Therapieanfangsphase I* (Std. 1-30) ist vor allem durch Amalies Wunsch nach Zuwendung durch andere gekennzeichnet (WO-A). Sie berichtet von ihren Kolleginnen, von denen sie sich als »Abfalleimer« ausgenutzt fühlt (RO-J), mit denen sie aber über ihre Probleme nicht sprechen kann. Amalie beneidet die Kolleginnen um deren Partnerschaften. Ihren Schülerinnen gegenüber fühlt sich Amalie unsicher (RS-G), sie meint, für eine alte Jungfer gehalten zu werden (RO-J), und es gibt Konflikte, bei denen sie sich von ihrem Chef nicht ausreichend unterstützt fühlt (RO-G). Sie beschreibt den Vater als empfindlichen, ängstlichen und verschlossenen Menschen (RO-J, RO-G) und ist enttäuscht über die distanzierte und gereizte Beziehung zu ihm (WO-A). Nachfolgend eine Beziehungsepisode mit dem Vater:

»Amalie: … zum Beispiel, wenn ich nach Hause komme, jetzt mit dem Auto, er kommt nicht raus. Ich weiß das von Kolleginnen, die haben viel ältere Väter, und die holen sie ab und holen die Koffer rein und so, und er kommt nicht mal. Wenn ich also nach Hause komme, und dann macht meine Mutter die Tür auf zum Beispiel, dann geh ich ins Bad oder so, oder leg ab und bin im Flur, und da kommt er nicht, der bewegt sich nicht. Oder ich geh ins Wohnzimmer, und er sitzt draußen im anderen Zimmer, also er kann irgendwie auf niemanden zugehen …«[2]

Den Brüdern gegenüber fühlt sie sich unterlegen und von ihnen, wie von der gesamten Familie, nicht ernst genommen. Sie thematisiert ihre Abhängigkeit von den Normen der Kirche, der Meinung anderer und von der Mutter, die zwar Amalies Gesprächspartnerin ist. Aber Amalie hat andererseits auch das Gefühl, für die Mutter verfügbar sein zu müssen und empfindet Schuldgefühle, wenn sie sich distanziert.

»Amalie: … ich brauch den Sonntag manchmal wirklich um einfach, na ja, und dann muß ich auch wieder was tun, also und dann ist eben, meine Eltern, die kommen dann sehr häufig, nicht, meine Mutter ruft an und dann sagt sie, dann, sagt sie einfach: ›Komm‹ und da hab ich dann einoch nie fertiggebracht zu sagen, ›Bitte nein. Ich will nicht.‹ oder ›Es geht nicht‹ oder …«

In ihrem Wunsch nach Autonomie (WS-D), der aus ihrem Selbsterleben als abhängig und schwach, ihrer Unfähigkeit, Grenzen zu setzen und ihrer Unzufriedenheit resultiert, kommt ihr Veränderungswunsch zum Ausdruck. Für diese Therapiephase ist der hohe Anteil negativer Reaktionen der Patientin selbst besonders kennzeichnend.

In der neunten Stunde, die wir im vorigen Kapitel detailliert beleuchtet haben, berichtet Amalie die erste Beziehungsepisode (von den insgesamt in der Anfangsphase nur vier Episoden) mit dem Analytiker:

»Amalie: (Pause). Wissen Sie, ich war heute sowieso furchtbar, ich bin so fürchterlich müde, ich sagte das schon und ich war nun heute wirklich so dicht auf dem gestern drauf. Ich hab mich den ganzen Abend – ja, ich hatte da noch eine Schülerin zu Besuch, die was wollte und da konnte ich mich nicht so beschäftigen, aber es war doch so, dass mir natürlich einiges klar geworden ist gestern und in dem. Klar war es auch im gewissen

2 Transkript der Ulmer Textbank.

	Sinn abgeschlossen, und was als Frage bleibt ist immer dasselbe. Schön, ich sehe es jetzt, aber was soll ich tun und wie soll das weitergehen und, und und was, das wollt ich eigentlich nicht sagen, eben.
Analytiker:	Mit den Schülern und mit dem Zeugnisproblem, oder soll es weitergehen?
Amalie:	Nein, ich meine es hier, wie das weitergehn soll, wenn ich hier liege und ich erzähle was und ich versuche das zu verstehen und Sie fassen das zusammen, dann geht natürlich manches auf, und dann sag ich mir trotzdem wieder, was soll ich damit tun, das war es, was mir durch den Kopf ging, und das wollte ich nicht sagen, weil das irgendwie, weil, ich frag mich wirklich immer, wenn man das erkennt, wie weit kann man sich danach richten.
Analytiker:	wie geht es weiter
Amalie:	und wie geht es weiter, ja, das war wirklich die Frage. Ich empfand die irgendwie als Beleidigung momentan Ihnen gegenüber und konnte es deswegen nicht sagen [...] und dagegen, das mögen Sie jetzt furchtbar kindisch finden, aber dagegen möchte ich wirklich was tun und ich sagte ja schon mal am Anfang eben irgendwelches autogene Training oder irgend sowas, was auch eine Lösung wäre. Verstehen Sie, wie ich das meine?«

Diese Episode illustriert die klinische Übertragungskonfiguration der beiden ersten Therapiephasen: der Analytiker als Beichtvater und Prüfer, dem gegenüber Amalie vorsichtig und unsicher ist, jedoch auch beginnt, sich mit der »Autorität« auseinanderzusetzen.

Auffallend ist, dass Amalie in den Anfangsstunden sehr viele Beziehungsepisoden berichtet (im Mittel elf Episoden pro Stunde), was aus klinischer Sicht nachvollziehbar ist: In der Anfangsphase etabliert sich die therapeutische Beziehung, und biografisches Material nimmt einen breiteren Raum ein.

In der *Therapiephase III* (Std. 50-55) schildert Amalie Episoden, die vor allem von ihrem Wunsch, sich zurückzuziehen geprägt sind (WS-M), was ihr in der Beziehung zur Mutter und zum jüngeren Bruder auch gelingt. Die nachfolgende Episode mit der Mutter veranschaulicht die klinische Beschreibung dieser Therapiephase »Die böse Mutter«, zeigt aber auch, dass Amalie alternative Handlungsmöglichkeiten probt:

»Amalie:	Nein ich hab eigentlich sonst am Wochenende äh; eben natürlich meine Mutter hat mich wieder angerufen und will, und will mich nächstes Wochenende äh, gerne haben, beziehungsweise sie will gern kommen, aber ich hab ihr gesagt, ich wisse noch nicht und sie möchte bitte warten, was ich vorhabe, ich mein, ich hätt wirklich vor zwei drei Wochen einfach, gesagt, oder vor vier Wochen von mir aus, äh bitte komm und ich hab oft gesagt, ja bitte komm, auch wenn mir's gar nicht gepasst

> hätte, und ich seh einfach, dass es, dass es, äh sehr gut geht allein, dass ich, hm, mich gar nicht immer so, so reinsteigere, jetzt, jetzt sitz ich alleine und so, und natürlich wär das schön, nicht immer so allein zu sitzen oder immer ist es nicht aber doch weitgehend aber, hm, ich kann viel mehr draus machen, nicht, dass ich vorher nicht gelesen hätte oder oder nicht auch, dies und jenes getan hätte aber, ich fühl mich einfach wohler dabei, hm, kann ich unbeschrien sagen.«

Amalie fühlt sich wohler und erlebt Selbstbestätigungen (sie fährt wieder allein mit dem Auto zum Spazierengehen, malt wieder; RS-C), obwohl es Auseinandersetzungen mit den Eltern der Schüler gibt. Auch die Beziehung zum Analytiker wird häufiger thematisiert (in 17 % aller Episoden). Sie fordert Antworten vom Fachmann statt Schweigen (RO-J) und möchte auch selbst interpretieren.

Die *Therapiephase V* (Std. 100-104) ist besonders durch Amalies Wunsch nach Unterstützung (WO-B) gekennzeichnet. Sie meint, dass ihr Chef sie wegen ihrer Therapie verurteilt und benachteiligt (RO-J). Und sie wünscht sich auch vom Analytiker, dass er klare Antworten geben und offen und aufrichtig sein soll. Sie erlebt den Analytiker als den »wichtigsten Menschen« (38 % der Episoden handeln vom Analytiker), fühlt sich aber von ihm zurückgewiesen, ist unsicher, wer er ist, was er von ihr hält, und beklagt sein »Abbiegen« und seine »Geheimhaltung« der Regeln (RO-M).

»Amalie: Ich mein, grad die Sache jetzt mit dem Chef, das hat eben doch gezeigt, dass es zumindest sehr schwierig ist, eh, sowohl in der Selbsteinschätzung, die man von sich hat, als auch in der Fremdeinschätzung, die man dann immer wieder glaubt durchschimmern zu sehen, da, sagen wir, Gleichgewicht zu halten, wenn das aufeinanderprallt. Und da sind Sie eben doch jemand, wo ich annehmen kann, mh, – ja, so hab ich – es ist einfach so was wie Vertrauen, und und trotzdem, deswegen rannte ich ja in die, und ich rannte deswegen nicht in die Bücherei, aber ich, ich wollt es lesen, weil ich ja immer wieder wissen will, wer Sie sind, und, eh, man, man frägt eigentlich doch dauernd, ›Wer ist das denn, dem du da vertraust, und, und was macht der denn sich für ein Bild von dir‹ – und, ich mein, all diese Dinge, die wir schon besprochen haben,

Analytiker: mhm.

Amalie: kam da noch mal ganz stark – weil – ich natürlich auch wissen will: was ist das für ein Mann, der so einen Beruf hat, und eine Frau, die auch einen ähnlichen Beruf hat, eh, das, das ist alles irgendwie wichtig. Und wenn Sie dann, wenn ich so was sage, das meinem Gefühl nach abbiegen, dann frage ich mich natürlich: ›Warum, warum biegt er das ab – ist ihm das peinlich – ja, warum ist ihm das peinlich?‹ – oder will er, dass ich unabhängig bin, okay, ja. das, das hat natürlich damit zu tun. Aber, ich find einfach, das läuft auf so verschiedenen Gleisen. Ich mein', wenn

	ich jemand vertraue, bin ich natürlich von dem irgendwo abhängig – Gott sei Dank, würd ich sagen und, und eben auch gleichzeitig wieder muss,
Analytiker:	mhm.
Amalie:	ich muß doch – wenigstens hier – abtasten dürfen, wer sind Sie und wer bin ich – beziehungsweise es nicht ganz richtig gefragt – wer sind Sie – ja, das, das tangiert sehr, das, eh, warum hört er mir zu, nicht, das ist eigentlich auch nochmal so eine Frage. Warum tut er das? Was ist Interesse?
Analytiker:	mhm.
Amalie:	Was steckt da dahinter?«

Die in der klinischen Beschreibung thematisierte »Suche nach eigenen Normen« scheint sich nach der Auswertung mit der $ZBKT_{LU}$-Methode einerseits in der Konfrontation mit ihren enttäuschten Wünschen nach Unterstützung, andererseits aber auch in der Auseinandersetzung und Identifikation mit dem Analytiker zu vollziehen.

Amalies Wunsch, selbst andere zurückzuweisen (WS-J), gewinnt in der *Therapiephase VII* (Std. 151-157) erstmals Bedeutung. Amalie ist unzufrieden (RS-F) und überlegt, wieder ins Kloster zu gehen. Neben der Beziehung zum Vater (in vier von 14 Episoden dieser Phase ist der Vater das Objekt) steht die therapeutische Beziehung (in sechs der 14 Episoden dieser Phase ist der Therapeut Interaktionspartner) im Mittelpunkt der Stunden. Sie hat einerseits Angst, dass sie dem Analytiker zu viel zumutet, andererseits kritisiert sie seine Deutungen, findet zum Beispiel, dass er zu wenig lacht. Bei einem Besuch der Eltern ist sie enttäuscht darüber, dass ihr jüngerer Bruder von den Eltern bevorzugt wird (WO-A), was Erinnerungen an ihren lebenslangen Neid auf den Bruder weckt. In keiner anderen Phase schildert Amalie die Reaktionen der anderen so negativ wie in dieser Phase.

Der für die *Therapiephase IX* (Std. 202-206) charakteristische Wunsch danach, dass andere souverän sein sollen (WO-D), bezieht sich vor allem auf ihren Chef, der sich von einer Kollegin, mit der Amalie rivalisiert und der sie sich unterlegen fühlt (RO-D), ausnutzen lässt (RO-I). Vom Analytiker wünscht sich Amalie eine klare Antwort auf ihre Sorge, sich bei der Masturbation selbst verletzt zu haben, die sie (mit einiger Verzögerung) erhält, wobei der Analytiker in einer Vater-Übertragung, wie in der klinischen Beschreibung betont, zum Verführer und Sittenrichter wird.

In der *Therapiephase XI* (Std. 251-255) gelingt es Amalie erstmals, eine Verabredung mit einem Kollegen zu initiieren (WS-A). Sie wünscht sich, mit der Mutter offen über Sexualität sprechen zu können (WO-A), erinnert sich an vorsichtige Versuche, die Mutter zu fragen und macht sich über das Sexualleben der Mutter Gedanken. Amalie will verstehen, was in der Analyse passiert – sie besucht Vorträge von Psychotherapeuten und liest Publikationen des Analytikers, findet aber keine Antworten, versteht vieles nicht und fühlt sich dem Analytiker unterlegen (RS-F). Die klinische Charakterisierung der Therapiephase XI »Auch der Vater kann aus einem Mädchen keinen Sohn machen« scheint stark von der Therapiekonzeption des behandelnden Analytikers geprägt zu sein, die den Penisneid der Patientin ins Zentrum rückte. In der Auswertung mit der $ZBKT_{LU}$-Methode wird in dieser Therapiephase dagegen vor allem Amalies (neue) Offenheit (»Ich will mich anderen zuwenden«) deutlich – sowohl in ihrer Beziehungsgestaltung wie auch in der Auseinandersetzung mit ihrer eigenen Sexualität und Weiblichkeit in der Annäherung an die Mutter.

Während der dreiwöchigen Unterbrechung während der *Therapiephase XIII* (Std. 300-304) entscheidet sich Amalie, eine Kontaktanzeige in einer Zeitung aufzugeben und erhält mehrere Zuschriften, die sie auch beantwortet. Sie hat Angst, wie der Analytiker darauf reagiert (WO-A), fürchtet seine Vorwürfe (RO-J):

»Amalie: … Ich hatte in den Wochen, wo Sie weg waren oder nicht erreichbar waren, eh, plötzlich das Gefühl, ich könnte mich ganz freischwimmen. Und dann kam der Vorsatz, ich werde sicher diesen Sommer nicht mit meinen Eltern wegfahren, ich würde etwas auf eigene Faust unternehmen. Dann hat' ich diese Annonce beantwortet und hatte dann den Entschluss gefasst, ich werde selber inserieren. Und das war es eigentlich, was ich Ihnen nicht sagen wollte, weil ich dann Angst hatte, Sie fragen mich kreuz und quer aus und Sie werden dann böse und Sie finden, und ich hatte dann auch furchtbar Angst vor dem, was da kommt, und die hab ich natürlich dann auch übertragen, aber ganz elementar unten sitzt sie, dass Sie ein furchtbar böses Gesicht machen und mir das praktisch nicht verbieten wollten, aber sagen, ›Hat also alles keinen Wert gehabt, hätt' nichts begriffen und, und sie stört hier die Behandlung damit‹, das war es glaub ich.«

Die Tatsache, dass ihr jüngerer Bruder ihre Annonce erkannt hat, verstärkt ihren Wunsch, sich vor der Einmischung und dem Urteil der Brüder und Eltern schützen zu wollen (WS-M), und intensiviert ihre Unzufriedenheit und Minderwertigkeitsgefühle, wie dies im Bild vom »armen Mädchen« in der klinischen Beschreibung deutlich wird.

Amalie fühlt sich durch äußere Veränderungen (Umzug der Abteilung des Analytikers, neues Behandlungszimmer, Baulärm) in der *Therapiephase XV* (Std. 351-355) gestört (RS-H) und vom Analytiker nicht geschützt (WO-A) und zeigt sich neidisch auf dessen eigene Kinder (RS-H):

»Amalie: … dass Sie nur hier rauf gezogen sind, damit Sie Ihre Kinder besser mit in die Schule nehmen können.

Analytiker: Warum besser?

Amalie: Weil ich mir immer einbilde, die Kinder würden da im, jetzt am Z. in die Schule gehen und eh, und am Anfang hat mich das also, richtig wütend gemacht.«

Sie fühlt sich vom Analytiker wie vom Vater unter Druck gesetzt und meint, Erwartungen erfüllen zu müssen. In der Schule hat Amalie Auseinandersetzungen mit dem Hausmeister und ihrem Chef (WS- K), in denen sie eine aktivere Haltung einnehmen und sich wehren kann (RS-H). Die (unerfüllte) Sehnsucht nach der Zuwendung des Analytikers und die Enttäuschungswut finden sich auch in der klinischen Beschreibung »Die ohnmächtige Liebe zum mächtigen Vater und die Eifersucht mit dessen Frau«.

In der *Therapiephase XVII* (Std. 401-404) bekommt der Analytiker einen Blumenstrauß, der eine vielfältige Symbolik beinhaltet. Eigentlich war der Strauß für einen Briefpartner bestimmt, der auf Amalies nächste Annonce geantwortet hat. Er ist aber auch eine Abbitte für die negative Beurteilung des Analytikers durch Amalies Neffen, der den Analytiker aus Vorlesungen kennt und mit dessen Kritik am Analytiker sich Amalie teilweise identifiziert (wie dies auch in der klinischen Beschreibung deutlich wird). Und Amalie fühlt sich wie ihre Blumen und hat Angst, dass der Analytiker diese nicht richtig versorgt (WO-C).

»Amalie:	Ich find's eigentlich immer sehr schön, wenn man mit Blumen umgehen kann. Die meisten nehmen's und rammen's wie ein Pfahl in die Erde und damit stehen sie in der Vase bis sie dann die Köpfe hängen. Nein, wissen Sie, besonders die fingen nämlich an zu hängen letztes Mal, dacht ich oh,
Analytiker:	Ich hab nicht verstanden, sagten Sie?
Amalie:	Die fingen an zu hängen letztes mal.
Analytiker:	Die,
Amalie:	Die, die Blumen fingen an zu hängen.
Analytiker:	die Blumen ja.
Amalie:	Ja und da dacht ich, oh irgendwas macht er falsch, das dürfte nicht sein. Und drum war ich heute natürlich sehr erfreut, dass Sie, dass Sie's doch noch verstanden haben, den Zustrom, Wasser und Nahrung da rein zu lassen.«

Durch die Briefkontakte mit verschiedenen Männern beschäftigt sich Amalie mit ihrer Beziehung zu den Männern in der Familie; sie erinnert sich an die Überlegenheit der Brüder und die Entwertung durch den Vater (RO-J):

»Amalie:	…'S war nie ein Klima der Bestätigung, es war immer, wie mir das alles so einfällt, ach Gott. 'S war immer so, wollt ich ein Mädchen sein, wurd' ich aufgehalten, wollt ich, ich weiß mal, ich hab' mal Skihosen angezogen und dann hat mein Vater gesagt, ›Ich hab aber keine drei Söhne, ich möchte bitten nicht bei Tisch, zieh dich um.‹ Also wollt' ich ein Junge sein oder so tun, als ob das nicht so wichtig wäre. 'S war immer irgendwie exklusiv, die Jungen, ich hab immer das Gefühl gehabt, meine Brüder, bei aller Beziehung, die ich zu meinem jüngeren Bruder

habe, haben sich irgendwie besser, sich gegenseitig bestätigt und, und zusammengehalten. Irgendwie hinter meinem Rücken haben die zusammengehalten. Sie waren ja die Männer und okay, und in der Mehrzahl. Vorherbestimmt von Ewigkeit zu Ewigkeit. Ich weiß es nicht, es war einfach so. Störenfried und Lügenpilz, das war also ich, ja und, ach ja. Ich hab's Gefühl, die haben mich belauert, was dabei rauskommt. Die wollten ganz genau wissen, was da anders ist und was dabei rauskommt. Und gleichzeitig wussten die das immer schon vorher, was dabei rauskommen ist. Die haben immer einfach alles besser gewusst.«

Die *Therapiephase XIX* (Std. 445-449) ist durch Amalies ambivalente Erfahrungen in ihrer ersten Partnerschaft geprägt. Sie wünscht sich eine nahe, intensive und auch sexuell befriedigende Beziehung (WO-C, WS-C), ist sich aber der Zuneigung ihres Partners nicht sicher (der noch an seiner Ex-Frau hängt und weitere Beziehungen hat) und von seiner Distanziertheit enttäuscht (RO-M, RO-I, RS-M).

»Amalie:	… und er sagte dann, ›du hör mal, schließlich, also, unsre Beziehung rechtfertigt solches gar nicht, du hast praktisch kein Recht, eh, hm, mich jetzt von andern Beziehungen abzuhalten. Das wär was anderes, wenn man Familie gründen will und Kinder haben, dann ist es schlimm, wenn man sich herumtreibt und andere Frauen hat‹, so etwa, und das hat mich ja furchtbar im Nachhinein geschockt. Und als er dann am Montag anrief, ich dacht, ich ruf' bis Donnerstag nicht mehr an, wenn er was will, soll er das tun, und als er dann Montag anrief, was ich mir schon gedacht hatte,
Analytiker:	erst wollt er Schluß machen am Montag,
Amalie:	Montag war absolut Tiefpunkt.
Analytiker:	hm
Amalie:	Ich dachte, ich muss wirklich Schluss machen. Und da war ich am Telefon auch so völlig eisig und absolut knapp und er hat ja dann nochmal angerufen wegen den Tabletten. Da ging's dann. Und da hat er wohl den Eindruck bekommen, ich bin, von dem Schluß machen, hat er vielleicht was gespürt, ich weiß es nicht. Ich weiß es nicht. Ich hab' eigentlich nie gesagt, ›Ich mach Schluß.‹ Oder ich hab nie gesagt, ›Fass mich nicht mehr an‹ oder. Ja, ja, was haben wir denn, och wir haben solche, viel telefoniert.«

Unsicherheit und Zweifel über die Attraktivität ihres Körpers und Schuldgefühle, weil sie den mütterlichen Moralvorstellungen nicht entspricht, kennzeichnen Amalies Empfinden, was in dem großen Anteil negativer Reaktionen in dieser Phase deutlich wird. Auch hier kontrastieren klinische Beschreibung und ZBKT_{LU}-Auswertung: während die klinische Beschreibung (»Hass auf den spendenden Analytiker und Beginn der Abkehr von dieser Erwartung«) vor allem die ambivalente Beziehung zum Analytiker betont, werden in der $ZBKT_{LU}$-Auswertung Amalies neue Beziehungserfahrungen außerhalb der therapeutischen Beziehung fokussiert.

Die *Abschlussphase XXI und XXII* (Std. 501-517) von Amalies Therapie ist vor allem durch die Bearbeitung ihrer Erfahrungen in der vergangenen und einer sich neu anbahnenden partnerschaftlichen Beziehung geprägt, wobei Amalie sich emotional ihrem ehemaligen Partner noch sehr verbunden fühlt (WO-A). Ausgelöst durch eine Einladung ihrer Erzfeindin zu einem Klassentreffen werden intensive Hassgefühle in Amalie wach, mit denen sie sich auseinandersetzen kann (WS-L). In ihrem beruflichen Umfeld kann sie sich trotz besonderer Herausforderungen durch zwei Praktikantinnen, die sie als sehr ansprüchlich erlebt, durchsetzen (WS-D) und ist stolz darauf (RS-D, RS-J, RS-H).

Die Beendigung der Analyse und der Abschied vom Analytiker sind wesentliche Themen in dieser Phase.

»Analytiker:	… ich meine, gibt es eine Vorstellung, eine, die bei Ihnen liegt, wie meine Form sozusagen, meine Vorstellung vom Schlussmachen ist?
Amalie:	Ich hab's gut. Das ist ganz kühn. Ich hab gedacht, Sie würden sich mir anpassen.
Analytiker:	Hmhm.
Amalie:	Und zwar erst in den letzten Stunden hatte ich das Gefühl. Es war wirklich ein Gefühl, er wird schon tun, was ich will. Während vorher, da war es so ein Zerren, fühlte ich mich an der Leine und ich hatte das Gefühl, er begreift nichts, er hat so eine ganz eigene Vorstellung von Schluss machen. Er sagt sie mir zwar nicht, ich weiß sie deswegen nicht. Und es war so ein wirkliches Zerren. Und jetzt, so seit drei vier Stunden glaub ich, hab nicht mitgezählt, denk ich, wie ich vorher gesagt hab. Es läuft einfach so. Ich sitz in meinem Schildkrötenhaus, und es erntet sich so ab. So wie ich's Ihnen gesagt hab.
Analytiker:	Hmhm.
Amalie:	Ich werd einfach aufstehen und gehen, und ich fand das so schön, dass ich dachte, da kann er gar nicht anders, als mitmachen. Dass seine Vorstellungen dann eben auch; und wenn er noch thematisch was findet, das ist sein Problem. Denn zu finden ist immer was …«

Auffallend ist der große Anteil positiver Reaktionen von Amalie in der Schlussphase.

Die klinische Kennzeichnung unter dem Motto »Abschieds-Sinfonie: die Wiederkehr vieler Ängste und die Entdeckung vieler Veränderungen« zeigte sich eindrucksvoll in der $ZBKT_{LU}$-Auswertung der Abschlussphase, die Amalies neu erworbenen Handlungsspielraum illustriert.

Die Ergebnisse der Auswertung mit der $ZBKT_{LU}$-Methode unterstreichen die klinische Einschätzung bezüglich des Therapieerfolges und stützen die Ergebnisse bereits vorliegender Untersuchungen an diesem Material. Zwar überwiegen auch in der Endphase der Therapie noch die negativen Reaktionen der Objekte und der Patientin, es zeigte sich aber eine signifikante Zunahme der positiven Reaktionen der Patientin. Auch die Reaktionen der Objekte beschrieb die Patientin am Ende der Therapie positiver, diese Veränderungen konnten jedoch nicht statistisch gesichert werden. Anhand der Komponenten subjektbezogene Wünsche und Reaktionen des Subjekts wurde deutlich, dass die Patientin im Verlauf der Therapie ihre eigenen Handlungsspielräume erweitern und Kompetenzen erwerben konnte, ihre depressive Symptomatik nahm ab. Die von Neudert, Grünzig und Thomä (1987) ermittelte Zunahme des positiven Selbstwertgefühls und eine Abnahme des negativen Selbstwertgefühls im Verlauf der Behandlung entspricht in der vorliegenden Untersuchung zum einen den inhaltlichen Veränderungen der Reaktionen des Subjekts. Zum anderen unterstützt die deutliche Zunahme positiver Reaktionen der Patientin selbst diesen Befund. Ab der Therapiephase VII ist Amalie in der Lage, aggressive Wünsche wahrzunehmen und zu äußern, ab der Therapiephase XV werden diese auch handlungsrelevant. Besonders im Vergleich zu den vorherrschenden Gefühlen von Unzufriedenheit und Ängstlichkeit am Anfang der Therapie wird Amalies Veränderung deutlich.

Neben einem Grundthema, das sich in den jeweils absolut häufigsten Kategorien darstellt (*nuclear conflict*), zeigten sich für die einzelnen Therapiephasen typische Kategorien, die im Sinne der *focal conflicts* von French jeweils thematische Schwerpunkte kennzeichnen und mit der ZBKT-Methode operationalisiert werden können. Die $ZBKT_{LU}$-Methode ermöglicht somit eine inhaltliche Strukturierung des Materials.

Vor allem für die Anfangsphasen wird im Vergleich mit der klinischen Beschreibung eine Begrenzung der $ZBKT_{LU}$-Methode durch die Beschränkung auf Narrative deutlich – während die klinische Beschreibung der ersten beiden Phasen die Bedeutung der Behandlung selbst in den Mittelpunkt rückt (»Die Analyse als Beichte«, »Die Analyse als Prüfung«) kann die $ZBKT_{LU}$-Methode solche Aspekte nur anhand von Beziehungsepisoden mit dem Analytiker erfassen. Gerade solche Episoden berichtet Amalie zu Therapiebeginn aber selten.

Anders als in der Metaphorik der klinische Beschreibung, die (entsprechend der subjektiven Bewertung der Beurteiler) ein Thema hervorhebt, ermöglicht die Untersuchung der Therapiephasen mit der $ZBKT_{LU}$-Methode eine differenziertere Analyse der Themen, wie dies zum Beispiel in der Therapiephase III deutlich wird – in der klinischen Beschreibung imponiert die »böse Mutter«, während in der $ZBKT_{LU}$-Auswertung andere Aspekte auftauchen: »Ich fühle mich wohl« (bezüglich der neu beziehungsweise wieder gewonnenen Handlungsmöglichkeiten).

Während sich die klinische Beschreibung auf die Übertragungskonfigurationen begrenzt, ermöglicht die $ZBKT_{LU}$-Methode die Erfassung interpersoneller Aspekte innerhalb und außerhalb der therapeutischen Beziehung.

Dass die Qualität der therapeutischen Beziehung für den Therapieerfolg von entscheidender Bedeutung ist, ist inzwischen unbestritten (Hentschel, 2005). Die Beziehung zum Analytiker scheint insgesamt befriedigend und positiv für die Patientin gewesen zu sein – in keiner anderen Beziehung beschreibt sie einen so hohen Anteil positiver Reaktionen des Interaktionspartners.

Die vorliegende Studie zeigt, dass es möglich ist, mit der $ZBKT_{LU}$-Methode klinisch relevante, interpersonelle Aspekte des psychoanalytischen Prozesses aus der Sicht der Patientin abzubilden, die das Ulmer Prozessmodell stützen. Der Beitrag des Analytikers zum therapeutischen Geschehen wird jedoch nur indirekt erfasst; durch die Narrative der Patientin über die Beziehung zum Therapeuten werden vereinzelt solche Einflüsse sichtbar.

Die Anwendung der $ZBKT_{LU}$-Methode ermöglicht eine Strukturierung des klinischen Materials, die Entwicklung klinischer Hypothesen, eine Fokusformulierung und die Kontrolle eines therapeutischen Fokus im Verlauf, was wir auch schon an einer psychoanalytischen Fokaltherapie aufzeigen konnten (Kächele et al., 1990b).

A5 Beziehungsmuster im klinischen Kontext – klinisch relevante $ZBKT_{LU}$-Empirie

In den folgenden Kapiteln werden Ergebnisse der Untersuchungen von Beziehungsmustern im klinischen Kontext dargestellt. Wir können zeigen, dass die $ZBKT_{LU}$-Methode die Untersuchung klinisch bedeutsamer Fragestellungen ermöglicht. Dabei werden wir uns auf wenige Studien beschränken. In Kapitel A1 (s. Tabelle A1) haben wir auf die Vielzahl und Vielfältigkeit vorliegender Untersuchungen mit der ZBKT- und $ZBKT_{LU}$-Methode hingewiesen.

A5.1 Die Valenz von Beziehungsmustern und Psychopathologie[1]

Die Bewertung von Sachverhalten, Objekten, inneren Zuständen oder Beziehungen bezüglich ihrer Wertigkeit im Sinne der affektiven Valenz (positiv versus negativ) wird sowohl in der psychologischen wie auch im engeren Sinne in der psychotherapeutischen Forschung als basale Klassifikation für die Orientierung im sozialen Feld und nahe liegender Weise für die Selbstregulation betrachtet. Freud beschrieb diese Valenzdimension als »Lust – Unlust« neben »Subjekt – Objekt« und »aktiv – passiv« als grundlegende Polaritäten des Seelenlebens (Freud, 1915) und kategorisierte Übertragungsmuster in dieser Weise (Freud, 1912). Die Valenzdimension entspricht der ersten Dimension des allgemeinen semantischen Raumes (Osgood, Suci u. Tannenbaum, 1957) und gilt auch in der Emotionsforschung (neben der Aktivitätsdimension) als empirisch gut gesichert (Tischer, 1993). Auch die meisten der anderen Methoden zur Operationalisierung von Beziehungsstrukturen beurteilen Beziehungsmuster entsprechend ihrer affektiven Wertigkeit. Die SASB-Methode (Benjamin, 1974; Tress, 1993) kodiert Interaktionen auf der Affiliations-Achse zwischen den Extrempolen »liebevolle Freundlichkeit« und »feindseliger Hass«. In Dahl und Tellers FRAME-Methode (Dahl et al., 1994) findet sich eine »positiv-negativ«-Dimension. Bei der »Configurational Analysis« (Horowitz, 1979) dienen die »states of mind« zur Beschreibung der Valenzdimension. Bei der ZBKT-Methode werden positive, negative und unspezifische Reaktionen unterschieden. Die empirischen Befunde bezüglich der Valenzdimension sind über verschiedenste Studien hinweg konsistent – negative Reaktionen überwiegen. Obwohl in nichtklinischen Stichproben der Anteil negativer Reaktionen tendenziell geringer ist (37-61 %, Staats et al., 1997; Thorne et al., 1993; Zollner, 1998) als in klinischen Stichproben (65-80 %, Albani et al., 2000b; Crits-Christoph et al., 1990b; Eckert et

1 Basiert auf Albani et al. (2002c).

al., 1990; Grenyer et al., 1998a), überwiegt der Anteil negativer Reaktionen deutlich, wobei die Reaktionen der Objekte noch negativer beschrieben werden als die eigenen Reaktionen. Lediglich Kinder scheinen die Welt noch positiv zu sehen – in der Längsschnitt-Studie von Luborsky et al. (1998a) wurden Kindern im Alter von drei und fünf Jahren jeweils zehn konflikthafte Situationen in der Familie vorgegeben (zum Beispiel »Der Autoschlüssel ist weg, Papa und Mama suchen danach – Was passiert dann?«), die sie im Spiel mit Hilfe von Puppen ergänzen sollten. In immerhin circa 70 % der Episoden zu beiden Untersuchungszeitpunkten waren die Reaktionen positiv.

Im klinischen Alltag werden mehr oder weniger formalisiert dysfunktionale Beziehungsmuster diagnostiziert. Der Zusammenhang zwischen der Valenz von Beziehungserfahrungen und klinischen Variablen, der nahe liegend ist, wenn davon ausgegangen wird, dass psychische Störungen immer auch Beziehungsstörungen sind, war in den vorliegenden Studien widersprüchlich: Während Crits-Christoph und Luborsky (1998) Zusammenhänge zwischen der Negativität der geschilderten eigenen Reaktionen und der Krankheitsschwere ermittelten, ergab sich in der Untersuchung von Grenyer und Luborsky (1998a) ein Zusammenhang nur für die berichteten Reaktionen der Interaktionspartner. Weitere Untersuchungen konnten die vermuteten Zusammenhänge nicht bestätigen (Eckert et al., 1990; Thorne u. Klohnen, 1993).

Ziel einer unserer Untersuchungen war es, die Zusammenhänge zwischen der Valenzdimension der Beziehungsschilderungen und der Schwere der psychischen Störung (operationalisiert als Beeinträchtigungsschwere) systematischer und an umfangreichen klinischen Stichproben zu untersuchen, um dabei auch die klinische Relevanz der Valenzdimension in der ZBKT-Methode zu prüfen. Wir gingen von folgender Hypothese aus:

> Je schwerer die psychische Beeinträchtigung, desto höher ist der relative Anteil der negativen Komponenten der Reaktionen des Objekts beziehungsweise des Subjekts an diesen Komponenten insgesamt.

Wir konnten in unsere Untersuchung zwei klinische Gruppen einbeziehen. Mit 266 Psychotherapiepatientinnen (Untersuchungsstichprobe 1) wurde ein Beziehungsepisoden-Interview durchgeführt, in denen die Patientinnen aufgefordert wurden, »Geschichten über Beziehungen« zu schildern (Luborsky, 1990a). In der Untersuchungsstichprobe 2 wurde die $ZBKT_{LU}$-Auswertung anhand klinischer Interviews von 32 Patientinnen durchgeführt. Als Maße zur Erfassung der symptomatischen Krankheitsschwere wurde als Selbsteinschätzung die *Symptom Checklist-90-R* (SCL-90-R, Derogatis, 1986; Franke, 2002) im Sinne des subjektiven Beschwerdedruckes verwendet. Eine Fremdbeurteilung erfolgte mittels *Beeinträchtigungs-Schwere-Score* (BSS, Schepank, 1995) und der *Global Assessment of Functioning Scale* (GAF, American Psychiatric Association, dt. Bearb. u. Einf. Wittchen, Saß, Zaudig u. Koehler, 1996).

Die Untersuchungsstichprobe 1 wurde im Rahmen einer multizentrischen, von der Deutschen Forschungsgemeinschaft geförderten Studie der Universitäten Leipzig, Ulm und Göttingen (Geyer et al., 1992) an den Psychotherapeutischen Ambulanzen der Universitäten Leipzig und Ulm rekrutiert, in Göttingen in einer Spezialambulanz für Essstörungen im Schwerpunkt Familientherapie, Abteilung Psychosomatik und Psychotherapie der Universität Göttingen, und zusätzlich an einer Psychotherapeutischen Beratungsstelle für Studierende der Universität. Die Untersuchungsstichprobe 2 wurde an der Klinik für Psychotherapie und Psychosomatische Medizin des Universitätsklinikums Leipzig erhoben. Im Verlauf des Erstinterviewverfahrens wurden die Patientinnen von den betreffenden Psychotherapeuten über das Forschungsprojekt informiert, über die Freiwilligkeit der Teilnahme aufgeklärt und um die Teilnahme am Beziehungsepisodeninterview beziehungsweise einem klinischen Interview gebeten. Die klinischen Interviews orientierten sich an der biografischen Anamnese nach Dührssen (1981) und wurden von einer erfahrenen Klinikerin durchgeführt, die nicht die behandelnde Therapeutin der Patientinnen und auch nicht in die Studie involviert war. Die videografierten Interviews wurden nach den Transkriptionsregeln der Ulmer Textbank (Mergenthaler, 1986) transkribiert. Die SCL-90-R, GAF und BSS sind Bestandteil der Eingangsdiagnostik der beteiligten klinischen Einrichtungen. Tabelle A7 gibt einen Überblick über die soziodemografischen Merkmale der Stichproben, die Verteilung der Diagnosen und der ZBKT-Variablen sowie die Ausprägung der Schweremaße.

Tabelle A7: Soziodemografische Merkmale der Stichproben und Mittelwerte (Standardabweichung) der ZBKT-Variablen und Schweremaße

	Untersuchungsstichprobe 1, N = 266 (BE-Interviews)	**Untersuchungsstichprobe 2,** N = 32 (Klinische Interviews)
Alter	24,7 Jahre (S 3,2, Range 18-30)	30,6 Jahre (S 1,6, Range 18-59)
in fester Partnerschaft lebend	51 %	71 %
eigene Kinder	17 %	35 %
Berufstätigkeit		
Schülerin oder Studentin	30 %	26 %
Angestellte	32 %	42 %
Facharbeiterinnen	4 %	7 %
Auszubildende in Umschulung	8 %	7 %
Arbeiterinnen	11 %	3 %

Rentnerinnen	-	7 %
Hausfrau/ohne Beruf/Sonstige	15 %	8 %
Erwerbstätigkeit		
erwerbstätig	53 %	49 %
arbeitslos	17 %	20 %
mittlere Dauer der Hauptbeschwerden	4,8 Jahre (S 4,2)	5,4 Jahre (S 8,9)
ICD-Hauptdiagnosen		
Affektive Störungen (F 3)	16 %	25 %
Neurotische-, Belastungs- und somatoforme Störungen (F4)	30 %	44 %
Essstörungen (F 5)	35 %	22 %
Persönlichkeitsstörungen (F 6)	19 %	9 %
ZBKT-Variable	M (S)	M (S)
Anzahl der Beziehungsepisoden	32,9 (13,1)	37 (17)
Anzahl Komponenten	187,4 (102,3)	174 (94)
Positivitätsindex* RO	34,6 (13,8)	25,6 (10,3)
Positivitätsindex* RS	38,2 (15,0)	25,9 (11,0)
Schweremaße		
SCL-90-R, GSI	1,27 (0,7)	1,41 (0,68)
GAF-Skala, letzte 7 Tage	57 (13)	53 (8,1)
BSS, Summe, letzte 7 Tage	5,8 (1,9)	6,3 (1,5)

* Anzahl der positiven bezogen auf die Summe der positiven und negativen Reaktionen

Die Prüfung der Beurteilerübereinstimmung in Untersuchungsstichprobe 1 erfolgte an einem zufällig ausgewählten Beziehungsepisoden-Interview, das von allen 16 Beurteilern ausgewertet wurde. Aus der Untersuchungsstichprobe 2 wurden zufällig vier Interviews ausgewählt, die von allen drei Beurteilerinnen ausgewertet wurden. Die Übereinstimmung der Markierung der Beziehungsepisoden lag für das Beziehungsepisoden-Interview im Mittel bei 0,75, für die klinischen Interviews bei 0,69 (das heißt, die Wahrscheinlichkeit, dass eine Episode, die ein Beurteiler identifizierte, auch von den anderen Beurteilern – insgesamt 16 beziehungsweise 3 – identifiziert wurde, betrug 75 % beziehungsweise 69 %). Die mittleren Kappa-Koeffizienten für die Beurteilerübereinstimmung bezüglich der Valenz der Reaktionen lagen zwischen 0,54 und 0,86 und damit im Bereich deutlicher bis starker Übereinstimmung (Sachs, 1992).

In beiden Stichproben überwogen die negativen Reaktionen, wobei die Patientinnen im klinischen Interview noch negativere Reaktionen schilderten als die Patientinnen im Beziehungsepisoden-Interview (s. Tabelle A7). Die Einschätzung des subjektiven Beschwerdedruckes mit der SCL-90-R ergab für den GSI Werte, die denen in Referenzstichproben für Psychotherapiepatientinnen entsprechen (Franke, 2002). Die BSS-Summenwerte sind als »ausgeprägte und schon ziemlich schwer beeinträchtigende Erkrankung« zu interpretieren (Schepank, 1995). Die Beurteilung des psychosozialen Funktionsniveaus mit der GAF-Skala ergab für den Zeitpunkt der Einschätzung (letzte 7 Tage) Werte im Bereich einer »ernsten Beeinträchtigung der sozialen, beruflichen und schulischen Leistungsfähigkeit«. In Tabelle A8 sind die Zusammenhänge zwischen der Valenz der Beziehungserfahrungen und dem Ausmaß der psychischen Beeinträchtigung dargestellt.

Tabelle A8: Zusammenhang zwischen dem Positivitätsindex° der Reaktionskomponenten und dem Schweregrad der psychischen Beeinträchtigung
(r = Produkt-Moment-Korrelationskoeffizienten, *p ≤ 0,05, **p ≤ 0,01, ***p ≤ 0,001, einseitig)

	Positivitätsindex° RO		**Positivitätsindex° RS**	
	Untersuchungs-stichprobe 1 N = 266 (BE-Interviews)	**Untersuchungs-stichprobe 2** N = 32 (Klinische Interviews)	**Untersuchungs-stichprobe 1** N = 266 (BE-Interviews)	**Untersuchungs-stichprobe 2** N = 32 (Klinische Interviews)
	r°°	r	r°°	r
SCL-90, GSI	-0,23***	-0,13	-0,29***	-0,51**
BSS, Summe	-0,22***	-0,05	-0,16**	-0,39*
GAF	0,20***	0,13	0,17**	0,24

° Die Positivitätsindices wurden arcus-sinus-transformiert.
°° Da die Pearson-Korrelationskoeffizienten in der Gesamtstichprobe (N = 266) berechnet wurden, es sich dabei aber um eine stratifizierte Stichprobe handelt, haben wir zum einen jede Korrelation in den drei Teilstichproben getrennt berechnet und die Korrelationskoeffizienten auf Homogenität geprüft (Differenzen der Korrelationskoeffizienten nicht signifikant) und zum anderen jeweils die durchschnittlichen Korrelationskoeffizienten geschätzt, die mit den Korrelationskoeffizienten aus der Gesamtstichprobe identisch sind. Dies legitimiert die Analyse der Gesamtstichprobe.

Die Ergebnisse stehen (außer für die Valenz der Reaktionen der Objekte in Untersuchungsstichprobe 2) im Einklang mit der eingangs formulierten Hypothese. Das heißt sowohl für die Einschätzungen durch die Therapeuten wie auch durch die Patientinnen gilt bezüglich des Ausmaßes der Beeinträchtigung:

> Je höher das Maß an Beeinträchtigung ist, umso negativer scheinen die Patientinnen die eigenen Reaktionen und die ihrer Interaktionspartner in den Beziehungsepisoden zu beschreiben.

Unsere Ergebnisse entsprechen denen anderer ZBKT-Studien bezüglich des hohen Anteils negativer Reaktionskomponenten und bestätigen vorliegende Untersuchungen zum Zusammenhang zwischen der Valenz der Reaktionskomponenten und der Krankheitsschwere. Die Korrelationskoeffizienten sind allerdings relativ niedrig und klären in der Untersuchungsstichprobe 1 weniger als 10 % der Varianz auf. Die Erklärungen dafür sind vielfältig. Zu nennen ist zum Beispiel die Reliabilität der Einschätzung der Beeinträchtigungsschwere durch die Therapeuten, deren Übereinstimmung aufgrund der großen Anzahl der beteiligten Kollegen nicht überprüft werden konnte. Weiterhin ist zu berücksichtigen, dass das Ausmaß der psychischen Beeinträchtigung nicht allein durch die Negativität der Beziehungsschilderungen determiniert, sondern durch vielfältige, weitere Faktoren, wie zum Beispiel Strukturniveau, Art der Abwehrmechanismen, Ausmaß der persönlichen Ressourcen und vielem anderen mehr beeinflusst wird. Die Ergebnisse anhand der Untersuchungsstichprobe 2 bestätigen die Befunde aus der Untersuchungsstichprobe 1 nur für die Reaktionen des Subjekts, was möglicherweise durch die verschiedenen Erhebungsmethoden begründet ist (im klinischen Interview stehen die Schwierigkeiten, problematischen Erfahrungen und eigenen Reaktionsweisen der Patientinnen stärker im Mittelpunkt als im Beziehungsepisoden-Interview, in dem die Patientinnen lediglich instruiert werden, (positive oder negative) Geschichten zu schildern). Auch wenn aus den in unserer Studie ermittelten korrelativen Zusammenhängen zwischen der Negativität der Beziehungsschilderungen und dem Ausmaß der psychischen Beeinträchtigung keine Rückschlüsse auf kausale Beziehungen möglich sind, stehen unsere Ergebnisse in Einklang mit klinischen psychoanalytischen Konzepten, in denen davon ausgegangen wird, dass psychische Störungen verschiedenster Symptomatik vor allem Beziehungsstörungen sind, das heißt im interpersonellen Kontext entstanden sind und auch dort in Erscheinung treten. Diese aufwändige Untersuchung stellt einen Beitrag zur Validierung der Valenzdimension der ZBKT-Methode dar. Der ermittelte Zusammenhang zwischen der Negativität der Reaktionskomponenten und der Schwere der psychischen Beeinträchtigung unterstreicht das Ziel psychotherapeutischer Arbeit, das vor allem auch im Erwerb von Bewältigungsstrategien maladaptiver Beziehungsmuster liegen muss, die es Patienten ermöglichen sollten, innerhalb und außerhalb der Therapie Beziehungserfahrungen mit »positiverem« Ausgang zu machen.

A5.2 Beziehungsmuster und Bindungsvariablen

Die von dem Psychoanalytiker John Bowlby entwickelte Bindungstheorie (Bowlby, 1969, 1973, 1980) wurde zunächst nur als entwicklungspsychologisches Forschungsfeld gesehen, erst relativ spät wurde sie bei uns als äußerst relevante Methodik und Theoriebildung in der Psychotherapieforschung entdeckt (zum Beispiel Cassidy u. Shaver, 1999; Strauß, Buchheim u. Kächele, 2002). Dann konnte man eine relativ rasche, oft popularisierende Verbreitung in der klinischen Weiterbildung feststellen, wo allzu oft eine unvermittelte Umsetzung von Bindungstheorie zur so genannten *Bindungstherapie* propagiert wurde (zum Beispiel Brisch, 1999). Immerhin stellte Grawe (1998) fest, dass es lange gedauert habe, »bis der grundlegenden Angewiesenheit des Menschen auf Mitmenschen der Status eines eigenständigen Grundbedürfnisses zuerkannt wurde« (Grawe, 1998, S. 395).

Das für die Bindungsforschung bei Erwachsenen zentrale Instrument, das *Adult*

Attachment Interview (*AAI*), fokussiert im wesentlichen auf die Erinnerung früher Bindungsbeziehungen, den Zugang zu bindungsrelevanten Gedanken und Gefühlen sowie die Beurteilung des Befragten zum Einfluss von Bindungserfahrungen auf seine weitere Entwicklung. Die Technik des Fragens zielt darauf ab, das Unbewusste zu überraschen (George, Kaplan u. Main, 1985). Das AAI erfasst die aktuelle Repräsentation – »current state of mind with respect to attachment« – von Bindungserfahrungen bezüglich Vergangenheit und Gegenwart auf der Basis eines Narrativs, das heißt, es erfasst die aktuelle emotionale und kognitive Verarbeitung der erlebten Bindungserfahrungen des Erwachsenen. Berichte über Beziehungserfahrungen sind demnach die gemeinsame Basis, die die ZBKT-Forschung und die Bindungsforschung verbinden.

A5.2.1 Beziehungsmuster und Bindungs-Prototypen bei Psychotherapiepatientinnen – Beziehungswünsche differenzieren Bindungs-Prototypen[2]

Inzwischen stellt Mallinckrodt (2000) die Bindungstheorie als »unifying framework« dar, die es ermöglichen könnte, verschiedene Forschungslinien zu verbinden. Er verknüpft verschiedene Verfahren zur Operationalisierung von Bindung (die teilweise unterschiedliche Kategorien beziehungsweise Dimensionen verwenden) und plädiert zum einen für das von Kobak und Mitarbeitern (Dozier u. Kobak, 1992; Kobak, Cole, Ferenz-Gillies, Fleming u. Gamble, 1993) eingeführte »Hyperaktivierungs-/Desaktivierungsmodell«: Personen mit einem verwickelten (preoccupied) Bindungsstil zeigen überaktiviertes Bindungsverhalten (Bezugsperson ständig beobachten, um ein drohendes Verlassenwerden zu vermeiden, Fixierung auf stress-induzierende Stimuli, verstärkte Versuche, Nähe zur Bezugsperson aufrecht zu erhalten). Demgegenüber zeigen Personen mit einem abweisenden (dismissing) Bindungsstil desaktivierendes Bindungsverhalten (kognitive und affektive Regulationsprozesse, die dazu führen, dass stress-induzierende Stimuli und bindungsbezogene Gefühle und Gedanken weniger wahrgenommen werden). Dieses Modell ermöglicht die Integration verschiedener Konzepte wie inneres Arbeitsmodell, Regulation von Nähe und Intimität in Beziehungen und Affektregulation, wobei Hyper- oder Desaktivierung des Bindungsverhaltens als Strategien zur Bewältigung früherer Beziehungserfahrungen in der Bindungsbeziehung verstanden werden.

Mallinckrodt (2000) hält die ZBKT-Methode für »den Königsweg« zur Erfassung von Bindungsmustern, da mit der Methode alle Aspekte des inneren Arbeitsmodells erfasst werden können: autobiografische Erinnerungen, Erwartungen bezüglich der eigenen Person und anderer, Strategien, um interpersonelle Ziele zu erreichen, und Strategien zur Regulation von Frustration, wenn Ziele nicht erreicht werden.

2 Basiert auf Albani et al. (2001a). Wir danken Bernhard Strauß und Katja Brenk für die EBPR-Auswertungen und die gemeinsame Arbeit in diesem Projekt.

Wir gingen in einer explorativen Untersuchung der Frage nach, welche Zusammenhänge bei erwachsenen Psychotherapiepatientinnen zwischen Bindungsvariablen, erfasst mit dem Erwachsenen-Bindungs-Prototypenrating (EBPR), und Beziehungsmustern, erfasst mit der $ZBKT_{LU}$-Methode, bestehen. Wir wollten prüfen, ob Patientinnen, bei denen eher eine Hyperaktivierung des Bindungssystems vorherrscht, sich im Hinblick auf ihre zentralen Beziehungsmuster tatsächlich von Patientinnen mit desaktivierter Bindung im Sinne Kobaks differenzieren lassen.

Ausgehend von der Annahme, dass Bindungsstile mit einem spezifischen Beziehungsverhalten zusammenhängen, entwickelte Pilkonis (1988) ein Prototypenverfahren zur Beurteilung von Bindungsqualitäten im Erwachsenenalter auf der Basis eines videografierten, standardisierten *Beziehungsinterviews* mit Fragen zu früheren und aktuellen Beziehungserfahrungen (deutsche Version Strauß et al., 1999b). Die Beurteiler vergleichen die Angaben der interviewten Person mit sieben Bindungs-Prototypen (*sichere Züge, übersteigert abhängig, instabil beziehungsgestaltend, zwanghaft fürsorglich, zwanghaft selbstgenügsam, übersteigert autonomiestrebend und emotional ungebunden*). Die Beurteiler schätzen dabei zunächst Hinweise auf Bindungssicherheit, Ambivalenz und Vermeidung ein, bewerten jeden Prototyp und erstellen schließlich ein Ranking aller sieben Prototypen.

Nachfolgend sollen nur jene drei Prototypen näher beschrieben werden, die für unsere Untersuchung von Bedeutung waren. Der Bindungs-Prototyp *übersteigert abhängig* wird im Manual (Strauß u. Lobo-Drost, 1999a) folgendermaßen beschrieben: »Die zu beurteilende Person neigt dazu, sich von anderen abhängig zu machen. Sie sucht bei anderen Rat und Anleitung, verlässt sich gern auf andere, da die anderen – in den Augen der Person – mit Dingen oft besser zurecht kommen als sie selbst. Immer wieder befürchtet sie, dass eine Bezugsperson sich gegen sie wenden oder sie verlassen könnte« (Strauß u. Lobo-Drost, 1999a, S. 13).

Der Prototyp *instabil beziehungsgestaltendes* Bindungsverhalten wird folgendermaßen beschrieben: »Die beurteilte Person hat stark schwankende Gefühle; entweder mag sie etwas nahezu uneingeschränkt oder sie kann es nicht ausstehen. Sie wünscht sich auf der einen Seite, dass andere sich um sie kümmern, kann es aber auf der anderen Seite nicht wirklich ertragen, wenn andere diesem Wunsch nachkommen. Sie reagiert ungehalten, wenn sie um Dinge betrogen wird, von denen sie denkt, dass sie ihr zustehen. Wenn sie etwas haben will, möchte sie es am liebsten sofort haben. Manchmal hat sie das Gefühl, dass das Leben nicht lebenswert ist, besonders wenn andere sie enttäuschen. Sie hat viele »Hochs« und »Tiefs« in ihren Gefühlen anderen gegenüber. Deshalb neigt sie dazu, eher häufig Freundschaften zu wechseln, als lange bei ein- und denselben Menschen zu bleiben« (Strauß u. Lobo-Drost, 1999a, S. 14).

Beide Typen stellen Varianten einer hyperaktivierten Bindungsstrategie dar, während der folgende Prototyp einer desaktivierten Bindungsstrategie entspricht. Die Beschreibung des *zwanghaft selbstgenügsamen* Prototyps lautet wie folgt: »Die beurteilte Person ist wenig gefühlsbetont und versucht mit emotionalen Problemen stets rational umzugehen. Über Gefühle zu sprechen empfindet die Person in der

Regel als nicht sehr hilfreich. Sie ist ein strebsamer Arbeiter und meist entschlossen, auch in Zeiten von Enttäuschung und Frustration ihre Aufgaben pflichtgemäß zu erledigen. Gelegentlich spürt man bei ihr ein Nähebedürfnis, das aber wegen vermeintlicher Erwartungen anderer nicht gezeigt werden darf. Andere Personen halten sie eher für etwas kantig und wenig spontan« (Strauß u. Lobo-Drost, 1999a, S. 16).

Beziehungsmuster wurden mit der $ZBKT_{LU}$-Methode erfasst. Beziehungsmuster und Bindungs-Prototypen wurden von unabhängigen Arbeitsgruppen eingeschätzt. Als Datengrundlage dienten die unter A5.1 als Untersuchungsstichprobe 2 beschriebenen 32 klinischen Interviews.

Entsprechend des höchsten Rankings der Prototypen wurden drei Gruppen gebildet: Patientinnen, die primär dem Prototyp *übersteigert abhängig* zugeordnet wurden (n = 10), solche, die primär dem Prototyp *instabil beziehungsgestaltend* zugeordnet wurden (n = 12) und eine weitere Gruppe mit *zwanghaft selbstgenügsamen* Bindungs-Prototyp (n = 9) im höchsten Rang.

Es wurden zunächst die jeweils am häufigsten geäußerten $ZBKT_{LU}$-Kategorien in den drei Gruppen verglichen (s. Tabelle A9).

Tabelle A9: Zentrale Beziehungs-Konflikt Themen (mittlere relative Häufigkeiten in %, Standardabweichung) in den Teilstichproben entsprechend der Bindungs-Prototypen

übersteigert abhängig n = 10	**instabil beziehungsgestaltend n = 12**	**zwanghaft selbstgenügsam n = 9**
WO-A »Der andere soll sich mir zuwenden« 53 % (13,1)	**WO-A** »Der andere soll sich mir zuwenden« 50 % (10,8)	**WO-A** »Der andere soll sich mir zuwenden« 43 % (11,4)
WS-D »Ich möchte souverän sein« 26 % (13,5)	**WS-C** »Ich möchte mich wohl fühlen« 26 % (12,0)	**WS-M** »Ich möchte mich zurückziehen« 24 % (17,3)
RO-J »Die anderen sind zurückweisend« 21 % (6,5)	**RO-I** »Die anderen sind unzuverlässig« 21 % (2,6)	**RO-I** »Die anderen sind unzuverlässig« 20 % (9,4)
RS-G »Ich fühle mich fremdbestimmt« 20 % (10,1) **RS-F** »Ich habe Angst« 20 % (6,5)	**RS-G** »Ich fühle mich fremdbestimmt« 17 % (5,1) **RS-F** »Ich habe Angst« 16 % (6,9)	**RS-M** »Ich ziehe mich zurück« 16 % (4,4) **RS-G** »Ich fühle mich fremdbestimmt« 15 % (8,6)

Für die objektbezogenen Wünsche ergaben sich keine Unterschiede, der Wunsch nach Zuwendung durch die anderen (WO-A) war in allen drei Teilstichproben der häufigste. Die Wünsche des Subjekts unterschieden sich aber in den drei Gruppen auffallend. Die Reaktionen der anderen wurden in allen drei Gruppen am häufigsten als negativ beschrieben. Während die Patientinnen, die als *übersteigert abhängig* klassifiziert wurden, das Cluster J (»Die anderen weisen mich zurück«) als häufigstes schildern, das vor allem ignorante und widersetzende Reaktionen beinhaltet, ist in den beiden anderen Gruppen Cluster I (»Die anderen sind unzuverlässig«) am häufigsten, mit dem vernachlässigende und egozentrische Reaktionen der Objekte beschrieben werden.

Für die Reaktionen des Subjekts werden in allen drei Gruppen Gefühle des Fremdbestimmt-Seins (RS-G »Ich fühle mich fremdbestimmt«) häufig geäußert. Für die Patientinnen mit *übersteigert abhängigem* und *instabil beziehungsgestaltendem* Bindungs-Prototyp ist des Weiteren RS-F (»Ich habe Angst«) eine häufige Reaktion. Patientinnen der Gruppe mit *zwanghaft selbstgenügsamen* Bindungs-Prototyp schildern hingegen ihren Rückzug als häufigste Reaktion.

Im nächsten Schritt wurden die drei Teilstichproben der verschiedenen Bindungs-Prototypen bezüglich der $ZBKT_{LU}$-Variablen verglichen. Angesichts des geringen Stichprobenumfangs und des explorativen Charakters der Untersuchung haben wir das Signifikanzniveau auf $\alpha = 10\,\%$ festgesetzt.

Für die Anzahl sowohl aller Komponenten insgesamt, wie auch der Wünsche, Reaktionen des Objekts und Reaktionen des Subjekts ergab sich, dass die Patientinnen der Gruppe mit *zwanghaft selbstgenügsamem* Prototyp deutlich weniger Komponenten berichteten als die Patientinnen der Gruppe mit *instabil beziehungsgestaltendem* Bindungstyp ($p \leq 0{,}10$, Mann-Whitney-Test, zweiseitig). Dieser Befund korrespondiert mit der Beschreibung dieses Prototypen *zwanghaft selbstgenügsamem* im EBPR-Manual als »rational kontrolliert bezüglich der Beschreibung von Beziehungen« und ebenso mit Ergebnissen aus Untersuchungen mit dem AAI, die darauf schließen lassen, dass sich die verschiedenen Bindungsstile am deutlichsten bezüglich des formalen Kriteriums der sprachlichen Kohärenz unterscheiden, wenn davon ausgegangen wird, dass sprachliche Kohärenz mit der Differenziertheit in der Schilderung von Beziehungserfahrungen zusammenhängt (Main, 1996; Van Ijzendoorn, 1995). Buchheim und Mergenthaler (2000) haben darüber berichtet, dass abweisend gebundene Personen in verschiedenen linguistischen Maßen die niedrigsten Werte aufweisen, was ebenfalls dem hier berichteten Ergebnis entspricht.

Tabelle A10 zeigt den inhaltlichen Vergleich der $ZBKT_{LU}$-Kategorien zwischen den drei Teilstichproben entsprechend der Bindungs-Prototypen.

Tabelle A10: Vergleich der Teilstichproben entsprechend der Bindungs-Prototypen bezüglich der $ZBKT_{LU}$-Variablen (Mittlere relative Häufigkeiten (Standardabweichung), Mann-Whitney Test, zweiseitig)

ZBKT-Cluster	objektbezogene Wünsche			subjektbezogene Wünsche			Reaktionen des Objekts			Reaktionen des Subjekts		
	ÜA	IB	ZS	ÜA	IB	ZS	ÜA	IB	ZS	ÜA	IB	ZS
A Sich zuwenden	53,0~ (13,1) ZS<ÜA	50,1 (10,8)	42,6 (11,4)	16,1 (16,0)	8,6 (7,4)	6,6 (9,0)	9,3 (6,7)	9,4 (5,9)	8,5 (5,7)	1,3 (1,5)	3,5* (2,4) ÜA<IB	2,6 (1,3)
B Unterstützen	23,8 (14,5)	24,0 (12,5)	21,0 (14,3)	13,9 (17,0)	14,1 (10,7)	8,1 (11,5)	8,4 (9,7)	7,6 (3,2)	8,3 (5,0)	1,1 (1,4)	1,7 (2,5)	2,6 (2,4)
C Lieben / Sich wohl fühlen	14,2 (7,1)	15,3** (8,7) IB<ZS	26,8** (6,0) ÜA<ZS	14,5 (14,0)	26,3~ (12,0) ÜA<IB	21,3 (15,0)	4,7 (3,4)	5,6 (3,9)	6,1 (5,6)	11,0 (5,9)	13,9 (2,8)	13,7 (7,3)
D Souverän sein	7,8 (4,2)	7,6 (5,1)	7,4 (4,7)	25,6 (13,5)	17,7 (12,2)	21,8 (14,6)	4,3 (0,9)	2,2 (2,1)	4,4~ (2,9) IB<ZS	5,6 (3,7)	6,2 (4,8)	5,9 (4,2)
E Depressiv sein	0	0	0	0	0	0	0,9 (1,0)	0,7 (1,2)	0,7 (1,1)	14,6 (8,0)	12,7 (3,2)	15,3 (9,0)
F Unzufrieden sein / Angst haben	0	0	0	0	0	0	1,9 (1,9)	2,0 (2,3)	1,6 (2,4)	20,2~ (6,5) ZS<ÜA	15,8 (6,9)	14,3 (5,3)
G Fremdbestimmt sein	0	0	0	0	0	0	2,7 (2,7)	4,8 (3,5)	4,1 (4,0)	20,4 (10,1)	16,7 (5,1)	15,3 (8,6)
H Verärgert / Unsympathisch sein	0	0	0	0	0	0	2,5 (2,6)	3,4 (2,0)	3,7 (3,2)	8,7 (4,4)	10,0* (4,8) ZS<IB	5,9 (3,6)

ZBKT-Cluster	objektbezogene Wünsche			subjektbezogene Wünsche			Reaktionen des Objekts			Reaktionen des Subjekts		
I Unzuverlässig sein	0,3 (0,8)	0,1 (0,3)	0	0,5 (1,7)	0,9 (2,4)	0,7 (2,1)	20,6 (9,6)	21,3 (2,6)	20,2 (9,4)	0,3 (0,7)	1,2* (0,9) ÜA<IB	1,2 (1,6)
J Zurückweisen	0	1,6* (1,9) ÜA<IB	0,3~ (0,9) ZS<IB	8,3 (11,6)	7,8 (8,7)	12,3 (12,0)	21,1~ (6,5) ZS<ÜA	18,7 (6,9)	16,2 (4,6)	4,5 (3,4)	5,5 (4,6)	5,2 (3,1)
K Dominieren	0,7 (1,5)	0,8 (2,2)	0	9,6 (15,4)	8,3* (8,3) ZS<IB	2,6 (4,4)	14,5 (9,0)	12,3 (5,3)	12,9 (4,0)	0,3 (0,8)	0,9 (1,2)	1,3* (1,0) ÜA<ZS
L Ärgern / Angreifen	0,2 (0,8)	0	0,4 (1,2)	0,5 (1,7)	1,5 (4,2)	3,7 (8,4)	6,0 (3,8)	7,5 (5,9)	7,2 (3,2)	0	1,3* (2,2) ÜA<IB	0,7* (1,0) ÜA<ZS
M Sich zurückziehen	0	0,5~ (1,0) ÜA<IB	1,3 (2,7)	11,0 (11,3)	14,7 (13,4)	23,6~ (17,3) ÜA<ZS	2,9 (2,6)	4,4 (4,0)	5,9* (3,6) ÜA<ZS	11,8 (4,1)	10,4* (5,3) ZS<IB	16,0~ (4,4) ÜA<ZS

~ $p \leq 0{,}10$, *$p \leq 0{,}05$, **$p \leq 0{,}01$; ÜA: übersteigert abhängig, n = 10; IB: instabil beziehungsgestaltend, n = 12; ZS: zwanghaft selbstgenügsam, n = 9

Unsere Untersuchung lieferte Hinweise darauf, dass bei erwachsenen Psychotherapiepatientinnen Zusammenhänge zwischen Bindungsvariablen und dominanten Beziehungsmustern bestehen, wenn diese Methoden unabhängig voneinander eingesetzt werden.

Im Vergleich mit den beiden anderen Gruppen fielen die Patientinnen, die als *zwanghaft selbstgenügsam* klassifiziert wurden, vor allem dadurch auf, dass das Thema »Rückzug« deutlich häufiger ist, was sowohl der im Prototyp beschriebenen Beziehungsvermeidung als auch Kobaks Konzept einer desaktivierten Bindungsstrategie entspricht. Diese Patientinnen äußerten selbst den Wunsch, sich von anderen zurückzuziehen (WS-M). Das Ergebnis, dass diese Patientinnen den Wunsch an andere nach Liebe und Wohlfühlen am häufigsten äußerten, könnte darauf hindeuten, dass es diesen Patientinnen nur begrenzt möglich ist, ihre Liebes- und Nähebedürfnisse aktiv umzusetzen. Sie erlebten die anderen als sich zurückziehend (RO-M) und beschrieben ihre eigenen Reaktionen besonders häufig als zurückgezogen (RS-M).

Die als *übersteigert abhängig* klassifizierten Patientinnen berichteten in ihren Geschichten über Beziehungserfahrungen häufiger Wünsche nach Zuwendung (WO-A). Sie selbst wollten sich seltener von anderen zurückziehen (WS-M) und erlebten auch andere und sich selbst seltener zurückgezogen (RO-M, RS-M), was mit der Prototypenbeschreibung korrespondiert. Auffallend waren die besonders stark entwertenden Selbstbeschreibungen dieser Patientinnen, die häufigen negativen Affekte und die Aggressionshemmung, was sich in selteneren eigenen Reaktionen von Zuneigung (RS-A), aber auch Zurückweisung (RS-J) und Ärger (RS-L) zeigte. In Einklang mit diesen Ergebnissen stand, dass bezüglich der Diagnosen in dieser Teilstichprobe der Anteil affektiver Störungen am größten war.

Die Patientinnen, deren Bindungsverhalten als *instabil beziehungsgestaltend* klassifiziert wurde, unterschieden sich in der $ZBKT_{LU}$-Beurteilung von den anderen dadurch, dass sie seltener Wünsche nach Liebe von anderen äußerten (WO-C), aber häufiger Wünsche nach Wohlfühlen (WS-C) und eigener Dominanz (WS-K). Vor allem in den Schilderungen der eigenen Reaktionen zeigten sich die im Prototyp beschriebenen Gefühlsschwankungen. Der von diesen Patientinnen häufiger geäußerte Wunsch nach Dominanz (mit den Kategorien verpflichten, fordern, beherrschen) könnte in diesem Zusammenhang im Sinne eines Bedürfnisses nach Kontrolle verstanden werden.

Werden die Prototypen des EBPR den von Brennan, Clark und Shaver (1998) vorgeschlagenen Dimensionen unsicherer Bindung zugeordnet, drücken die Prototypen *instabil beziehungsgestaltend* und *übersteigert abhängig* Bindungsangst aus, während der Prototyp *zwanghaft selbstgenügsam* zu der Dimension Bindungsvermeidung gehören würde. Bezüglich der Bindungsstrategien wäre für die Patientinnen mit Bindungsangst eine Hyperaktivierung des Bindungssystems zu erwarten, für diejenigen mit Bindungsvermeidung eine Desaktivierung, worauf sich Hinweise in den Beziehungsmustern finden.

Anhand der vorliegenden Stichprobe ließen sich die Zusammenhänge allerdings nur für drei der sieben Prototypen und an kleinen Teilstichproben prüfen. Es bedarf weiterer Untersuchungen mit größeren Stichproben, um Zusammenhänge auch für andere Prototypen zu prüfen.

Ebenso sind weitere Studien notwendig, um zu klären, ob die Beziehungsepisoden eigentliche Bindungswünsche (oder deren Abwehr) beinhalten oder Wünsche, die als Ausdruck von Bindungsstrategien für frühe Beziehungserfahrungen in der Bindungsbeziehung im Sinne von Hyper- oder Desaktivierung des Bindungsverhaltens verstanden werden können. Möglicherweise gibt es diesbezüglich patientenspezifische Unterschiede beziehungsweise werden an verschiedene Interaktionspartner unterschiedliche Wünsche gerichtet, wofür die Studie von Vicari (Vicari, in Vorbereitung) Hinweise gibt (s. A5.2.2). Es wäre zu vermuten, dass verschiedene Objekte unterschiedliche Bedeutung bezüglich des Bindungsverhaltens haben, was auch in den Beziehungsepisoden zum Ausdruck kommen könnte.

Nicht jede Beziehungsepisode handelt von Beziehungserfahrungen mit einer Bindungsperson (eine *Bindungsbeziehung* ist nach West und Sheldon-Keller (1994) durch folgende Merkmale gekennzeichnet: eine dyadische, nahe Beziehung zu einem spezifischen und bevorzugten anderen wird gesucht oder aufrecht erhalten, um ein Gefühl von Sicherheit zu erleben; es ist eine emotionale Beziehung, deren Verlust zu Trauer und Protest führt und in der die Bezugsperson nicht ersetzbar ist). Diesbezüglich wären objektspezifische Untersuchungen von Beziehungsepisoden interessant. Geht man davon aus, dass die frühen Bindungserfahrungen zu inneren Arbeitsmodellen oder Repräsentanzen führen, die später auch die Beziehungsgestaltung nicht nur zu Bindungspersonen bestimmen, sollten diese Arbeitsmodelle aber auch in Beziehungsepisoden mit anderen Personen zu finden sein.

Inwieweit das Prototypenrating in klinischen Stichproben differenzierungsfähig genug ist, bedarf weiterer Forschung. Vielleicht sind die mit den beiden Methoden erfassten kognitiven Konstrukte von Beziehungen intersubjektiv ähnlicher als die realen Beziehungen, weil diese Konstrukte stark sozial überformt werden und vor allem Patienten sich beim Erzählen entsprechend sozialer Erwartungen anpassen, so dass die Geschichten einander ähnlicher werden, als es möglicherweise die tatsächlichen Interaktionen sind. In der therapeutischen Situation hat das Erzählen von Beziehungsgeschichten auch eine besondere kommunikative Funktion (s. A3, A6).

Obwohl die vorliegende Stichprobe klein und homogen ist, liefert unsere Untersuchung vorläufige Hinweise darauf, dass substantielle und inhaltlich logische Zusammenhänge zwischen Bindungs-Prototypen und Beziehungsmustern bestehen.

A5.2.2 Semantische Kategorisierung der Beziehung zu Mutter und Vater und von Bindungsrepräsentanzen[3]

Zahlreiche Untersuchungen haben gezeigt, dass die meisten Kinder mehr als nur eine Bindungsperson haben, wenn auch nicht beliebig viele (Belsky, 1999). Zur Mutter kommen beispielsweise der Vater, die Großmutter, Geschwister oder die Tagesmutter hinzu. In der Bindungstheorie spricht man von einer »Hierarchie von Bindungspersonen« eines Kindes (Ainsworth, 1967). In Familien, in denen der Vater regelmäßig anwesend ist, entwickelt das Kind auch zum Vater eine Bindung. Ausgehend von der Längsschnittstudie von Grossmann und Grossmann (2004) über die verschiedenen Rollen von Mutter und Vater im Bindungsprozess und in der Entstehung von Bindungssicherheit untersuchte eine Arbeitsgruppe der Universitätsklinik für Psychosomatische Medizin und Psychotherapie Ulm (A. Vicari, D. Pokorny und A. Buchheim) Fragestellungen, wie Erwachsene rückblickend auf ihre Kindheit ihre Beziehung zu den Eltern beschreiben: Ist die Mutter für die Bindungssignale ihres Kindes zuständig? Ist der Vater eher Helfer beim Explorieren und Herausforderer? Welche der beiden beschriebenen Beziehungen ist vorhersagekräftiger bezüglich des klinischen Bildes und des Bindungsmusters im Erwachsenalter?

Da Schilderungen über Beziehungserfahrungen sowohl Basis für die Untersuchung von Beziehungsmustern mit der $ZBKT_{LU}$-Methode wie auch für die Bindungsforschung sind, wurden als Datengrundlage *Adult Attachment Interviews* (*AAI*, George et al., 1985; Main u. Goldwyn, 1998; Main, Goldwyn u. Hesse, 2003) von zwei klinischen und einer Kontrollgruppe verwendet. An diesen AAIs wurde das $ZBKT_{LU}$-Kategoriensystem angewendet, um eine semantische Kategorisierung der Beschreibung der Beziehungen zu Mutter und Vater vorzunehmen.

Das AAI ist ein semistrukturiertes Interview, das auf die Erinnerungen an frühere Bindungsbeziehungen und bindungsrelevante Gedanken und Gefühlen fokussiert. Anhand von neunzehn Fragen, die auf bindungsrelevante Erfahrungen zielen, soll das Bindungssystem der Probanden aktiviert werden. Die Auswertung des AAI erfolgt auf zwei verschiedenen Ebenen: im Hintergrund ist die subjektive Einschätzung der Beziehung zu den Eltern (inhaltliche Ebene), wobei die Erfahrungen mit den Eltern relevante Kriterien sind, ob sie *liebevoll*, *abweisend*, *vernachlässigend* waren und ob es einen *Rollentausch* (Parentifizierung) gab. Im Vordergrund der Auswertung steht aber die mentale Organisation der Bindungserfahrungen, die anhand des sprachlichen Diskurses analysiert wird: Ist die sprachliche Darstellung kohärent und wie sind die Erfahrungen emotional integriert? Gab es Hinweise auf Idealisierungen oder Entwertungen? Überwiegen Ärger oder Wutgefühle? Anhand dieser Einschätzungen werden drei zentrale Bindungsrepräsentationen klassifiziert:

3 Basiert auf Vicari (in Vorbereitung) und Vicari, Buchheim, Albani u. Pokorny (2005). Wir danken Alessandra Vicari für den Beitrag.

1. sicher-autonom (*free-autonomous, secure*),
2. unsicher-distanziert (*dismissing*),
3. unsicher-verstrickt (*entangled-enmeshed, preoccupied*).

Diese drei Hauptklassifikationen können durch eine zusätzliche Bewertung ergänzt werden, die sich auf den Bindungsstatus bezieht. Dieser kennzeichnet keine weiteren Bindungskategorien, sondern einen Zustand der *Desorganisation* nach Traumatisierung. Während die U-Kategorie (*unresolved* = unverarbeitet-traumatisiert) einen partiellen Zusammenbruch der Diskursstrategien um das Trauma zum Ausdruck bringt, kennzeichnet die CC-Kategorie (*cannot classify,* Main et al., 2003) beziehungsweise der fragmentierte Bindungsstatus (Lamott u. Pfäfflin, 2001) einen globalen Zusammenbruch sämtlicher Diskursstrategien. Zwei Fragen des AAI fokussieren spezifisch und detailliert die Beziehung zu Mutter und Vater: Die Probanden werden gebeten, anhand von fünf Eigenschaftswörtern die Beziehung zu den Eltern zu beschreiben und dies anhand von Beispielen zu begründen.

In der vorliegenden Untersuchung wurden keine vollständigen Beziehungsepisoden ausgewertet, sondern die Adjektive wurden mit dem $ZBKT_{LU}$-Kategoriensystem auf semantischer Ebene analysiert und die geschilderten Beispiele als Beziehungsepisoden-Fragmente untersucht. Die inhaltliche Auswertung umfasste zwei Komponententypen: Reaktionen des Objekts (RO-Komponente) und Reaktionen des Subjektes (RS-Komponenten).

Das $ZBKT_{LU}$-Kategoriensystem ermöglicht eine methodische Weiterentwicklung der AAI-Auswertung und könnte somit einen Beitrag zur weiteren Validierung des AAI bezüglich folgender Aspekte leisten:
- weitere inhaltliche Erforschung des AAI-Interviews;
- Erfassung und Differenzierung der Richtung der beschriebenen Beziehungen
  S → O (»ich war zu Mutter …«) oder
  O → S (»Mutter war zu mir …«);
- Analyse von und Vergleich der Beziehungsschilderungen zwischen Mutter und Vater;
- mit den $ZBKT_{LU}$-Kategorien stehen differenzierte Standardkategorien zur Verfügung, die interindividuelle Vergleiche erleichtern;
- detaillierte und ökonomischere Analyse des Transkripts.

Es wurde in einer explorativen Studie geprüft, mit welchen $ZBKT_{LU}$-Kategorien die Eltern im AAI beschrieben werden und ob sich klinische Gruppen im Hinblick auf ihre Beziehungsschilderungen zu Mutter und Vater von einer Kontrollgruppe differenzieren lassen. Insgesamt wurden AAIs von 60 Frauen untersucht. Interviews mit weniger als drei kodierten RO-Komponenten pro Elternteil wurden aus den Analysen ausgeschlossen. Die verbliebene Stichprobe von n = 52 Frauen bestand aus drei Gruppen: 17 Frauen mit der Diagnose Angststörung (DSM-IV; SKID-I); 12 Frauen mit der Diagnose Borderline-Persönlichkeitsstörung (DSM-IV; SKID-II) und 23 Probandinnen (gematched bezüglich Alter und Bildung) als Kontrollgruppe. Die Patientinnen wurden im Rahmen von zwei Studien der Universität Ulm (Buchheim, 2002) rekrutiert.

Nachfolgend werden exemplarisch die Ergebnisse bezüglich des Harmonie-Indexes (relativer Anteil der *harmonischen* $ZBKT_{LU}$-Standardkategorien (A–D) an allen *harmonischen* und *disharmonischen* Kodierungen für die betrachtete Dimension, s. B2.8) dargestellt. Der Vergleich der Harmonie-Indices für die Reaktionen des Objekts bzgl. der Beziehungsschilderungen über Mutter und Vater (s. Abbildung A2) zwischen Patientinnen und Probandinnen zeigte, dass die Patientinnen die Reaktionen der Mütter mit einem höheren Anteil *disharmonischer* Kategorien als die Kontrollgruppe beschrieben. Die Beschreibung des Vaters unterschied sich zwischen den drei Gruppen nicht signifikant. Für die Kontrollgruppe galt, dass die Mutter mit *harmonischeren* Kategorien beschrieben wurde als der Vater, während bei den Patientinnen die Reaktionen des Vaters harmonischer beschrieben wurden als die der Mutter.

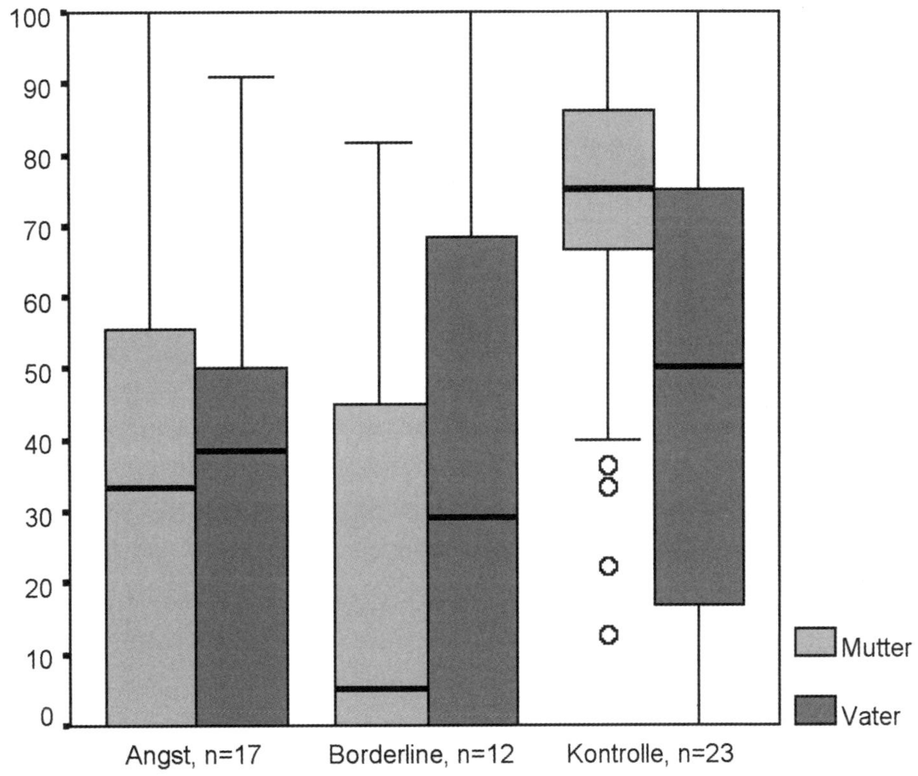

Abbildung A2: Harmonie-Indices für die Reaktionen des Objekts (RO) in Beziehungsschilderungen über Mutter und Vater bei Patientinnen und Probandinnen der Kontrollgruppe (n = 52).

Unabhängig von der klinischen Diagnose können entsprechend der im AAI ermittelten Bindungsrepräsentationen (distanziert, sicher, verstrickt) Gruppen gebildet und bezüglich der Beziehungsschilderungen verglichen werden.

Der Vergleich zwischen den drei Bindungsrepräsentationen (s. Abbildung A3) zeigte, dass sicher gebundene Frauen die Beziehung zu der Mutter harmonischer beschrieben als Frauen, die einem verstrickten Bindungsstil zugeordnet wurden. Die Beschreibung des Vaters unterschied sich zwischen den drei Gruppen nicht signifikant.

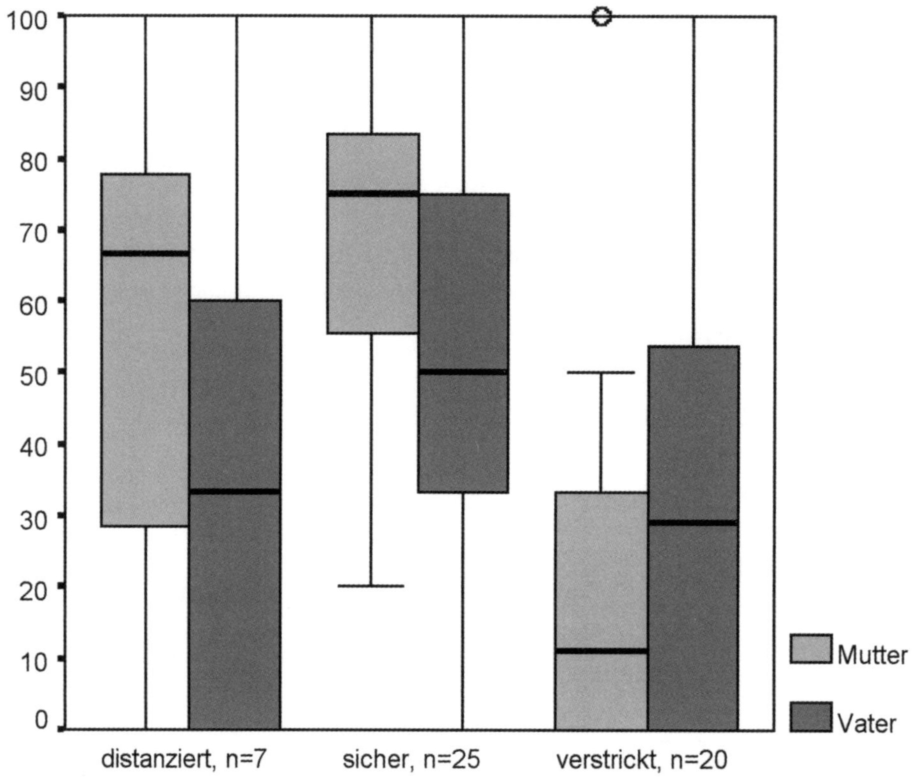

Abbildung A3: Harmonie-Indices für die Reaktionen des Objekts (RO) in Beziehungsschilderungen über Mutter und Vater in drei Gruppen entsprechend der Bindungsrepräsentationen (n = 52).

Des Weiteren lassen sich Gruppen entsprechend des Bindungsstatus (mit oder ohne ein unverarbeitetes Trauma) bilden (s. Abbildung A4). Der Vergleich zwischen den Gruppen mit und ohne unverarbeitetes Trauma zeigte wiederum, dass Frauen ohne unverarbeitetes Trauma die Beziehung zur Mutter harmonischer beschrieben, während sich die Beschreibung der Beziehung zum Vater nicht signifikant unterschied.

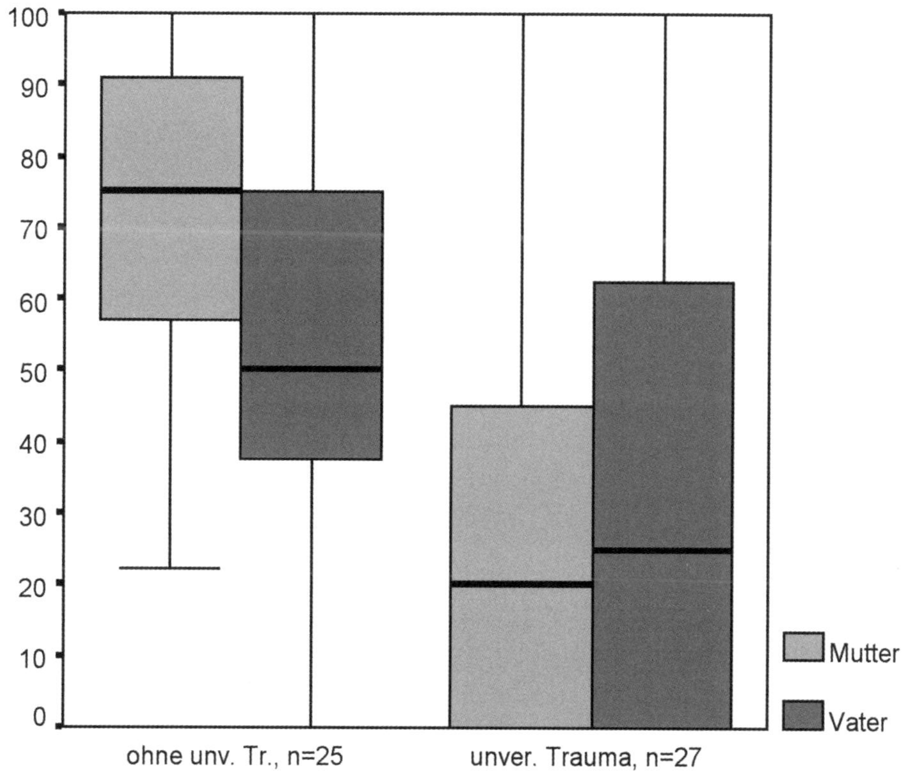

Abbildung A4: Harmonie-Indices für die Reaktionen des Objekts (RO) in Beziehungsschilderungen über Mutter und Vater beim Bindungsstatus »ohne/mit einem unverarbeiteten Trauma« (n = 52).

Die semantische Kategorisierung der Beziehungsschilderungen zu den Eltern im AAI unterschied sich bezüglich: der Studiengruppen (BPD, Angst, Gesunde), der Bindungsgruppen und zwischen Mutter und Vater in dem Sinn, dass bei der Kontrollgruppe die Mutter wesentlich harmonischer als der Vater beschrieben wurde.

Die Ergebnisse der inhaltlichen Auswertung der Beziehungsschilderungen anhand der $ZBKT_{LU}$-Kategorien lassen sich folgendermaßen zusammenfassen (für eine ausführliche Darstellung s. Vicari, in Vorbereitung): Die Mutter wurde in der Kontrollgruppe am häufigsten mit den Kategorien RO-C (lieben, 35 %) und RO-B (unterstützen, 15 %) beschrieben; bei den Patientinnen mit den Kategorien RO-I (unzuverlässig sein, 15%), RO-K (dominieren, 14 %) und RO-M (sich zurückziehen, 12 %). Der Vater wurde, ohne signifikante Unterschiede zwischen den Gruppen, mit den Kategorien RO-C (lieben, 20 %), RO-M (sich zurückziehen, 11 %), RO-B (unterstützen, 8 %), und RO-D (souverän sein, 8 %) beschrieben. Patientinnen mit BPS beschrieben die Väter häufiger als alle anderen als »angreifend« (RO-L, 25 %).

Die Studie leistet einen Beitrag zur Identifizierung der Rollen von Mutter und Vater im Rahmen der Bindungsforschung und bestätigte den in der Literatur beschriebenen Unterschied zwischen der Rolle der Eltern in der Kindheit: Die Mutter spielt eine wichtigere Rolle in der Entwicklung der *Bindungsqualität*, die vorzugsweise mit dem AAI erforscht wird. Der Vater spielt eine wichtigere Rolle in der

Entwicklung des *explorativen* Verhaltens und in der Entwicklung der mit dem Spiel verbundenen Fähigkeiten – als interessanter, weil andersartiger Interaktionspartner, der andere und oft aufregendere Dinge mit dem Kind macht als die Mutter (Feldman, 2000; Murphy, 1997; Rogoff, 2003). Die $ZBKT_{LU}$-Methode erwies sich als geeignet für die semantische Kategorisierung und Differenzierung der Beziehung zu Mutter und Vater und von Bindungsrepräsentanzen.

A5.2.3 Beziehungsmuster und Bindungsrepräsentationen bei drogenabhängigen forensischen Patientinnen[4]

Über die gewaltsamen Folgen von Traumatisierungen, unsicherer Bindung, konflikthaften Beziehungsmustern und Sucht gibt es bislang kaum empirische Studien. Aus der Bindungsforschung ist bekannt, dass eine in der Kindheit durch Einfühlsamkeit gekennzeichnete Mutter-/Vater-Kind-Beziehung die Chancen sowohl für eine sichere Bindung als auch für die Ausbildung reflexiver Kompetenz erhöht (zum Beispiel Fonagy, 2003). Sie stiftet somit einen Schutzfaktor vor der Gefährdung durch psychische Erkrankungen und antisoziales Verhalten. Kommt es allerdings durch Vernachlässigung oder andere frühe Traumatisierungen zu Störungen im Aufbau eines sicheren Bindungssystems, so zeigen sich Symptome wie misslingende Affektregulation, Anfälligkeit für Erregungen in Stresssituationen, geringe Mentalisierungs- und Symbolisierungsfähigkeit (zum Beispiel Fonagy, Gergely u. Target, 2004), wie Ergebnisse aus Bindungsstudien über Drogen- und Alkoholabhängigkeit (zum Beispiel Anolli u. Balconi, 2002; Kunzke, Strauß u. Burtscheidt, 2002; Lamott, 2005; Lamott 2007, Modica, 2007) und Vernachlässigung und Misshandlung (zum Beispiel Dornes, 1997) zeigen.

In den letzten zehn Jahren wurden in der Sektion Forensische Psychotherapie der Universitätsklinik für Psychotherapie und Psychosomatische Medizin Ulm eine Reihe von Forschungsprojekten über Bindungsrepräsentationen und -stile von gewalttätigen Männern und Frauen im Straf- und Maßregelvollzug durchgeführt (zum Beispiel Lamott, 2000; Lamott, Fremmer-Bombik u. Pfäfflin, 2004; Lamott, 2005; Pfäfflin u. Adshead, 2004; Ross, Lamott u. Pfäfflin, 2002, Lamott, 2007).

Einer Studie über drogenabhängige Frauen im Maßregelvollzug lagen 30 transkribierte AAI-Interviews zugrunde (für eine Beschreibung des AAI-Interviews und der Auswertung s. A5.2.2.). Die Analyse ergab nach den drei Hauptklassifikationen folgende Verteilung: als verstrickt wurden 46 % (13), als sicher/autonom 36 % (10) und als distanziert 18 % (5) eingestuft. 57 % (17) wurden als U (unverarbeitet-traumatisiert) klassifiziert, 10 % (3) als CC (fragmentiert) und 33 % (10) der Pro-

4 Die Zusammenfassung der Studie über $ZBKT_{LU}$ ist Teil eines von der Köhler-Stiftung finanzierten Forschungsprojektes über Bindungsmuster von drogenabhängigen Frauen (Lamott, 2007; Modica, 2007); siehe dazu auch Modica, Pokorny u. Lamott (2007). Wir danken Carola Modica und Franziska Lamott für den Beitrag.

bandinnen galten weder als unverarbeitet-traumatisiert noch als fragmentiert. Im Vergleich zu dem unverarbeitet traumatisierten Bindungsstatus »normaler Frauen«, die in der Metaanalyse von Van Ijzendoorn und Bakermans-Kranenburg (1996) bei 19 % lagen, liegen die Werte der hier untersuchten Studiengruppe (U/CC = 66 %) sehr hoch (Lamott, 2007).

Eine Untergruppe dieser Stichprobe (n = 20) wurde mithilfe der $ZBKT_{LU}$-Methode untersucht.[5] Ziel dieses Teilprojektes war eine klinisch relevante Erfassung der Bedürfnisse, Gefühle und Handlungen, die im Zusammenhang mit Bindungserfahrungen von den Patientinnen berichtet wurden. Da das AAI auf Beziehungserfahrungen fokussiert, wurden sowohl vollständige Beziehungsepisoden (BE) wie auch »Beziehungsfragmente« (BF) für die Auswertung verwendet.

In den AAI-Transkripten der Patientinnen konnten insgesamt 2217 $ZBKT_{LU}$-Komponenten bestimmt werden (253 WO, 115 WS, 1067 RO, 782 RS). Es ließen sich für die Objekte »Mutter«, »Vater« und »Eltern« jeweils spezifische Beziehungsmuster ermitteln. Anhand der jeweils häufigsten Kategorien (relative Häufigkeiten bezogen auf alle Kategorien) ergab sich für die *Mutterfigur* das folgende Beziehungsmuster:

Objektbezogener Wunsch:
Die Mutter soll mich lieben (WO-C, 35 %).

Subjektbezogener Wunsch:
Ich will die Mutter lieben und mich wohl fühlen (WS-C, 29 %), aber ich will auch der Mutter gegenüber souverän sein (WS-D, 29 %).

Reaktion des Objekts:
Die Mutter zieht sich zurück (RO-M, 15 %), aber liebt mich auch und fühlt sich wohl (RO-C, 14 %), sie ist unzuverlässig (RO-I, 14 %) und zurückweisend (RO-J, 13 %).

Reaktion des Subjekts:
Ich liebe die Mutter und fühle mich wohl (RS-C, 22 %), ich fühle mich aber auch fremdbestimmt von der Mutter (RS-G, 18 %), bin unzufrieden und habe Angst (RS-F, 14 %) und ziehe mich von ihr zurück (RS-M, 13 %).

5 Mit einem ähnlichen Design wurde eine erweiterte Studie (Modica, in Vorbereitung) durchgeführt, die auf dem Material der DFG-finanzierten Studie »Trauma, Beziehung und Tat. Bindungsrepräsentationen von Frauen, die getötet haben« (Lamott u. Pfäfflin, 2001) basiert.

Für die *Vaterfigur* lautet das typische Beziehungsmuster:

Objektbezogener Wunsch:
Der Vater soll sich mir zuwenden (WO-A, 45 %).
Subjektbezogener Wunsch:
Ich möchte dem Vater gegenüber souverän sein (WS-D, 36 %).
Reaktion des Objekts:
Der Vater ärgert mich und greift mich an (RO-L, 31 %) und zieht sich zurück (RO-M 13 %), aber er liebt mich auch und fühlt sich wohl (RO-C, 16 %).
Reaktion des Subjekts:
Ich liebe den Vater und fühle mich wohl (RS-C, 24 %), bin aber auch unzufrieden und habe Angst (RS-F, 18 %), ich fühle mich vom Vater fremdbestimmt (RS-G, 16 %) und ziehe mich von ihm zurück (RS-M, 18 %).

Bezüglich des *Elternpaares* war folgendes Beziehungsmuster kennzeichnend:

Objektbezogener Wunsch:
Die Eltern sollen sich mir zuwenden (WO-A, 50 %).
Subjektbezogener Wunsch:
Ich möchte mich von den Eltern zurückziehen (WS-M, 41 %).
Reaktion des Objekts:
Die Eltern sind zurückweisend (RO-J, 29 %).
Reaktion des Subjekts:
Ich ziehe mich von den Eltern zurück (RS-M, 32 %).

Die Beschreibungen der Beziehung zu Mutter-, Vater- und Elternfiguren waren durch deutliche Ambivalenzen gekennzeichnet, die sich vor allem auf die Dimensionen Autonomie und Abhängigkeit bezogen. So wurden Wünsche nach Nähe konterkariert durch Unabhängigkeitsbestrebungen. Dieser Befund stimmt mit den Ergebnissen unserer Analyse der Bindungsrepräsentationen überein. Dort fanden sich vor allem unsicher-verstrickte Klassifikationen. Die Ambivalenz zeigte sich aber auch in den Charakterisierungen der Eltern: Einer Idealisierung von Mutter und Vater stand eine von den Patientinnen wahrgenommene Zurückweisung durch die Eltern entgegen.

Wie beschrieben (Fenichel, 1933, 1945) ist die Beziehung drogenabhängiger Frauen zu ihrer Vaterfigur durch Ambivalenz gekennzeichnet: einerseits von dem Bedürfnis nach Zuwendung, andererseits von der Furcht vor dem Sadismus der väterlichen Bindungsfigur. Anders als bei Kernberg (1975) thematisiert, ließ sich in den hier untersuchten Narrativen kein direkter Wunsch nach Protest, sondern eher der Wunsch nach Souveränität finden. Dass der Wunsch, souverän zu sein, sich jedoch noch nicht realisiert hat, zeigte sich in Textpassagen, in denen sich das Subjekt »wohl fühlt und die Vaterfigur liebt«, obwohl die häufigsten Prädikate in die entgegen gesetzte Richtung weisen, in denen es »unzufrieden ist und Angst hat« (18 %), »sich zurückzieht« (18 %) und »fremdbestimmt ist« (16 %). Die konfliktreiche Koexistenz dieser Gefühle weist auf eine ambivalente, nicht stabile Beziehung zur Vaterfigur hin.

A5.3 Beziehungsmuster und das Konzept der Übertragung

Der folgende ist wohl einer der berühmtesten Sätze der Psychoanalyse: »Die Übertragung stellt sich in allen menschlichen Beziehungen ebenso wie im Verhältnis des Kranken zum Arzt spontan her, sie ist überall der eigentliche Träger der therapeutischen Beeinflussung, und sie wirkt um so stärker, je weniger man ihr Vorhandensein ahnt« (Freud, 1910, S. 55).

Freud postulierte, dass der Patient frühe, an Eltern und Geschwistern erworbene, charakteristische Gefühlshaltungen in der Behandlungssituation *überträgt*, das heißt, dass Gefühle, Einstellungen und Phantasien auf eine Person der Gegenwart übertragen werden, die zu dieser Person nicht passen, sondern Wiederholungen von Reaktionen sind, die ihren Ursprung in der Beziehung zu wichtigen Personen der frühen Kindheit haben.

»Machen wir uns klar, dass jeder Mensch durch das Zusammenwirken von mitgebrachter Anlage und von Einwirkungen auf ihn während seiner Kinderjahre eine bestimmte Eigenart erworben hat, wie er das Liebesleben ausübt, also welche Liebesbedingungen er stellt, welche Triebe er dabei befriedigt und welche Ziele er sich setzt. Das ergibt sozusagen ein Klischee (oder auch mehrere), welches im Laufe des Lebens regelmäßig wiederholt, neu abgedruckt wird, insoweit die äußeren Umstände und die Natur der zugänglichen Liebesobjekte es gestatten, welches gewiss auch gegen rezente Eindrücke nicht völlig unveränderlich ist« (Freud, 1912, S. 364f.).

Diese unbewussten Reaktionen, die als *Neudrucke,* allerdings nie als nur *unveränderte Neuauflagen* früherer psychischer Erlebnisse, verstanden werden dürfen, werden beim psychoanalytischen Heilungsvorgang als *Arbeit an der Übertragung* nutzbar gemacht. Auf diese Weise gewinnen sie klinische Relevanz. Bei Freud taucht in diesem Zusammenhang der Begriff *Übertragungsneurose* auf, deren Bearbeitung und Überwindung erst zur Heilung führe. Das Übertragungskonzept veränderte sich im Laufe der Zeit und innerhalb der verschiedenen Therapierichtungen. Beispielsweise werden bezüglich der *Reichweite* von Übertragung einmal nur die pathologischen Gefühlsäußerungen des Patienten innerhalb der Therapie, ein andermal alle emotionalen Verhaltensweisen des Patienten innerhalb der therapeutischen Situation gefasst. Daraus ein psychisches Grundphänomen menschlichen Verhaltens zu konstruieren, das ubiquitär vorkommt, dürfte wenig ergiebig sein. (Weitere Diskussionen bezüglich des Gegensatzes eines intrapsychischen vs. eines interaktionellen Übertragungsbegriffes finden sich bei Thomä u. Kächele, 2006a, Kap. 2.)

Luborsky entwickelte die ZBKT-Methode im Kontext seiner Bemühungen, Wirkfaktoren erfolgreicher psychotherapeutischer Behandlungen zu identifizieren (Luborsky, 1977). Bei seinen Versuchen, Entwicklungsbedingungen für das Entstehen eines Arbeitsbündnisses zu verstehen, identifizierte er Beziehungsmuster der Patienten in der Annahme, dass es bestimmte Beziehungsmuster geben könnte, die die Entwicklung eines Arbeitsbündnisses erleichtern. In diesem Zusammenhang führte er die ZBKT-Methode explizit als Methode zur Erfassung von Übertragung ein:

»Worin besteht das Phänomen, welches dem Zentralen Beziehungskonflikt-Thema zugrunde liegt. Eine solche bedeutsame Struktur konnte wohl kaum unbeobachtet bleiben; es muss ähnliche Konzepte geben, die das gleiche Phänomen erfassen. Die Tatsache, dass das gleiche Thema in frühen wie in späten Sitzungen bei gebesserten und ungebesserten Patienten festzustellen ist, legt gewiss nahe, dass diese Entdeckung als eine pervasive seelische Struktur mit einer geringen Veränderungsrate bezeichnet werden darf. Nach m. M. dürfte die passende Bezeichnung dafür sein, es als das Hauptübertragungsthema zu verstehen. Zu einem frühen Zeitpunkt dieser Untersuchung plante ich nicht, ein Maß für Übertragung zu entwickeln, sondern versuchte nur Typen von Beziehungsmustern zu klassifizieren. Nun jedoch bin ich versucht, Beziehung und Übertragung als zwei Seiten der gleichen Münze zu sehen. Beschrieben habe ich eine empirische Methode, um den zentralen Beziehungskonflikt zu erfassen. Bislang existiert nämlich keine Methode, um ein Übertragungsmuster zu erfassen, die auch eine reliable Erfassung dessen *Inhaltes* zulässt. Allerdings liegen mehrere Studien vor, die eine Übereinstimmung bezüglich des *Ausmaßes* von Übertragung belegen« (Luborsky, 1977, S. 386, Unterstreichungen im Original, Übersetzung H. K.).

Luborsky betont den Wiederholungsaspekt dieser Beziehungsmuster in der analytischen Beziehung, den er, Freud (1914) folgend, aus dem Wiederholungszwang ableitet.

A5.3.1 Empirische Befunde zur Erfassung von Übertragung mit der ZBKT-Methode

Die Übereinstimmung von Beziehungsmustern mit dem Therapeuten und *signifikanten Anderen* konnten Conolly et al. (1996) mit der QUAINT-Methode, einer methodischen Abwandlung der ZBKT-Methode nach Crits-Christoph, Demorest und Connolly (1990a), an einer Stichprobe von 35 Patienten zeigen. Fried et al. (1990, 1992) verglichen bei 35 Patienten aus dem PENN-Projekt, von denen jeweils vier Therapiestunden mit der ZBKT-Methode ausgewertet wurden, die Beziehungsepisoden mit dem Therapeuten mit allen anderen Episoden. Die Ähnlichkeit zwischen Beziehungsepisoden eines Patienten mit dem Therapeuten und *signifikanten Anderen* war größer, als wenn die Beziehungsepisoden zwischen verschiedenen Patienten verglichen wurden. Obwohl die Ähnlichkeit zwischen den Episoden mit dem Therapeuten und anderen Objekten lediglich als *moderat* eingeschätzt wurde, wurden die Ergebnisse als empirischer *Beweis* für das klinische Übertragungskonzept (Fried et al., 1992) im Sinne von Wiederholung von Beziehungserfahrungen in der therapeutischen Beziehung interpretiert.

Luborsky legte bei der Operationalisierung von Beziehungsmustern *ein* »central relationship pattern« zugrunde (Luborsky, 1998b, S. 314). Andere Autoren postulieren mehr als nur ein Schema (zum Beispiel Connolly et al., 1996; Crits-Christoph et al., 1990a; Crits-Christoph et al., 1991; Horowitz, 1979; Singer, 1984). Bezugnehmend auf die von Freud beschriebenen »infantilen Imagines« (Freud, 1912, S. 367), zum Beispiel »Mutter- oder Bruder-Imago« (Freud, 1912, S. 366) vermutete Luborsky, dass es spezifische Beziehungsmuster mit verschiedenen Familienmitgliedern geben könnte. Mit der Bestimmung der Interaktionspartner in den Beziehungsepisoden bietet die ZBKT-Methode die Möglichkeit, Beziehungsmuster auch objektspezifisch zu analysieren. Es können die relativen Häufigkeiten der Kategorien in den Episoden mit verschiedenen Objekten verglichen werden. Darüber hinaus haben wir Auswertungsstrategien entwickelt, die nicht nur die Übereinstimmung bestimmter Beziehungsmuster zwischen verschiedenen Objekten, sondern auch objektspezifische Beziehungsmuster (Unterschiede zwischen den Beziehungen mit verschiedenen Objekten) verdeutlichen (s. B2.12).

Übertragung hinsichtlich des Wiederholungsaspektes von Beziehungsmustern auch außerhalb der therapeutischen Beziehung konnten wir an einer Stichprobe von 70 Psychotherapiepatienten anhand der Ähnlichkeit der Beziehungsmuster zwischen Vater und Männern und Mutter und Frauen demonstrieren (Albani et al., 2001c). Darüber hinaus wurden aber in den Episoden mit Männern und Frauen auch andere Kategorien als in den Geschichten mit Mutter und Vater geäußert: Trotz überwiegend negativer Schilderungen der Beziehungserfahrungen mit den Eltern berichteten die Patientinnen *positivere* Beziehungsepisoden mit anderen Interaktionspartnern. Dies könnte ein Hinweis auf interpersonelle Ressourcen in dem Sinn sein, dass die Patientinnen zu einer flexibleren Beziehungsgestaltung fähig und für neue, andere Erfahrungen als mit den Eltern offen waren. Es scheint den Patientinnen wenigstens teilweise gelungen zu sein, soziale Unterstützung in Beziehungen zu erfahren.

In einer Einzelfallstudie mit der QUAINT-Methode (Crits-Christoph et al., 1991) fanden sich Hinweise darauf, dass es jeweils verschiedene Muster mit bestimmten Objekten gibt.

In der Einzelfallanalyse der psychoanalytischen Kurzzeittherapie *Der Student* (Albani, 1994) wurde untersucht, welche der wichtigen biografischen Personen sich in der Übertragung wiederfinden. Die Vater-Übertragung, die der Kliniker in seiner Arbeit mit dem Patienten verfolgte, konnten wir in der Ähnlichkeit der Beziehungsmuster zwischen Vater und Therapeut bestätigen: Der Patient beschrieb in der Beziehung zum Therapeuten ähnliche Erfahrungen wie in der Beziehung zum Vater – auf den Wunsch nach Nähe folgen Zurückweisung und Enttäuschung, der Wiederholungsaspekt einer früheren Beziehung in der aktuellen therapeutischen Beziehung wurde deutlich. Neben Wiederholungsaspekten bezüglich enttäuschender Beziehungserfahrungen wie mit dem Vater und Therapeuten fanden sich in den Beziehungen zu zwei weiteren bedeutsamen Objekten des Patienten, Mutter und Freundin, andere Beziehungsmuster (für eine ausführlichere Darstellung s. Kächele u. Albani, 2000).

A5.3.2 Amalies Beziehungsmuster mit verschiedenen Objekten

Die umfangreiche Datengrundlage der psychoanalytischen Therapie der Patientin Amalie X bot eine ausreichende Anzahl von Beziehungsepisoden für eine objektspezifische Untersuchung von Beziehungsmustern, deren Ergebnisse nachfolgend zusammengefasst werden.

In der klinischen Beschreibung (s. A2) wurde bezüglich der Übertragung davon ausgegangen, dass die Patientin dem Analytiker vor allem *Über-Ich-Funktionen* zuschrieb (Thomä u. Kächele, 1988, S. 107). In den Kommentaren zu seinen Übertragungsdeutungen verwies der Analytiker auf die Parallelen zwischen sich und dem strengen Vorgesetzen der Patientin, der sie ungerecht kritisierte und gegen den sie nicht ankam.

Die postulierte Übertragung von Über-Ich-Funktionen auf den Analytiker sollte sich darin zeigen, dass es Ähnlichkeiten in den Beziehungsmustern zwischen dem Vorgesetzten, den Theologen und dem Analytiker gibt. Da es sich um eine erfolgreiche Therapie handelte, sollten in der Beziehung zum Analytiker aber auch neue Erfahrungen möglich sein, das heißt, der Analytiker sollte sich auch vom Vorgesetzten und den Theologen unterscheiden. Als eine wesentliche Quelle für die Entstehung des strengen Über-Ich, unter dem Amalie litt, können ihre Beziehungserfahrungen mit Theologen angenommen werden. In ihrer Partnerschaft sollte es Amalie möglich sein, religiöse Skrupel und Schuldgefühle bezüglich ihres sexuellen Erlebens zu überwinden. Wir bezogen in unsere Auswertungen deshalb die Beziehungsepisoden mit Analytiker, Vater, Vorgesetztem und Partner ein. (Eine detailliertere Beschreibung der Stichprobe findet sich unter A4, eine Beschreibung der Auswertungsmethodik unter B2.12.)

Tabelle A11 zeigt die jeweils häufigsten Kategorien innerhalb der Beziehungsepisoden mit dem jeweiligen Objekt (wir haben dafür die Bezeichnung *Einzelwelten* vorgeschlagen) und die Kategorien, in denen sich die Beziehung mit einem bestimmten Objekt von anderen Beziehungen unterscheidet (*Kontrastbilder*).

Tabelle A11: Objektspezifische Beziehungsmuster
(absolute Häufigkeiten/relative Häufigkeiten in %, bezogen auf die Beziehungsepisoden mit dem jeweiligen Objekt, * Fisher-Test α ≤ 0,05, einseitig)

Objekt		**Einzelwelten**		**Kontrastbilder***
Chef°	**WO-B**	»Der Chef soll mich unterstützen« (13/ 50 %)	**WO-B**	»Der Chef soll mich unterstützen« (13/ 50 %)
n = 23	**RO-I**	»Der Chef ist unzuverlässig« (17/ 42 %)	**RO-I**	»Der Chef ist unzuverlässig« (17/ 42 %)
	RS-F	»Ich bin unzufrieden, ängstlich« (12/ 30 %)	**RS-J**	»Ich weise den Chef zurück« (6/ 15 %)
Theologen	**WO-A**	»Die Theologen sollen sich zuwenden« (14/ 56 %)		

n = 20	**WS-D**	»Ich möchte souverän sein« (3/ 100 %)	**WS-D**	»Ich möchte souverän sein« (3/ 100 %)
	RO-K	»Die Theologen dominieren« (7/ 21 %)		
	RS-F	»Ich bin unzufrieden, ängstlich« (15/ 38 %)	**RS-F**	»Ich bin unzufrieden, ängstlich« (15/ 38 %)
Analytiker n = 88	**WO-A** **WO-B**	»Der Analytiker soll sich zuwenden« (32/ 37 %) »Der Analytiker soll mich unterstützen« (33/ 38 %)	**WO-B**	»Der Analytiker soll mich unterstützen« (33/ 38 %)
	WS-A	»Ich will mich zuwenden« (8/ 25 %)	**WS-A**	»Ich will mich zuwenden« (8/ 25 %)
	RO-J	»Der Analytiker ist zurückweisend« (35/ 24 %)	**RO-H** **RO-M**	»Der Analytiker ist verärgert« (13/ 9 %) »Der Analytiker zieht sich zurück« (24/ 17 %)
	RS-F	»Ich bin unzufrieden, ängstlich« (53/ 37 %)	**RS-F** **RS-D** **RS-C**	»Ich bin unzufrieden, ängstlich« (53/ 37 %) »Ich bin souverän« (16/ 11 %) »Ich liebe, fühle mich wohl« (14/ 10 %)
Partner	**WO-A**	»Der Partner soll sich zuwenden« (26/ 42 %)	**WO-C**	»Der Partner soll mich lieben« (18/ 29 %)
n = 77	**WS-C**	»Ich will lieben, mich wohl fühlen« (19/ 40 %)	**WS-C** **WS-M**	»Ich will lieben, wohl fühlen« (19/ 40 %) »Ich will mich zurückziehen« (13/ 27 %)
	RO-I	»Der Partner ist unzuverlässig« (34/ 23 %)	**RO-A** **RO-M**	»Der Partner wendet sich zu« (14/ 9 %) »Der Partner zieht sich zurück« (19/ 13 %)
	RS-M	»Ich ziehe mich zurück« (31/ 18 %)	**RS-M**	»Ich ziehe mich zurück« (31/ 18 %)

Einzelwelten – dargestellt sind die jeweils absolut häufigsten Kategorien innerhalb der Beziehungsepisoden mit diesem Objekt.
Kontrastbilder – dargestellt sind die Kategorien, in denen sich die Beziehung zu diesem Objekt von den anderen Beziehungen unterscheidet.
° In den Episoden mit dem Chef fanden sich insgesamt nur 3 Wünsche des Subjekts, die jeweils einer anderen Kategorie zugeordnet wurden, deshalb erfolgte keine Auswertung.

Es zeigte sich ein zentrales Muster (repräsentiert durch die in jeder Teilstichprobe von Episoden mit einem bestimmten Objekt absolut häufigsten Kategorien – Einzelwelten), das als *Grundthema* verstanden werden kann und in allen Beziehungen auftritt: Amalie möchte Zuwendung und Unterstützung von anderen, erlebt diese aber als unzuverlässig, zurückweisend und dominant und reagiert selbst darauf mit Angst, Schuldgefühlen und Rückzug.

Bezüglich der subjektbezogenen Wünsche unterscheiden sich die Beziehungsepisoden mit den verschiedenen Objekten. Den Theologen gegenüber möchte Amalie vor allem Unabhängigkeit erreichen, während die Beziehungsepisoden mit dem Analytiker und mit dem Partner von Ambivalenz geprägt waren – einerseits möchte sich Amalie dem Analytiker zuwenden und den Partner lieben, andererseits will sie sich zurückhalten.

Übertragungsaspekte im Sinne einer Wiederholung zeigten sich in der Übereinstimmung der Beziehungsmuster zwischen dem Analytiker und dem Vorgesetzten.

In den *übererwartet häufigen* Kategorien (Kontrastbilder) wurde deutlich, worin sich die einzelnen Objekte von allen anderen Objekten unterschieden: In den Beziehungsschilderungen mit den Theologen beschrieb Amalie besonders häufig Schuldgefühle und ihren Wunsch nach Unabhängigkeit. Vom Chef und vom Analytiker wünschte sich Amalie Unterstützung, erlebte den Chef als unzuverlässig und den Analytiker als verärgert, vorwurfsvoll und zurückgezogen. Nur in den Episoden mit dem Analytiker beschrieb sie Gefühle von Unabhängigkeit und Zufriedenheit, was als Ausdruck positiver Beziehungserfahrungen in der therapeutischen Beziehung verstanden werden kann.

In den Beziehungsepisoden mit dem Partner thematisierte Amalie sexuelle Wünsche. Sie beschrieb ihn als zugewandt, dem entgegen steht das Thema des Rückzugs und der Distanzierung, die Amalie einerseits wünscht, andererseits aber auch bei sich und dem Partner beklagt. Diese objektspezifischen Beziehungsmuster erlauben eine detaillierte und differenzierte Abbildung der Beziehungsschilderungen der Patientin mit verschiedenen Interaktionspartnern.

Im klinischen Alltag richtet sich das Interesse nicht nur auf problematische, maladaptive Interaktionen der Patienten, die aus Beziehungserfahrungen mit den primären Bezugspersonen resultieren. Beziehungen, die von Patienten als positiv erlebt wurden, können im Sinne positiver Identifikationsangebote und sozialer Unterstützung verstanden werden. Sie dienen zum einen der Einschätzung von Ressourcen und ermöglichen es zum anderen, die Differenzierungsfähigkeit von Patienten in der Wahrnehmung und Schilderung von Beziehungsgeschehen zu beurteilen.

In der aktuellen Diskussion um Wirkprinzipien in der Psychotherapie gewinnt das Konzept der Ressourcenaktivierung nicht nur im Feld behavioral-kognitiver Therapierichtungen (Grawe, 1998), sondern auch in psychodynamischen Therapierichtungen zunehmende Bedeutung. Ermann (1999) plädiert für eine »ressourcenorientierte Handhabung der analytischen Beziehung« (Ermann, 1999, S. 254), wobei das Konzept der Übertragung nicht unter dem Aspekt des Wiederholungszwanges gesehen, sondern als Lösungsversuch verstanden wird und in der therapeutischen Beziehung neue, emotionale Beziehungserfahrungen ermöglicht werden sollten. Dies entspricht dem Konzept der von Weiss eingeführten Beziehungs-Tests in der therapeutischen Beziehung, das wir im Abschnitt A2 beschrieben und in A3 klinisch illustriert haben.

Die $ZBKT_{LU}$-Methode kann einer differenzierten Beziehungsanalyse und

-diagnostik dienen (wobei nicht nur maladaptive Beziehungsmuster, sondern auch Ressourcen in der Beziehungsgestaltung erfasst werden) und somit eine wesentliche Grundlage für die Therapieplanung und Verlaufskontrolle im therapeutischen Prozess liefern.

A5.3.3 Kritische Anmerkungen zur Erfassung von Übertragung mit der ZBKT-Methode

Wie bereits dargestellt, führte Luborsky 1977 die ZBKT-Methode als Verfahren zur Erfassung von Übertragung unter dem Titel »Measuring a pervasive psychic structure in psychotherapy: The Core Conflictual Relationship Theme« ein (Luborsky, 1977). Der Titel von Luborskys und Crits-Christophs Monografie zur ZBKT-Methode »Understanding Transference: The Conflictual Relationship Theme Method« (Luborsky u. Crits-Christoph, 1990b, 1998b) drückt den Anspruch noch deutlicher aus, verschleiert aber, dass die Autoren eine genaue Definition ihres Verständnisses des Übertragungsbegriffes schuldig bleiben. Luborsky und Luborsky (2006) berufen sich auf die oben zitierte Freudsche Beschreibung eines sich wiederholenden Klischees (Freud, 1912, S. 364-365). Es wirkt etwas tendenziös, wenn Luborsky 23 Beobachtungen Freuds zu Übertragungsphänomenen formuliert und für elf dieser 23 Beobachtungen bestätigende, für sieben vorläufig bestätigende Untersuchungen mit der ZBKT-Methode angibt (Luborsky, 1998b). Beispielsweise führt Luborsky an, dass das Zentrale Beziehungskonflikt-Thema ein allgemeines Muster darstellt, das seinen Ursprung in frühen Beziehungserfahrungen mit den Eltern hat und gleichermaßen verschiedene Objektbeziehungen und eben auch die therapeutische Beziehung prägt; das sich in Psychotherapien aber auch außerhalb zeigt; das sowohl in Träumen wie auch in Erzählungen ausgedrückt wird; das auch am Ende psychotherapeutischer Beahndlungen noch präsent ist; dessen Veränderung in Behandlungen klinisch bedeutsam ist und das bereits bei Kindern deutlich ist und eine zeitliche Stabilität aufweist, durch Deutungen jedoch auch veränderbar ist. Er schlussfolgert daraus: »Diese Ergebnisse legen es nahe, dass das ZBKT in der Tat als ein Maß der essentiellen Merkmale gelten kann, die Freud für ›das Übertragungsmuster‹ benannte« (Luborsky u. Luborsky, 2006, S. 33). An anderer Stelle formuliert Luborsky (1990c) die Beziehung zwischen Übertragung und ZBKT folgendermaßen:

»›Wenn es wie eine Ente ausschaut und wie eine Ente quakt, dann ist es seine Ente!‹ Ist es also gerechtfertigt, von dem ZBKT zu sagen, da es wie Übertragung ausschaut, und es sich wie Übertragung äußert, dann ist es Übertragung? Fast, aber nicht exakt. Solange wir über ein zentrales Beziehungsmuster eines Patienten sprechen, lassen sich die Ähnlichkeiten und die Unterschiede klar und einfach aussprechen: Es ist in der Tat passend, die Aussage eines Klinikers zu einer Übertragungsformulierung als seine nicht formal geschulte Einschätzung des Konzeptes zu bezeichnen. Die Einschätzung eines Klinikers in Begriffen der ZBKT-Terminologie ist vermutlich eine überlappende, aber geschulte Version des Übertragungskonzeptes« (Luborsky, 1990c, S. 265, Übersetzung H. K.).

Luborsky, Crits-Cristoph, Friedman, Mark und Schaffler (1991) führen in diesem Zusammenhang aus, dass ZBKT und Übertragung nicht auf dem gleichen konzeptuellen Niveau stehen. ZBKT sei ein »... zentrales Set der Komponenten der Beziehungen zu sich selbst und signifikanten Objekten einer Person. Diese werden von einer zugrunde liegenden Struktur generiert, aber sind nicht mit dieser Struktur identisch« (Luborsky, Crits-Cristoph, Friedman, Mark u. Schaffler, 1991, S. 176).

Crits-Christoph und Demorest (1991) äußeren sich bezüglich des Verhältnisses von Übertragung und QUAINT-/ZBKT-Methode folgendermaßen: »Um eine Übertragungsreaktion auf den Therapeuten und zu anderen vollständig zu beschreiben, die auf klinischer Erfahrung beruht, ist die Erfassung tieferer Strukturen möglicherweise notwendig. Es kann jedoch festgehalten werden, dass auf dem vorliegenden Messniveau ein gewisser Grad von Ähnlichkeit von Mustern über Personen und den Therapeuten hinweg gefunden wurde. Neuere Ergebnisse (Crits-Christoph et al., 1988) belegen, dass der Grad, mit dem Therapeuten ihre Interpretationen auf den Inhalt richten, der vom ZBKT erfasst wurde, das Ergebnis von Psychotherapie signifikant vorhersagt. Der Nutzen, unbewusstere Konzepte zu erfassen, stellt eine Agenda für künftige Forschung dar« (Crits-Christoph u. Demorest, 1991, S. 210f.).

Die ZBKT-Methode erlaubt keine Erfassung unbewusster Inhalte von Übertragung und sie erfasst nicht die prozesshafte, aktuelle Übertragungsbeziehung in der therapeutischen Interaktion, sondern strukturelle Aspekte des Übertragungskonzeptes. Dabei wird eine interaktionelle Sicht von Übertragung vernachlässigt, »... die sich unauffällig in der psychoanalytischen Praxis längst verbreitet hat. Denn schon immer ging es um die Beziehung zwischen Hier und Jetzt und Damals und Dort, wiewohl erst in unserer Zeit voll realisiert wird, wie sehr das, was jetzt vor sich geht, von uns beeinflusst wird« (Thomä u. Kächele, 1985, S. 73).

Die ZBKT-Arbeitsgruppe um Deserno (Deserno, 1998; Hau et al., 2004) hat mit der Einführung der so genannten *Therapeut Typ-X Episode*, in denen Patient und Therapeut gemeinsam eine aktuelle Szene beziehungsweise Deutung verhandeln, einen viel versprechenden Ansatz vorgeschlagen, der die Analyse von Übertragung in ihrem prozesshaften, interaktiven Charakter ermöglichen könnte.

Aus unserer Sicht bilden die mit der ZBKT-Methode erfassten Beziehungsmuster wesentliche Aspekte verinnerlichter Beziehungserfahrungen in Form von Wunsch-Handlungsrelationen ab. Da die Auswertung sehr nah an den Aussagen des Patienten bleibt, handelt es sich dabei um relativ bewusstseinsnahe Strukturen, die sowohl Motivationen und (Trieb-)Wünsche, wie auch Abwehr und Bewältigungsphantasien und -strategien enthalten (weitere Anmerkungen dazu s. A3 und A6).

A5.4 Beziehungsmuster in Träumen und Geschichten über Beziehungen im psychoanalytischen Prozess[6]

Diese explorative Untersuchung befasst sich mit dem manifesten Trauminhalt und der Erfassung von Beziehungsmustern in berichteten Träumen mit der ZBKT-Methode in der originalen Fassung des ZBKT; wegen der klinischen Relevanz halten wir diese Befunde aber durchaus für mitteilenswert. Zwar liegen Untersuchungen zur Anwendung der ZBKT-Methode auf Träume aus Luborskys Gruppe vor; allerdings wurden nur wenige Stunden vom Anfang und Ende von Psychotherapien herausgegriffen (Popp et al., 1998). Unsere Untersuchung erfasste Daten über den Verlauf einer psychoanalytischen Therapie.

Popp et al. (1998) belegten, dass die ZBKT-Methode auch auf Träume reliabel angewendet werden kann. In ihrer Untersuchung stimmten die häufigsten Komponenten aus erzählten Träumen und Narrativen überein, sowohl inhaltlich bezüglich der Kategorien, wie auch der Valenz der Reaktionskomponenten (es überwogen sowohl in Träumen wie auch in den Narrativen negative Reaktionen). Dies spricht nach Meinung der Autoren dafür, dass es ein zentrales Beziehungsmuster gibt, das sowohl in Träumen wie auch in Beziehungsgeschichten ausgedrückt wird.

Wir untersuchten die 330-stündige Psychoanalyse der 27-jährigen Patientin Franziska X, die unter der Diagnose »Angsthysterie mit zwanghaft, phobischen Zügen« von einem noch wenig erfahrenen Analytiker behandelt wurde (siehe Thomä u. Kächele, 1988, S. 53 ff.). Franziska X litt unter heftigen Angstanfällen, die besonders in Situationen auftraten, bei denen sie ihr berufliches Können unter Beweis stellen sollte. Ihre Ausbildung in einem männlich geprägten Beruf hatte sie glänzend abgeschlossen, und sie konnte mit einer erfolgreichen Karriere rechnen, falls sie ihre Ängste überwinden würde. Mit ihrem Mann, den sie während ihrer Ausbildung kennen gelernt hatte, verband sie eine befriedigende seelische und geistige Gemeinschaft. Ihrer sexuellen Beziehung zu ihm konnte Franziska allerdings wenig abgewinnen – es erfordere viel Konzentration und Arbeit für sie, einen Orgasmus zu erleben, das könne sie für sich allein viel schneller und einfacher. Biografisch relevant ist, dass Franziska X im Alter von sechs Jahren vorübergehend in ein Heim eingewiesen wurde, weil die Mutter in der Schwangerschaft mit der jüngeren Schwester eine schwere Eklampsie erlitt, von deren Folgen sie sich nicht mehr erholte. In Franziskas Erinnerungen war die Mutter eine aufgedunsene, hässliche Frau, die ununterbrochen in einer Sprache nörgelte, die kaum zu verstehen sei. Der Vater übernahm die Versorgung der Kinder, sein Urteil über Franziska war damals und bis in ihr Erwachsenenalter vernichtend: *»Bei dir weiß man nie, woran man ist.«* Dem entspricht das Gefühl der Patientin, dass der Vater für sie unberechenbar war, als Kind habe sie immer in Angst und Zittern vor ihm gelebt.

Schon früh in der Behandlung kam es zu einer starken positiven Übertragung. Verliebtheit wurde der Motor der Behandlung; nur in dieser Stimmung konnte

6 Überarbeitet nach Albani et al. (2001b).

sie sich durchringen, beunruhigende und beschämende Themen zu besprechen. Im Verlauf der Therapie beschäftigte sie sich mit ihren speziellen Beziehungen zu älteren Männern:

> Franziska: »Eigentlich habe ich ja immer davon geträumt, mich in solche Männer zu verlieben, und ich habe auch lange davon geträumt, mit ihnen zu schlafen. Aber in Wirklichkeit habe ich mir einen Mäzen gewünscht, der mich versteht und mich völlig in Ruhe lässt.«

Aus äußeren Gründen – ein beruflicher Wechsel des Ehemanns – wurde die Behandlung aus Sicht des Analytikers zu früh beendet; katamnestisch wurde die Therapie als mittel erfolgreich eingeschätzt (Leuzinger-Bohleber, 1989).

Für die Auswertung standen ein Drittel der 330 Sitzungen zur Verfügung, also 113 transkribierte Stunden, relativ gleichmäßig verteilt über den gesamten Verlauf dieser Analyse (Kächele, Thomä, Ruberg u. Grünzig, 1988). Insgesamt wurden in diesen Stunden 57 Träume berichtet, in denen 21 Beziehungsepisoden ermittelt werden konnten. Es wurde die jeweils erste Beziehungsepisode nach einem Traum und die letzte Beziehungsepisode in einer Traum-Stunde markiert.

Die ZBKT-Beurteilung wurde im Konsens von drei erfahrenen ZBKT-Beurteilern durchgeführt. In die Auswertung gingen nur die Kategorien ein, in denen alle drei Beurteiler übereinstimmten. Es wurden die Standardkategorien (34 Wunsch-, 30 RO-, 30 RS-Kategorien) und daraus entwickelten Cluster (je acht Cluster für W, RO, RS) von Luborskys Arbeitsgruppe verwendet (Barber et al., 1990). Tabelle A12 zeigt eine allgemeine Übersicht der Ergebnisse.

Tabelle A12: Absolute (und relative) Häufigkeiten der Kategorien und der Wertungen der Reaktionen in den drei Teilstichproben (Fisher-Test und Korrektur nach Bonferroni) – * $p \leq 0,05$

	Traum-Episoden	**erste Episode nach einem Traum**	**letzte Episode der Traum-Stunden**	**gesamt**
Wünsche	21	21	21	63
Reaktion des Objekts	23	20	23	66
Reaktion des Subjekts	24	30	33	87
positive Reaktion des Objekts	15 (65 %)	5 (25 %)	7 (30 %)	27
negative Reaktion des Objekts	8 (35 %)	15 (75 %)	16 (70 %)	39
positive Reaktion des Subjekts	12* (50 %)	4 (15 %)	10 (30 %)	26
negative Reaktion des Subjekts	12 (50 %)	26* (85 %)	23 (70 %)	61

Die Valenz der Reaktionskomponenten zeigte, dass in den Träumen übererwartet häufiger positive Reaktionen des Subjekts geäußert wurden, in der jeweils ersten Beziehungsepisode nach einem Traum übererwartet mehr negative. Auch für die Reaktionen des Objekts galt, dass in den Träumen die positiven Reaktionen überwogen, was jedoch statistisch nicht abgesichert werden konnte.

Die jeweils häufigsten Kategorien wurden zum Zentralen Beziehungskonflikt-Thema zusammengesetzt (s. Tabelle A13).

Tabelle A13: Die Zentralen Beziehungskonflikt-Themen in den Träumen und Narrativen (Cluster, absolute und relative Häufigkeiten)

	Wunsch	**Reaktion des Objekts**	**Reaktion des Subjekts**
Träume	**W Cl 6** Ich möchte geliebt und verstanden werden (15/ 71 %)	**RO Cl 7** Andere mögen mich (12/ 52 %)	**RS Cl 3** Ich fühle mich respektiert und akzeptiert (11/ 46 %)
1. Episode nach einem Traum	**W Cl 7** Ich möchte mich gut und wohl fühlen (6/ 28 %)	**RO Cl 5** Andere weisen mich zurück und sind gegen mich (10/ 50 %)	**RS Cl 8** Ich fühle mich ängstlich und beschämt (10/ 33 %)
letzte Episode der Traum-Stunden	**W Cl 6** Ich möchte geliebt und verstanden werden (8/ 38 %)	**RO Cl 5** Andere weisen mich zurück und sind gegen mich (12/ 52 %)	**RS Cl 8** Ich fühle mich ängstlich und beschämt (9/ 27 %)

In der Clusterdarstellung stimmten die Wünsche in den Träumen und den Narrativen inhaltlich weitgehend überein (W Cl 6 ist der zweithäufigste Wunsch in den Episoden nach einem Traum). Die Reaktionen des Objekts und des Subjekts unterschieden sich jedoch deutlich voneinander. Im Gegensatz zu den frustrierenden Reaktionen der anderen in den Narrativen träumte die Patientin von zugewandten Objekten und fühlte sich in den Traum-Beziehungsepisoden respektiert.

Als Beispiel eine Beziehungsepisode, die in einer Traum-Stunde erzählt wurde:

Franziska: »Mir fällt da ein Arzt ein, den ich sehr gern mocht', der wollte aber nicht mit mir schlafen, aber der war furchtbar nett. Aber der hat auch nie wieder was von sich hören lassen. Wenn er Lust hatte, dann hat er geschrieben, und dann hat er sehr nett geschrieben. Als ich in X (ein Praktikumsort der Patientin, Anmerkung der Autoren) war und ihn dann fragte, ob er nicht mal vorbeikommen wollte und mir erzählen, wie es ihm geht, dann hab' ich nichts mehr von ihm gehört.«

Auf der Ebene der Standardkategorien ließen sich die Inhalte differenzierter abbilden (Tabelle A14).

Tabelle A14: Die Zentralen Beziehungskonflikt Themen in den Träumen und Narrativen (Standardkategorien, absolute und relative Häufigkeiten)

	Wunsch	**Reaktion des Objekts**	**Reaktion des Subjekts**
Träume	**W Sk 33** Ich möchte geliebt werden, eine romantische Beziehung, Sex haben (11/ 52 %)	**RO Sk 30** Andere lieben mich, sind an mir romantisch interessiert (10/ 43 %)	**RS Sk 28** Ich fühle mich wohl, in Sicherheit, bin zufrieden (5/ 18 %)
1. Episode nach einem Traum	**W Sk 24** Ich möchte Selbstvertrauen haben, mich akzeptieren, mich wohl fühlen (3, 14 %) **W Sk 33** s.o. (3/ 14 %)	**RO Sk 17** Andere widersetzen sich mir, sind gegen mich (3/ 15 %) **RO Sk 12** Andere sind distanziert, reagieren nicht (3/ 15 %)	**RS Sk 27** Ich fühle mich ängstlich, besorgt, nervös (5/, 17 %)
letzte Episode der Traum-Stunden	**W Sk 7** Ich möchte beliebt sein, gemocht werden, von anderen Interesse bekommen (5/ 24 %)	**RO Sk 12** Andere sind distanziert, reagieren nicht (4/ 17 %)	**RS Sk 27** Ich fühle mich ängstlich, besorgt, nervös (5/ 15 %)

Sexuelle Wünsche bestimmten die Hälfte aller Traum-Beziehungsepisoden der Patientin, und sie träumte die Erfüllung dieser Wünsche. Als Beispiel dazu eine Traum-Beziehungsepisode aus der 80. Stunde:

Franziska: »Und dann hab' ich Samstag von Ihnen geträumt, es war ein sexueller Traum. Da hab' ich mich hingelegt, wie sonst immer am Anfang der Stunde, und dann haben Sie sich ausgezogen und haben gesagt, heute machen wir ein Experiment. Und dann haben Sie sich ans Kopfende gesetzt und haben mir ihre Hand gegeben, und dann haben Sie sich schließlich neben mich gelegt. Ich war aber angezogen, und ich hab Sie dann gestreichelt und liebkost. Mehr weiß ich nicht mehr.«

In den Beziehungsepisoden nach einem Traum wurden sexuelle Wünsche deutlich seltener, in der jeweils letzten Beziehungsepisode von Traum-Stunden niemals geäußert. Ebenso wie in der Abbildung auf Cluster-Ebene unterschieden sich die Reaktionen zwischen den Träumen und den Narrativen erheblich. In den Narrativen fühlte sich die Patientin von den anderen abgelehnt und ängstlich.

Auffallend ist, dass in den meisten Beziehungsepisoden sowohl in den Träumen, wie auch in den Narrativen »Männer« (zum Beispiel Ärzte, Jungs, Musiklehrer) die Interaktionspartner sind, besonders häufig der Analytiker. In ihren Träumen kam ihr Ehemann niemals vor. Mit dem Vater gab es nur wenige Beziehungsepisoden, was darauf zurückzuführen ist, dass die Patientin zwar viel über ihren Vater erzählte, und der Vater auch ein wichtiges Objekt für die Patientin darstellte, die Episoden aber unvollständig waren und somit nicht in die ZBKT-Auswertung aufgenommen werden konnten (das *Objekt Vater* ist Thema bei der Patientin, nicht aber die *Beziehung zum Vater*). Die geringe Anzahl der Beziehungsepisoden mit der Mutter lässt sich daraus erklären, dass nach Angaben des Analytikers die Beziehung zur Mutter erst spät in der Behandlung, nach der Bearbeitung der Vaterproblematik, zum Thema werden konnte, weshalb die Beendigung als vorzeitig gewertet werden musste.

Die Ergebnisse zeigen, dass die ZBKT-Methode auch auf die Untersuchung der manifesten Inhalte von Träumen anwendbar ist. Die Träume dieser Patientin handelten von Beziehungen zu anderen und wurden (teilweise) in Form von Beziehungsepisoden wiedergegeben. Dies steht in Übereinstimmung mit der Studie von Hölzer, Zimmermann, Pokorny und Kächele (1996), die zu dem Schluss kommen, dass »… wir ›nicht nur Affekte‹ träumen, um v. Zeppelin und Moser zu paraphrasieren, sondern affektive Beziehungen …« (Hölzer, Zimmermann, Pokorny u. Kächele, 1996, S. 122). Die vorliegenden Ergebnisse bekräftigen, dass »… ein wesentlicher Aspekt von Traum und Träumen in der Modellierung affektiv-objektaler Bezüge zu liegen« scheint (S. 122).

In dem vorliegenden Einzelfall fand sich eine inhaltliche Übereinstimmung der Wünsche in den Träumen und den Narrativen auf der Ebene der Cluster[7], auf der Ebene der Standardkategorien zeigten sich jedoch Differenzierungen. In den Beziehungsepisoden nach einem Traum wurden sexuelle Wünsche deutlich seltener, in den jeweils letzten Beziehungsepisoden einer Traum-Stunde niemals geäußert. Dass Wünsche nach Sexualität auch in den jeweils ersten Beziehungsepisoden nach einem Traum offen geäußert wurden, lässt sich möglicherweise damit begründen, dass diese Episoden aus dem assoziativen Kontext des Traumes identifiziert wurden. Franziska äußerte in ihren Träumen und zugehörigen Assoziationen die Wünsche, die in den Narrativen nicht ausgedrückt wurden.

Die Reaktionskomponenten unterschieden sich zwischen den Traum-Episoden und den Beziehungsgeschichten auf beiden Auswertungsebenen deutlich. In den Beziehungsgeschichten berichtete Franziska X von zurückweisenden, distanzierten Interaktionspartnern, worauf sie selbst mit Angst reagierte. In ihren Träumen erlebte sie zugewandte, an ihr interessierte Objekte, und sie selbst fühlte sich wohl und respektiert.

7 Im Wunsch-Cluster 6 »Ich möchte geliebt und verstanden werden« sind sowohl Wünsche nach Zuneigung, Verständnis, Respekt wie auch nach einer romantischen Beziehung und Sexualität summiert. Sowohl die Bezeichnung der Cluster wie auch die inhaltlich Zuordnung der Kategorien wurden vielfach kritisiert (Albani et al., 1999b).

Die Unterschiede zwischen den Traum-Episoden und den Beziehungsgeschichten resultieren nicht aus verschiedenen *Themenkomplexen*, von denen die Episoden handeln. Anhand des vorliegenden Untersuchungsdesigns wird deutlich, dass sowohl in den Traum-Episoden wie auch in den ersten Beziehungsgeschichten nach einem Traum die Themen inhaltlich übereinstimmen, die in den Episoden geschilderten Beziehungsmuster aber verschieden waren, was bedeuten könnte, dass sich Traum-Episoden qualitativ von Geschichten über erlebte Beziehungen unterscheiden.

Die vorliegenden Ergebnisse stehen im Gegensatz zu denen von Popp et al. (1998). Die zentralen Beziehungsmuster in Träumen und Narrativen stimmten in unserer Untersuchung nicht überein. Die Reaktionen unterschieden sich zwischen den Träumen und den Narrativen. In den Träumen überwogen die positiven Reaktionen sowohl der anderen wie auch der Patientin selbst. Inhaltlich zeigte sich in den Beziehungsmustern der Träume, dass die Patientin in ihren Träumen die frustrierenden Erfahrungen aus ihren erlebten Beziehungsepisoden umkehrte.

Inwieweit diese Befunde nur ein patientenspezifisches oder störungsabhängiges Ergebnis darstellen, lässt sich nur an umfangreicheren Untersuchungen größerer Stichproben klären. Leuzinger-Bohleber (1989) stellte fest, dass die Träume dieser Patientin sehr nah am Tagesrest seien, anfangs wenig verschlüsselt und sehr offen vom Analytiker handeln, was Ausdruck der geringen Sublimierungsfähigkeit der Patientin sei, die aber im Verlauf der Therapie zunehme.

Durch die Krankheit der Mutter versorgte der Vater die Kinder. Die Patientin beschrieb ihn als versagend und ablehnend. Sie vermisste Geborgenheit und Fürsorge. Diese Konstellation verweist auf das Fehlen einer basalen Sicherheit, die vermutlich durch ödipal anmutendes *Sichanbieten* in einer intensiven Übertragungsliebe ausgeglichen werden musste. In diesem Zusammenhang können die sexuellen Träume auch als Versuch, das Interesse und die Zuneigung des Analytikers zu gewinnen, verstanden werden. Aus der Sicht des Analytikers fehlte der Patientin ein verlässliches Mutterintrojekt; kurz vor der vorzeitigen Beendigung berichtete Franziska einen Traum von einer Kröte im Keller, der sie sehr beunruhigte und der als Hinweis auf das mütterliche negative Introjekt verstanden werden könnte. Lange Zeit konnte sie sich nicht vorstellen, schwanger zu werden. Eine positive Entwicklung in Richtung des wieder Aufgreifens des Themas von Mütterlichkeit führte zu einer Schwangerschaft just zu dem Zeitpunkt, da sich der Wohnortwechsel aus äußeren Gründen ergab. Die vorzeitige Beendigung der Analyse, ehe die Mutterproblematik durchgearbeitet werden konnte, erwies sich für die Patientin als belastend.[8] Die Mutter hätte ihr zeigen können, wie sie selbst Partnerin in einer erfüllten sexuellen Beziehung und Mutter wird. Sexualität konnte Franziska in der Realität nur im alkoholisierten Zustand leben, und sie träumte das, was sie real kaum praktizierte. Es erfolgte eine Aufteilung in eine sexuelle Traumwelt und eine Realität, in der Sexualität nur mit fremden Männern und im

8 Eine längjährige katamnestische Begleitung in Briefform belegt dies.

besonderen Zustand möglich war. In der Realität ging Franziska eine frühe und äußerlich verlässliche Partnerschaft ein. Die Integration von Wünschen nach Nähe und Sexualität in einem Objekt gelang der Patientin nur unzureichend – ihr Ehemann stand zwischen beidem. Er gab ihr zwar Geborgenheit, sie lehnte ihn jedoch sexuell ab. Wir vermuten, dass die sexuellen Träume eine narzisstische Objektwahl zeigen: in den Träumen erfolgte die Identifikation mit der phantasierten Mutter als sexuell aktiver Frau.

In den Beziehungsgeschichten und den Traumberichten stellte die Patientin ihre Beziehungserfahrungen im Rahmen der Interaktion mit dem Analytiker dar, wobei sich qualitative Unterschiede zwischen den Beziehungsmustern aus den Traumberichten und den Beziehungsgeschichten zeigten. Das bedeutet, dass auch der manifeste Trauminhalt therapeutisch relevant sein könnte. Abgebildet wird die internalisierte, bewusstseinsnahe Beziehungserfahrung im Selbstdarstellungsstil der Patientin. Damit kommt diesen Narrativen und Traumberichten sowohl eine diagnostische wie auch eine kommunikative Funktion zu (Kanzer, 1955). Die Anwendung der ZBKT-Methode im klinischen Alltag stellt, auch in der Arbeit mit Träumen, eine Möglichkeit zur Strukturierung therapeutischen Materials und zur Hypothesengenerierung dar.

A5.5 Beziehungsmuster in der Katathym-Imaginativen Psychotherapie

Der Nachttraum stellt den *Königsweg zum Unbewussten* dar und erfreut sich regen Interesses von Klinikern und Psychotherapieforschern. Einen teilweise parallel verlaufenden Pfad zum Unbewussten sucht die von Hanscarl Leuner begründete Katathym-Imaginative Psychotherapie (Leuner, 2003, 2005). Diese Technik erweitert die klassische, psychodynamisch orientierte Psychotherapie (oder auch andere Therapiearten) um Imaginationen. Nach einer kurzen und nicht allzu tiefen Entspannung des Patienten schlägt der Therapeut ein Motiv vor – eines der Standardmotive (Wiese, Bach, Berg, Waldrand, Haus) oder ein spezifisch zur momentanen therapeutischen Situation passend gewähltes Motiv. Die freie Entfaltung der Imagination wird dem Patienten überlassen, der Therapeut bleibt mit ihm in verbalem Kontakt, begleitet ihn und interveniert. Direkt auf die Imagination folgt ein Nachgespräch. In dem reichhaltigen Material der Imaginationen kommen verborgene Inhalte zum Vorschein, die in den nachfolgenden »verbalen« Sitzungen bearbeitet werden.

Die szenischen Ereignisse in Nachtträumen und in Imaginationen können mit der $ZBKT_{LU}$-Methode erfasst werden, wenn Beziehungsepisoden nicht nur auf menschliche, real existierende Objekte begrenzt werden. In Nachtträumen werden häufig nicht real existierende Personen oder Tiere als Beziehungsobjekte beschrieben. In der begleiteten Imagination tauchen real existierende oder mystische Tiere, Pflanzen, Körperteile oder unbelebte Objekte wie Sand, Wasser oder Steine auf. Dem liegt die Hypothese zugrunde, dass durch den Mechanismus der Verschiebung vom realen zum imaginierten Objekt Zugang zu Konflikten auf symbolischer Ebene möglich wird.

Reaktionen des Subjekts und das »Blumenmotiv«[9]

Beziehungsmuster anhand des Imaginationsmotives *Blume* wurden an der Universität Bratislava bei elf Psychologiestudierenden untersucht (Uhrová, 2005a, 2005b, 2005c). Die von einer erfahrenen Therapeutin geleitete Sitzung umfasste drei Phasen: (a) Vorgespräch, in dem die gegenwärtige psychosoziale Situation der Versuchsperson besprochen wurde; nach einer kurzen Entspannung (b) die Imagination einer Blume und (c) Nachgespräch. Die elf transkribierten Sitzungen wurden mit der $ZBKT_{LU}$-Methode ausgewertet (Katarína Knížová). Lediglich für die Reaktionen des Subjekts (RS) genügten die Häufigkeiten der Kodierungen den Anforderungen statistischer Analysen. Es wurden die relativen Häufigkeiten der Kategorien A–M und der Positivitätsindex (s. B2.8) zwischen den drei Sitzungsphasen verglichen (exakter Friedman-Test).

Der RS-Positivitätsindex änderte sich signifikant ($p = 0{,}027$) während der Sitzung (s. Abbildung A5): Im Vorgespräch waren im Mittel 64 % der Subjekt-Reaktionen positiv, in der Imagination stieg diese Anzahl auf 83 %, im Nachgespräch waren es 61 %. Für die Imagination war die Kategorie RS-C (»Ich liebe, ich fühle mich wohl«, $p = 0{,}001$) und für die Vor- und Nachgesprächs-Phase die Kategorie RS-M (»Ich ziehe mich zurück«, $p = 0{,}045$) typisch.

9 Wir danken Eva Dora Uhrová und Katarína Knížová für den Beitrag.

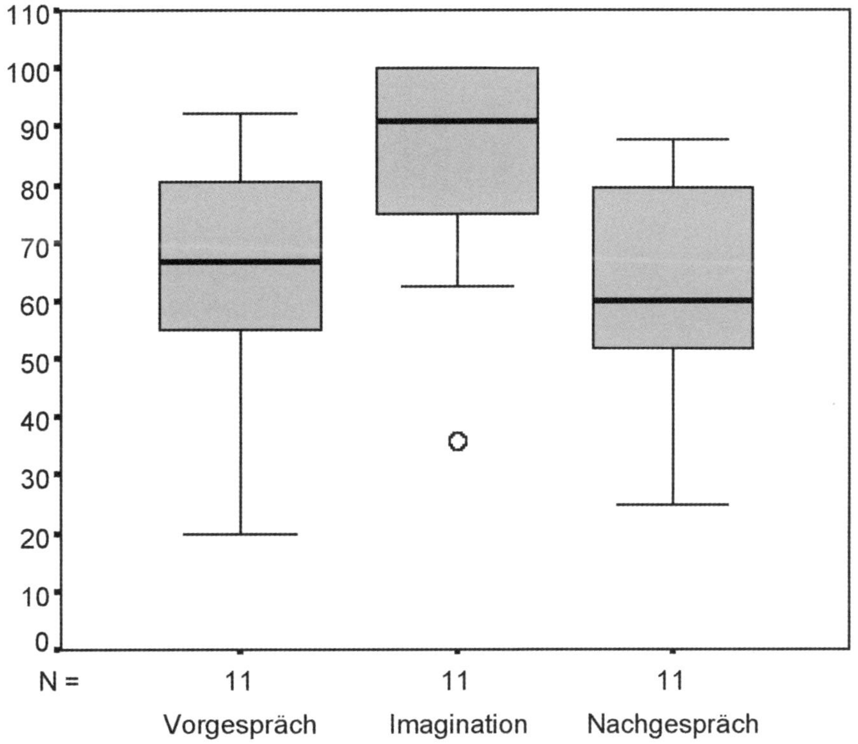

Abbildung A5: Positivitäts-Indices der Reaktionen des Subjekts bei der Blumenimagination

Beziehungsmuster in Tag- und Nachtträumen[10]

Die Therapie der frankophonen Schweizer Studentin, die wegen Beziehungsprobleme mit den Eltern und ihrem Freund in Therapie kam und unter depressiven und Angstsymptomen litt, umfasste 23 Sitzungen (17 Verbal- und 6 Imaginationssitzungen). Nach Abschluss der Therapie suchte die Patientin den Therapeuten (Michael Stigler) mit dem Anliegen auf, ihre seltsamen Nachtträume zu besprechen. In den nachfolgenden Sitzungen berichtete sie zwölf Nachtträume. Es wurden sechs Imaginationen, zwölf Nachttraumberichte und drei ausgewählte Verbalsitzungen mit der $ZBKT_{LU}$-Methode in der französischen Version des Kategoriensystems analysiert (Pokorny et al., 2006).

Die folgenden Beziehungsepisoden sollen die drei Settings illustrieren. In der Beziehungsepisode mit der Mutter scheiterte der Versuch, eine Beziehung aufzubauen. In der Imagination scheint die Kommunikation mit dem Adler zuerst auch unmöglich, nach einem erneuten Versuch war die Patientin aber erfolgreich. Im Nachttraum blieb die extrem feindlich gesinnte Frau unnachgiebig, die Patientin konnte sie aber besiegen und unter Kontrolle bringen.

10 Wir danken Michael Stigler für diesen Beitrag.

	Verbalsitzung	
BE Mutter	P: Ich habe schon immer das Gefühl gehabt, dass sie mich für ein Kind hält, und dass sie voller Vorurteile mir gegenüber ist, so dass ich ständig vieles beweisen muss, und dann versuche ich das vielleicht zu stark, und das macht alles nur noch schlimmer. Ich fühle, dass dies eine Sackgasse ist, und es wird mir nie gelingen, eine Beziehung zu ihr aufzubauen.	I-WOS-A21: Ich will, dass die Mutter mich als erwachsen respektiert. N-ROS-J12: Die Mutter ist voller Vorurteile. N-ROS-L11: Die Mutter hält mich für ein Kind. N-RSO-E21: Ich denke, dass es mir nie gelingen wird, eine Beziehung zur Mutter aufzubauen.
	Imagination	
BE Adler	(Patientin fliegt auf dem Rücken eines Adlers) P: es scheint mir, er fliegt nirgendwohin so genau T: können sie ihn irgendwie beeinflussen? P: ja, ich kann versuchen, seinen Kopf nach unten zu drücken, um ihn zu zwingen zu sinken T: ja P: jaa, er geht runter! T: so, was sehen sie vor sich jetzt? P: eine Stadt T: hm P: jaa, wir sinken!	I-WSO-K21: Ich will die Flugrichtung des Adlers beeinflussen. N-ROS-I11: Der Adler fliegt chaotisch (lässt sich nicht von mir beeinflussen). P-ROS-A21: Der Adler akzeptiert, dass ich ihn beeinflusse. P-RSO-D21: Ich steuere den Adler erfolgreich.

	Nachttraum	
BE Die Frau	P: … und so wird mir klar, dass ich ein Instrument brauche, um den Aggressor zu besiegen, diese Frau, aber das einzige, was ich habe, ist das Schilf in meinen Händen, weiches Schilf, eher delikat, und ich soll versuchen, das Schilf zur Bekämpfung dieser Frau zu verwenden, sie vom Dach runterzustoßen, und sie ist vor mir, und lacht mich aus, ja, das ist schon ein bisschen seltsam, nur dieses Schilf zur Selbstverteidigung zu haben, und sie, sie muss ein Messer oder so was haben, wirklich, sie hat ein Messer, aber ich schaffe es immerhin, sie nach unten zu zwingen.	E-WSO-D15: Ich will mich gegen die Frau wehren können. N-ROS-L21: Die Frau hat ein Messer. N-ROS-L12: Die Frau lacht mich aus. N-RSS-G24: Ich komme mir lächerlich vor. P-RSO-K22: Ich zwinge die Frau nach unten.

Der Harmonie-Index (relativer Anteil der Kategorien A–D) war in den Verbalsitzungen in allen Reaktions-Dimensionen sehr niedrig (s. Abbildung A6). Dabei fielen die Reaktionen des Subjekts (RSO, RSS) noch disharmonischer aus als die Reaktionen der Anderen (ROO, ROS). In den Imaginationen wurden für die Reaktionen ROS und RSO mehrheitlich eher harmonische Kategorien ermittelt. In den Nachtträumen verhielten sich die Objekte ausgeprägt disharmonisch, die Reaktionen der Patientin blieben dennoch auf harmonischerem Niveau als in den Imaginationen.

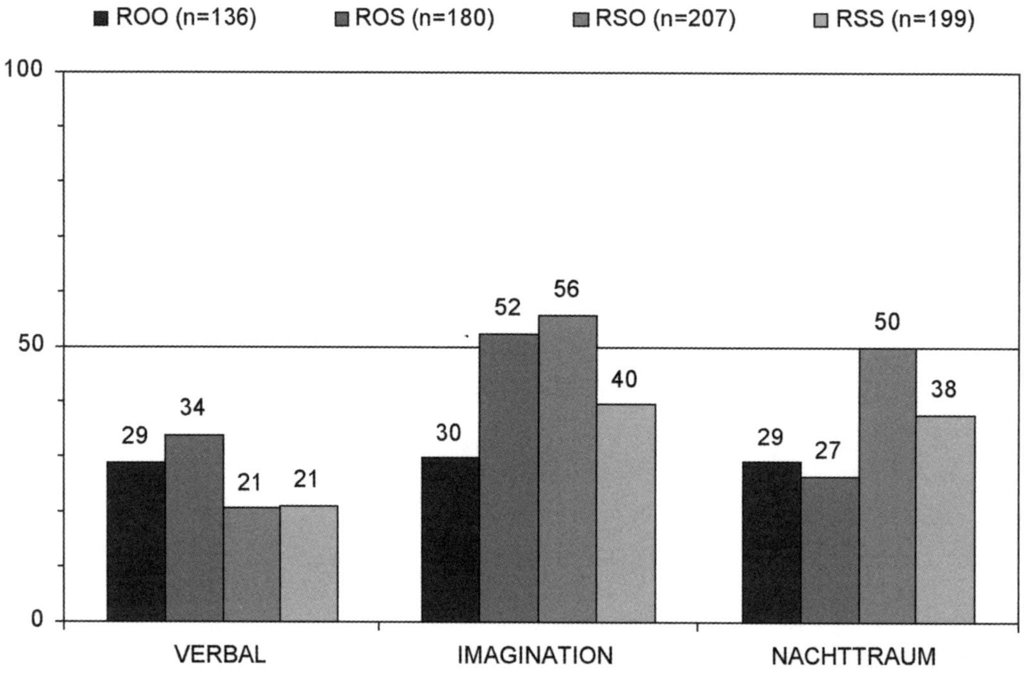

Abbildung A6: Harmonie-Indices der Reaktionen des Objekts und des Subjekts in drei Settings

Die Untersuchung der Blumenimagination bei Probanden verdeutlichte die allgemeine, in der Imagination vorherrschende Grundstimmung. Die Einzelfalluntersuchung demonstrierte, dass sich auf diesem positiv getönten Hintergrund Episoden abspielen können, die mit den Beziehungskonflikten des realen Lebens korrespondieren, was die These unterstützt, dass die Katathym-Imaginative Psychotherapie einen »sanften Zugang zu harten Problemen« öffnen kann.

A5.6 Werkstattberichte: Die Spanische und Italienische Version des Kategoriensystems $ZBKT_{LU}$

A5.6.1 Beziehungsmuster in einer spanischen psychoanalytischen Therapie[11]

Yolanda López del Hoyo und Alejandro Ávila-Espada (Universität Salamanca) haben die $ZBKT_{LU}$-Kategorien ins Spanische übertragen; die Abkürzung CCRT-LU-S steht für »Leipzig, Ulm, Salamanca« oder »logically unified, Spanish« (López del Hoyo et al., 2004).

Die 269-stündige, transkribierte psychoanalytische Behandlung der Patientin Maria (Diagnose »Histrionische Persönlichkeitsstörung«) ist der Musterfall der spanischen Psychotherapieforschung, an dem verschiedene Methoden angewendet wurden (Ávila-Espada u. Mitjavila, 2003). Unter anderem wurden 32 Sitzungen, die zehn Blöcke mit drei bis fünf Sitzungen bilden, mit der $ZBKT_{LU}$-Methode unter Verwendung des CCRT-LU-S-Kategoriensystems untersucht. Nachfolgend sollen exemplarisch objektspezifische Beziehungsmuster (s. B2.12) und Veränderungen von Beziehungsmustern im Therapieverlauf (s. B2.9) dargestellt werden.

Es wurde zunächst geprüft, ob sich die Häufigkeitsverteilungen der Kategorien zwischen den 22 in den Beziehungsepisoden ermittelten Objektklassen signifikant voneinander unterschieden. Wie die Tabelle A15 zeigt, wurden bei keiner Wunsch-Dimension, aber bei allen vier Reaktions-Dimensionen signifikante Objektunterschiede ermittelt. Maria schilderte also in den Beziehungsgeschichten mit verschiedenen Objekten ähnliche Wünsche, während sich die Reaktionen der Objekte wie auch Marias Reaktionen in den Beziehungen mit verschiedenen Objekten unterschieden.

Tabelle A15: Patientin Maria. Objektspezifische Beziehungsmuster (Verallgemeinerter Fisher-Test, Monte-Carlo mit 1 000 000 Simulationen)

Dimension	WOO	WOS	WSO	WSS	ROO	ROS	RSO	RSS
	(n = 53)	(n = 142)	(n = 120)	(n = 145)	(n = 77)	(n = 267)	(n = 125)	(n = 298)
Signifikanz	0,167	0,078	0,196	0,110	0,001***	0,001***	0,038*	0,004**

Signifikanzniveau, einseitig: * $p \leq 0,05$, ** $p \leq 0,01$, *** $p \leq 0,001$

Im Therapieverlauf zeigten sich für die Wunsch-Dimensionen keine signifikanten Trends (s. Tabelle A16), für die Reaktionen ROS und RSS stieg der Harmonie-Index jedoch signifikant (s. Abbildung A7), was auf eine Veränderung von Beziehungsmustern hindeutet.

11 Basiert auf López del Hoyo (in preparation). Wir danken Yolanda López del Hoyo für den Beitrag.

Tabelle A16: Patientin Maria. Zeittrends der Harmonie-Indices
(rho = Spearman-Korrelation mit der Zeit, N = 10 Sitzungsblöcke)

Dimension	WOO	WOS	WSO	WSS	ROO	ROS	RSO	RSS
rho	-0,48	-0,15	+0,09	-0,16	-0,50	+0,70*	+0,22	0,79**

Signifikanzniveau, einseitig: * p ≤ 0,05, ** p ≤ 0,01

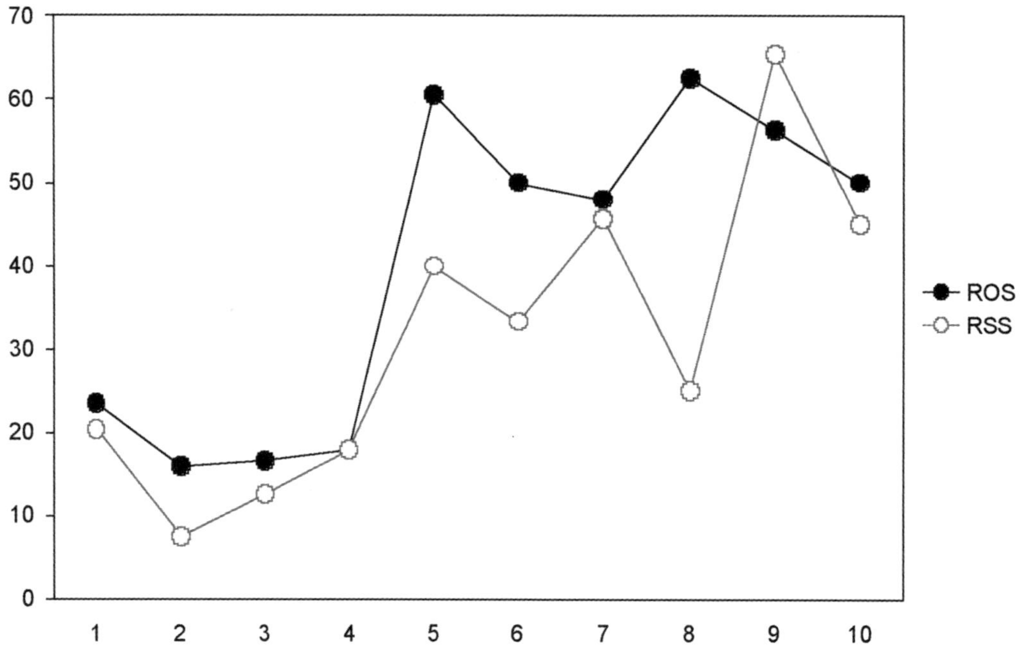

Abbildung A7: Patientin Maria. Harmonie-Indices im Therapieverlauf (N = 10 Sitzungsblöcke)

A5.6.2 Beziehungsmuster in einer italienischen verhaltenstherapeutischen Kurzzeittherapie[12]

Anhand einer zwölfstündigen kognitiven Verhaltenstherapie wurde die italienische Version des $ZBKT_{LU}$-Kategoriensystems (Vicari, Fabi, Clementel, Gottarelli u. Casonato, 2003) erprobt und die Anwendbarkeit der $ZBKT_{LU}$-Methodik auf eine verhaltenstherapeutische Behandlung überprüft (Sacchi, 2005).

Die 31-jährige Patientin M. wurde unter der Diagnose »Angststörung mit Somatisierung und Depression« kognitiv-verhaltenstherapeutisch behandelt. Patientin und Therapeut schätzten die Behandlung als erfolgreich ein. Die Therapiesitzungen wurden vollständig tonbandaufgezeichnet und transkribiert. Alle 12 Sitzungen wurden in zufälliger Reihenfolge von zwei unabhängigen und trainierten Beurteilerin-

12 Basiert auf Sacchi (2005). Wir danken Manuela Chiara Sacchi und Carola Modica für den Beitrag.

nen mit der $ZBKT_{LU}$-Methode ausgewertet. Es ließen sich 204 Beziehungsepisoden ermitteln, mit insgesamt 1011 Kategorie-Kodierungen.

Die Beurteilerübereinstimmung wurde jeweils getrennt für die einzelnen Auswertungsschritte überprüft. Die Übereinstimmung beider Beurteilerinnen war in allen Schritten zufrieden stellend. Entscheidend war die letzte Phase der Zuordnung der textnahen *tailor-made*-Formulierungen zu den Standardkategorien. Die Kappa-Koeffizienten lagen für die 13 Cluster zwischen 0,63–1,00. Für die Reaktionen des Objekts und des Subjekts waren die Bewertungen gleichmäßiger über eine größere Anzahl von Clustern verteilt als bei den beiden Wunsch-Dimensionen, was möglicherweise dazu beigetragen hat, dass für die Wünsche die Beurteilerübereinstimmung höher war als für die Reaktionen.

Tabelle A17 zeigt die Gesamthäufigkeiten der einzelnen Kategorien. Ein direkter Vergleich der Häufigkeitsverteilungen der Kategorien in den verschiedenen Dimensionen fällt anhand der relativen Häufigkeiten leichter, die in Abbildung A8 dargestellt sind. Dieser visuelle Vergleich soll jedoch nur einer ersten Orientierung dienen, verbindlichere Aussagen bedürfen einer (hier nicht dargestellten) statistischen Absicherung.

Tabelle A17: Patientin M. Allgemeine Beziehungsmuster – absolute Häufigkeiten

	WO	WS	RO	RS
A sich zuwenden	50	28	21	24
B unterstützen	12	21	12	19
C lieben, sich wohl fühlen	19	64	9	35
D souverän sein	17	87	8	103
E depressiv sein, resignieren	–	1	8	25
F unzufrieden sein, Angst haben	–	–	8	81
G fremdbestimmt sein	–	–	12	71
H verärgert, unsympathisch sein	–	2	9	29
I unzuverlässig sein	–	1	39	–
J zurückweisen	–	1	40	8
K dominieren	–	1	21	1
L ärgern, angreifen	–	7	21	4
M sich zurückziehen	3	16	29	44
Gesamt	**101**	**229**	**237**	**444**

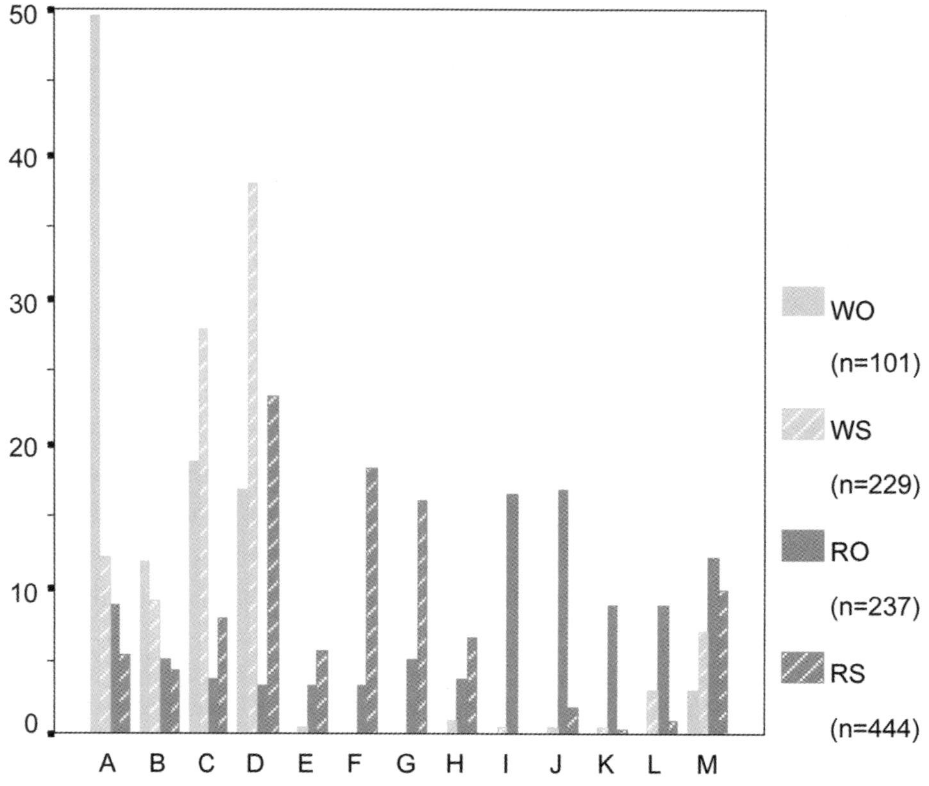

Abbildung A8: Patientin M. Allgemeine Beziehungsmuster – relative Häufigkeiten

In der Wunschdimension WO (»die Anderen sollen«) dominieren die harmonischen Kategorien A–D, in den subjektbezogenen Wünschen zeigen sich auch disharmonische Kategorien. Bei den Reaktionsdimensionen überwiegen die disharmonischen Kategorien, wobei aber auffällt, dass die Patientin ihre Reaktionen am häufigsten mit der Kategorie »Ich bin souverän« beschreibt.

Die vorliegende Untersuchung demonstrierte zum einen die reliable Anwendbarkeit der italienischen Version des $ZBKT_{LU}$-Kategoriensystems, zum anderen konnte erstmals die $ZBKT_{LU}$-Methodik auf eine kognitiv-verhaltenstherapeutische Behandlung angewendet werden.

A6 Beziehungsmuster und Beziehungskonflikte – Was wird mit der $ZBKT_{LU}$-Methode erfasst?

A6.1 Klinische Relevanz der $ZBKT_{LU}$-Methode

Nach bisherigen Erfahrungen ziehen sich besonders viele Kliniker enttäuscht von der Methode zurück, nachdem sich die (unangemessene) Erwartung, mit der Methode klinisches Wissen zu Übertragung in eine strukturelle Aussage abbilden zu können, nicht unmittelbar bestätigte. Die Stärke einer wissenschaftlichen Methode liegt jedoch in der Fähigkeit, über Vereinfachung Strukturen zu identifizieren, nicht in der Imitation komplexen, klinischen Denkens.

Die $ZBKT_{LU}$-Methode ist ein klinischen Schlussbildungsprozessen nahe stehendes Verfahren, mit der repetitive Beziehungsmuster abbildbar sind. Es werden die narrativen Darstellungen der Wahrnehmungen von Objektbeziehungen (und Interaktionen mit der eigenen Person) untersucht, also die vom Patienten verbalisierten Beziehungserfahrungen in Form von Wunsch-Handlungs-Relationen abgebildet.

Faszinierend bleibt Luborskys Innovation, Intrapsychisches auf interpersonaler Ebene abzubilden, um dann daraus auf die intrapsychische Ebene rückschließen zu können. Es wird auf das, was der Patient erzählt, zurückgegriffen. Die Geschichten werden so betrachtet, wie sie der Patient nach seiner individuellen Verarbeitung schildert – ob sie tatsächlich so geschehen sind, ist nicht entscheidend. Solche Geschichten bieten die Möglichkeit, internalisierte Beziehungsmuster des Patienten zu erkennen und zu beurteilen. Die $ZBKT_{LU}$-Methode erlaubt, mit Abstand und mit den Worten des Patienten die Beziehungen des Patienten zu betrachten und verschiedene Objektbeziehungen zu vergleichen. Auf diese Weise werden Abstraktionen möglich und Schemata erkennbar.

Ein wesentlicher Vorzug der Methode liegt dabei darin, dass nachvollziehbar wird, wie klinische Theoriebildung vor sich geht, weil eine »direkte Verbindung« zwischen dem, was der Patient sagt, und den daraus abgeleiteten klinischen Hypothesen hergestellt werden kann (s. Beispiel in Tabelle B1).

Obwohl die Methode »Zentrales Beziehungs*konflikt*-Thema« heißt, bleibt die Klärung des Konfliktbegriffes bei Luborsky offen. Die Beziehungsepisoden resultieren aus einem Ablaufschema: auf einen Wunsch folgt eine Reaktion des Objekts, auf diese wiederum eine Reaktion des Subjekts. Konflikte im analytischen Sinn zwischen einem Wunsch und der Abwehr, zwischen den verschiedenen Systemen oder Instanzen oder zwischen Trieben (Laplanche u. Pontalis, 1972) werden mit der Methode nicht erfasst. Anhand der Wunsch-Komponente können Konflikte zwischen zwei Wünschen, die zeitgleich auftreten und einander ausschließen, beschrieben werden. Zutreffend dürfte sein, dass das Zentrale Beziehungskonflikt-Thema das

Thema des häufigsten Wunsches erfasst, ohne dass der (intrapsychische) Konflikt selbst darin sofort offensichtlich ist. Das Zentrale Beziehungskonflikt-Thema sollte deshalb eher als Indikator zur Erfassung des (unbewussten) Konfliktes des Patienten verstanden werden. Interpersonale Konflikte werden hingegen mit der Methode in der vorgegebenen Struktur (Wunsch und Reaktionen) sehr klar abgebildet.

$ZBKT_{LU}$-Beziehungsmuster und das Konzept des Fokus

Die klinische Prüfung anhand bewährter Basiskonzepte zeigte, dass die $ZBKT_{LU}$-Methode ein geeignetes Instrument zur psychodynamischen Formulierung im Sinne des Fokus-Konzeptes darstellt. Sie ermöglicht eine patientenspezifische Diagnostik und Fallkonzeption in Bezug auf maladaptive Beziehungsmuster und erlaubt eine Verlaufskontrolle der Fokusformulierung im therapeutischen Prozess.

Die ermittelten zentralen Muster entsprechen inhaltlich den Themen klinischer Fokusse, die jedoch objektspezifischer formuliert werden können. In diesem Sinn kann das Zentrale Beziehungsmuster als Struktur für die Deutungsaktivität verstanden werden. Luborsky (1984, 1988b, 1995) und Book (2004, 1997) beschreiben sehr detailliert die klinische Anwendung der ZBKT-Methode für die Deutungsarbeit in psychodynamischen Kurztherapien.

Für die klinische Validität dieses Ansatzes sprechen Befunde, die einen Zusammenhang zwischen dem Therapieerfolg, der Entwicklung der therapeutischen Beziehung und der *Korrektheit*, mit der das zentrale Beziehungsmuster gedeutet wird, nahe legen: Crits-Christoph et al. (1993) werteten jeweils zwei Therapiestunden (Stunde zwei und fünf) von insgesamt 43 Patienten mit der ZBKT-Methode aus und ermittelten in diesen Stunden die Deutungen der Therapeuten (im Mittel fanden sich ca. sechs Deutungen pro Stunde). Unabhängige Beurteiler schätzten diese Deutungen auf einer fünfstufigen Skala danach ein, wie genau sie die Komponenten des zentralen Beziehungsmusters des jeweiligen Patienten adressieren (der Mittelwert der »accuracy« dieser Deutungen lag [nur] bei ca. 1,6). Der Ausgang der Therapie ließ sich am besten aus der »Treffsicherheit« der Deutungen des zentralen Musters aus Wunsch und Reaktion des Objekts vorhersagen, das heißt, je zutreffender der Therapeut den häufigsten Wunsch des Patienten und die darauf folgende Reaktion der Interaktionspartner deutete, umso erfolgreicher war die Therapie schließlich.

Götze et al. (2003) untersuchten mit der ZBKT-Methode, welchen Einfluss das Ansprechen des Fokus durch den Therapeuten im Verlauf einer Fokaltherapie auf den Therapieerfolg hat. Es zeigte sich, dass die Therapeuten in der Gruppe mit höherem Therapieerfolg den Fokus signifikant häufiger ansprachen und ihn komplexer und interpersonaler formulierten als die Therapeuten in der Gruppe mit niedrigerem Therapieerfolg.

Die vorliegenden Ergebnisse belegen, dass es mit der $ZBKT_{LU}$-Methode gelingen kann, klinisch relevante Aspekte psychoanalytischer Prozesse aus der Sicht des Patienten abzubilden, womit erste empirische Hinweise auf die klinische Validität des Ulmer Prozessmodells psychoanalytischer Behandlungen vorliegen. Die Veränderungen von Beziehungsmustern im Therapieverlauf psychodynamischer (s. B2.9,

A5.6.1) und einer verhaltenstherapeutischen Therapie (Sacchi, 2005) liefern weitere Hinweise auf die Validität der $ZBKT_{LU}$-Methode.

Der mit der $ZBKT_{LU}$-Methode ermittelte Fokus reflektiert die subjektive Sicht des Patienten. Diese Begrenzung kann aber (gerade auch für Ausbildungskandidaten) von Vorteil sein, da zunächst eine Formulierung des zentralen Beziehungsthemas ohne die Gefahren der Verstrickung in die aktuelle therapeutische Interaktion und die eigene Gegenübertragung möglich ist.

Die Operationalisierung in Form interpersoneller Wunsch-Handlungsrelationen betont den interpersonellen Aspekt bei der Genese psychischer Störungen und bietet eine Strukturierungshilfe auch für das Verständnis der therapeutischen Beziehung und der darin aktualisierten Beziehungsmuster. In diesem Sinn ist die ZBKT-Methode auch bei der Konstruktion der Achse *Konflikt* in die Operationalisierte Psychodynamische Diagnostik (Arbeitskreis OPD, 1996, 2006) eingegangen.

$ZBKT_{LU}$-Beziehungsmuster und das Konzept der Übertragung

Die Frage, inwieweit die mit der $ZBKT_{LU}$-Methode erfassten Beziehungsmuster dem klinischen Konzept der Übertragung entsprechen, bedarf einer umfassenden Diskussion des inzwischen vielfach revidierten und diskutierten Übertragungsbegriffes, die hier nicht geleistet werden soll und kann (s. dazu Thomä u. Kächele, 2006a). Wir gehen davon aus, dass die Methode strukturelle Aspekte des klinischen Übertragungskonzeptes in Form internalisierter Beziehungsmuster erfasst (s. A5.3). Es lassen sich repetitive Elemente von Beziehungsmustern als Wunsch-Handlungs-Relationen aus der Sicht des Patienten abbilden. Die Ergebnisse beschränken sich auf eine monadische Betrachtungsweise und strukturelle Aspekte von Übertragung, dyadische und dynamische Aspekte hingegen werden vernachlässigt.

Grundlage für die Kodierungen sind die manifesten Themen des Patienten, Unbewusstes wird nicht erfasst, lediglich der repetitive Charakter der Beziehungsmuster ist Patienten in der Regel nicht bewusst. Es ist offen, ob jeder dieser manifesten Wünsche tatsächlich auch als Übertragungswunsch verstanden werden kann. Besonders Sandler, Dare und Holder (1973) betonen, dass nicht alles Material Übertragung darstellt, sondern verschiedene Aspekte von Beziehung untersucht, Elemente, die Wiederholung beinhalten von solchen, die gegenwarts- und personengerecht sind, unterschieden werden müssen. Was sowohl in der Beziehung zum Therapeuten wie auch in den Beziehungen zu anderen Personen »Übertragung« und was »realitätsgerechtes Verhalten und Wahrnehmung« darstellt, kann mit der $ZBKT_{LU}$-Methode nicht genau differenziert werden.

Ebenso wenig erlauben die $ZBKT_{LU}$-Beziehungsmuster Aussagen über die aktuelle therapeutische Beziehung, sie können aber nützlich sein, die aktuelle affektive Interaktion zu verstehen (s. A3).

Es ist anzunehmen, dass die $ZBKT_{LU}$-Beziehungsmuster mit Strukturen in Verbindung stehen, die von andern Autoren als »internal working model« (Bowlby, 1969), »Bindungsrepräsentanzen« (Main, Kaplan u. Cassida, 1985), »affektiv-motivationale-kognitive Schemata« (Berman u. Sperling, 1994), »script« (Carlson,

1981; Tomkins, 1979), »person schema« (Horowitz, 1991), »unconscious organizing principles« (Stolorow u. Atwood, 1992) oder »representations of interactions that have been generalised« (RIG, Stern, 1996) bezeichnet werden. Erste Untersuchungen deuten auf Zusammenhänge zwischen $ZBKT_{LU}$-Beziehungsmustern und Bindungsvariablen hin (A5.2). Das derzeit intensiv diskutierte Konzept der Bindung stellt unseres Erachtens eine Facette von möglichen Übertragungsebenen im therapeutischen Geschehen dar (Buchheim u. Kächele, 2002). Das dort eingesetzte methodische Vorgehen verlangt nach Beziehungsgeschichten, aus denen dann auf innerseelische Muster rückgeschlossen wird.

Welche Beziehungen zwischen Übertragung, diesen theoretischen Konzepten und mit der $ZBKT_{LU}$-Methode operationalisierbaren Beziehungsmustern bestehen, bedarf weiterer Untersuchungen, die im Kontext der Analyse der komplexen Zusammenhänge von emotionalen, prozeduralen, kognitiven und sprachlichen Repräsentationen stehen sollten.

$ZBKT_{LU}$-Beziehungsmuster und Sprachbildungsprozesse

Erzählen ist eine Alltagstätigkeit par excellence, es ist ein aktives Element des alltäglichen Lebens (Ehlich, 1980). Es kann deshalb nicht verwundern, dass die sprachliche Form, die Patienten wählen, um Episoden aus ihren Leben zu erzählen, Aufschluss über die Art gibt, wie sie Erlebtes verarbeiten. Boothe (1991) versteht Erzählung als »sprachliche Inszenierung«, deren Analyse auf Wahrnehmungs- und Verarbeitungsmuster des Patienten schließen lässt, die für dessen innere Beziehungsorganisation Bedeutung haben und unterstreicht die Möglichkeit, Stabilisierungs- und Veränderungsprozesse anhand der Verarbeitungsmodelle, die in Erzählungen angeboten werden, zu verfolgen. Trotz Krauses (2008) Hinweis, dass sich die ZBKT-Methode auf die Analyse von Sprachproduktionen beschränkt, ist doch die Eigenständigkeit der sprachlichen Gestaltung als eigener kommunikativer Kanal zu betonen. Im Gegensatz zur Auswertungsmethodik des Erwachsenen-Bindungsinterviews, wo vor allem formale Aspekte der sprachlichen Gestaltung analysiert werden, richtet sich die ZBKT-Methodik im Wesentlichen auf den inhaltlichen Aspekt einer Geschichte. Form und Inhalt schließen sich jedoch nicht wechselseitig aus. Es bleibt weiterer Forschung vorbehalten, die Zusammenhänge zwischen dem, *was* im Text *manifest* ist (Inhalt), *wie* es ausgedrückt wird (Form), den *latenten* Themen und »*psychischen* Strukturen« und »*biologischen* Korrelaten« zu erhellen.

$ZBKT_{LU}$-Beziehungsmuster und erzählte Träume

Zentrale Beziehungsmuster finden sich auch in erzählten Träumen und Tagträumen. Erste Ergebnisse deuten darauf hin, dass in den Beziehungsmustern erzählter Träume und Tagträume Wünsche erfüllt und Problemlösungen erprobt werden, was in Einklang mit aktuellen Theorien zu Traumfunktionen steht: »Dem Träumen lassen sich die *Versuche* zuschreiben, Wünsche zu erfüllen, Einsichten und Erkenntnisse zu gewinnen, Probleme zu lösen, das (unbewusste) Denken trotz des Schlafzustandes fortzusetzen und Verluste zu kompensieren« (Deserno, 2007).

Eines oder mehrere zentrale Beziehungsmuster?
Mit der Auswertung nach Luborsky (unter Verwendung absoluter Häufigkeiten) genügen bereits acht bis zehn Beziehungsepisoden, um *ein Zentrales Beziehungsmuster* zu ermitteln. Die Untersuchung der jeweils absolut häufigsten Kategorien lieferte in zahlreichen Studien ein zentrales Beziehungsmuster, das durch Wünsche nach Nähe und Zuwendung gekennzeichnet ist, die von anderen zurückgewiesen werden, was zu Enttäuschung führt. Dieses Muster scheint relativ stabil zu sein.[1]

Neben den in der klassischen Auswertung ermittelten jeweils absolut häufigsten Kategorien, die das zentrale Muster bilden, können die Häufigkeitsverteilungen der Kategorien geprüft und alternative datenanalytische Methoden (für die allerdings eine relativ große Anzahl von Beziehungsepisoden nötig ist) weitere, teilweise auch seltene, aber relevante Beziehungsmuster liefern (s. B2), die unter anderem auch als interpersonelle Ressourcen verstanden werden können und therapeutische Veränderungen zentraler Beziehungsmuster abbilden.

Neben einem zentralen Beziehungsmuster, das verschiedene Objektbeziehungen kennzeichnet, lassen sich objektspezifische Beziehungsmuster identifizieren, die unter anderem interpersonale Ressourcen des Patienten charakterisieren.

Das (eine) Zentrale Beziehungskonflikt-Thema gibt es nicht. Je nachdem, in welcher Definitionseinheit (gesamte Therapie, Behandlungsphasen, Objektspezifität) untersucht wird, können repetitive Muster auf verschiedenen Ebenen abgebildet werden.

Zur klinischen Anwendbarkeit der $ZBKT_{LU}$-Methode
Bei aller Kritik und Beschränkungen müssen der $ZBKT_{LU}$-Methode folgende Vorzüge bezüglich ihrer klinischen Anwendbarkeit bescheinigt werden:
- die Methode untersucht die narrativen Darstellungen der Wahrnehmungen von Objektbeziehungen, des Selbstbildes und interpersonaler Konflikte, also die Selbstdarstellung der vom Patienten verbalisierten Beziehungserfahrungen in Form von Wunsch-Handlungs-Relationen;
- die Methode erlaubt die Abbildung von Grobstrukturen, die der Hypothesengenerierung dienen können und eine Strukturierung klinischen Materials und die Verlaufsbeschreibung therapeutischer Prozesse ermöglichen;
- für eine klinische Anwendung ist die Methode leicht erlernbar;
- der Zeitaufwand für die Formulierung der psychodynamischen Zusammenhänge im klinischen Gebrauch ist gering, somit lässt sich die Methode Prozess begleitend nutzen;
- die psychodynamische Formulierung ist für die Behandlung nutzbar;

1 Interessant ist, dass sowohl in klinischen wie auch nichtklinischen Stichproben (zum Beispiel Zollner, 1998) dieses Muster als häufigstes Muster genannt wird, wobei die Pervasiveness (Anzahl der Episoden mit diesem Muster bezogen auf alle Episoden) dieses Musters bei Patienten höher ist. Wahrscheinlich leiden Menschen, die psychotherapeutische Behandlung suchen, unter diesem Muster stärker; möglicherweise ist die Präsentation dieses Musters in Therapiegesprächen aber auch eine Art »Eintrittskarte« für eine Psychotherapie.

- die Methode bildet die Grundlage der Deutungsarbeit in Luborskys Form analytischer Psychotherapie, der »Supportiv-expressiven Therapie« (Luborsky, 1984, 1995; Luborsky et al., 1988) beziehungsweise der daraus abgeleiteten »Brief Psychodynamic Psychotherapy« (2004, 1997) und in auf der »Supportiv-expressiven Therapie« basierenden Therapiemanualen für die Behandlung von Patienten mit Abhängigkeitserkrankungen (Barber, Foltz, Crits-Christoph u. Chittams, 2004; Crits-Christoph et al., 1999), Depressiven Erkrankungen (Mark, Barber u. Crits-Christoph, 2003), Persönlichkeitsstörungen (Vinnars, Barber, Noren, Gallop u. Weinryb, 2005) und generalisierten Angststörungen (Leichsenring, Winkelbach u. Leibing, 2005);
- die Methode ist änderungssensitiv;
- die Methode ist mit verschiedenen Datenerhebungsformen kombinierbar (Transkripte, Videos, live-Interviews, Stundenprotokolle usw.);
- die Anwendung der Methode ist nicht nur erfahrenen Klinikern vorbehalten, sondern gerade auch für Ausbildungskandidaten und in der Supervision brauchbar;
- die mit der Methode erhobenen Daten haben klinische Relevanz.

Als Fazit dürfen wir festhalten, die ZBKT-/$ZBKT_{LU}$-Methode ist in der klinischen Tätigkeit entschiedener verankert als verwandte Verfahren (zum Beispiel die SASB-Methode u. a.), die aufgrund ihrer Komplexität stärker im grundlagenwissenschaftlichen Kontext angesiedelt sind. Jedoch macht genau diese Eigenschaft der $ZBKT_{LU}$-Methode, einen Beitrag zur Überwindung der Kluft zwischen praktisch-klinischen Erfordernissen und den (methodischen) Ansprüchen der Grundlagenwissenschaft zu leisten, die Methode interessant.

Wenn eine psychotherapeutische Behandlung dauerhaft erfolgreich sein soll, muss sie über eine alleinige »Symptombeseitigung« auf der Verhaltensebene aber auch über eine bloße intellektuell-einsichtsorientierte Beschäftigung mit Psychopathologie hinausgehen und zielgerichtete Veränderungen von Beziehungsstrukturen erreichen. Gegen die wachsende Entfremdung in der modernen Gesellschaft, die sich mehr mit technisch-messbaren Leistungen und chemischen Prozessen befasst als mit dem Leid der Seele, sollte dabei aber gerade in der Psychotherapie die Individualität des Menschen im Vordergrund stehen, der zum Beispiel der patientenspezifische Zugang mit der $ZBKT_{LU}$-Methode gerecht wird. Neben der Diagnostik solcher Beziehungsmuster und einer darauf zielenden Behandlungstechnik bedarf es auch einer Verlaufskontrolle und Evaluation der angestrebten Veränderungen, die dem Behandler ein Feedback über den Behandlungsprozess geben kann. Die $ZBKT_{LU}$-Methode erlaubt, Aspekte dieser Prozesse zu operationalisieren.

A6.2 Methodenkritische Anmerkungen zur $ZBKT_{LU}$-Methode

Reduktion auf die Analyse von Beziehungsepisoden
Die ZBKT-Methode verwendete bisher lediglich Beziehungsepisoden (die nur einen geringen Anteil des narrativen Materials einer Therapiestunde ausmachen). Es bleibt offen, was »zwischen« den Beziehungsepisoden passiert. Erste Untersuchungen deuten darauf hin, dass es fruchtbar sein könnte, auch Fragmente von Beziehungsepisoden in die Auswertungen mit einzubeziehen. Die weitere empirische Überprüfung der vorgeschlagenen alternativen *Vollständigkeits-Kriterien* (B2.3) steht noch aus.

Definition einer Kategorie
Die *thought units* (das, was als Kategorie festgelegt wird) werden bisher nur unzureichend definiert – es bleibt weitgehend der subjektiven Beurteilung des Beurteilers überlassen, wann eine neue Kategorie markiert wird. Da bei der Auswertung aber die Häufigkeiten solcher Kategorien gezählt und qualitative Aussagen getroffen werden, sind diesbezüglich weitere Untersuchungen und Präzisierungen notwendig.

Kodieren heißt verändern
Es bedarf der kritischen Reflexion des Kodiervorgangs an sich: »Die Erfassung kommunikativer Daten in quantitativ verfahrenden Kodierungssystemen enthält unausgewiesene und unreflektierte interpretative Verfahren. Diese sind vor allem durch ein Zusammenspiel von Einordnungs- und Entschlussprozeduren gekennzeichnet. […] Das eigene Wissen der kodierenden Person über die Kategorien des Systems wird im Zuge der Kodierung selbst verändert; d.h. die Kategorien erfahren in ihrer Anwendung eine Stabilisierung und Verfestigung, die sie den Anwendern zunehmend als objektiv, das heißt als unabhängig von wechselnden sprachlichen Oberflächen, erscheinen lassen. […] Die qualitative Erfassung der sprachlichen Daten ist somit auf die in dem Kodiersystem standardisierten Kategorien begrenzt« (Rehbein u. Mazeland, 1991, S. 215f.).

Auch die $ZBKT_{LU}$-Kodierungen sind in hohem Maß subjektiv, vom Abstraktionsniveau und den Kategorien abhängig. Das muss bei der Interpretation beachtet werden. Das System, in dem eine Deskription der Beziehungswelt des Patienten unternommen wird, ist künstlich festgelegt und vorgegeben.

Standardkategorien und Cluster
Die Auswertung unter Verwendung von textnahen Kategorien wird der Individualität eines Patienten am besten gerecht. Für intersubjektive Vergleichbarkeit sind Standardkategorien und Cluster notwendig, deren Verwendung jedoch bereits individuelle Unterschiede nivelliert. Wenn mit Clusterformulierungen gearbeitet wird, lassen sich nur Grobstrukturen abbilden. Die reformulierten $ZBKT_{LU}$-Kategorien bieten durch ihre hierarchische Struktur die Möglichkeit, das der Fragestellung angemessene Abstraktionsniveau auszuwählen.

Inhaltsanalyse ohne Linguistik

Da die $ZBKT_{LU}$-Methode ein inhaltsanalytisches Verfahren ist, gibt es wenig formale Kriterien für die Auswertung. Für zukünftige Untersuchungen mit der Methode sollten Ergebnisse linguistischer und erzähltheoretischer Forschung stärker einbezogen werden. Zum Beispiel könnten bezüglich der Markierung der Beziehungsepisoden die Elemente einer Erzählung nach Labov und Waletzky (1973) als Kriterium dienen. Dies würde auch die Reliabilität des Verfahrens verbessern. Im Vergleich zu einer linguistischen Analyse ist der Umgang mit der Sprache bei der $ZBKT_{LU}$-Methode wenig differenziert, wie Hartog (1994) in einer kritischen Analyse illustrierte. Die Methode dient nicht der sprachlichen Mikroanalyse, aber es ließen sich wertvolle zusätzliche Informationen gewinnen, wenn linguistische Merkmale stärker berücksichtigt würden.

Beziehungsepisoden als Narrative

Beziehungsepisoden werden als Narrative verstanden. Obwohl verschiedene Definitionen dessen, was unter einer *Erzählung* verstanden wird, vorliegen, besteht Einigkeit darüber, dass verschiedene Funktionen von Erzählungen unterschieden werden müssen. Quasthoff (1980) unterscheidet kommunikative und interaktive Funktionen; van Dijk (1970) verweist auf praktische und emotionelle Funktionen von Erzählungen. Gülich (1976) nimmt eine Einteilung von Erzählungen in funktionale und nicht funktionale Erzählungen vor. Sprachwissenschaftler liefern Kriterien zur Unterscheidung und Differenzierung von Erzählungen – zum Beispiel bezüglich Art und Umfang der Detailliertheit der Erzählung, bezüglich der Relevanzfestlegung oder übergeordneter Handlungsschemata (Gülich, 1976). Linguistische Kriterien könnten sowohl für die Definition von Beziehungsepisoden wie auch für beispielsweise weiterführende Analysen von Beziehungsmustern aus Narrativen unterschiedlicher Funktionen hilfreich sein.

Interaktioneller Kontext von Beziehungsepisoden

Nach Luborsky werden Beziehungsepisoden spontan in und außerhalb der Therapie berichtet. Das Erzählen einer Beziehungsepisode geschieht aber immer in einem interaktionellen Kontext, den beide Gesprächsteilnehmer gestalten. Entscheidend ist bei der quantitativen Auswertung, was wie oft erzählt wird, wobei Faktoren, die das, was und wie der Patient erzählt, beeinflussen, unbeachtet bleiben: zum Beispiel die assoziative Situation, Erstkontakt mit dem Patienten oder bereits fortgeschrittene Therapie, die Art der Therapie, der Anteil des Therapeuten, der bestimmte Themen ins Spiel bringt, intensiviert und somit Einfluss auf die Art und Anzahl der erzählten Beziehungsepisoden hat. Auf die kommunikative Funktion sprachlicher Äußerungen in der aktuellen therapeutischen Beziehung wurde bereits verwiesen.

Analyse von Häufigkeiten
Die ZBKT-Methode fügt die einzelnen jeweils häufigsten Kategorien zu einem Muster zusammen und bezeichnet dieses Muster als zentral. Häufigkeit muss aber nicht identisch mit der Zentralität eines Themas sein. In dem zentralen Thema, das über die gesamte Beziehungswelt des Patienten gestellt wird, gehen seltene, aber vielleicht wichtige Muster und einzelne objektspezifische Verläufe unter. Möglicherweise ist das häufigste das Wichtigste, möglicherweise repräsentiert es nur die Abwehr eines weniger häufigen Themas (dann müsste das Seltene im Verlauf einer Therapie häufiger werden).

Häufigkeit ist Ordnung, wenn man davon ausgeht, dass sich das Thema im Rahmen einer langen Entwicklungsgeschichte geformt hat. Geht es aber auf spezifische traumatische Erfahrungen zurück, so wird deren *Dominanz* von anderen Ereignissen abhängig sein, die Trigger für dieses Thema sind. Je nach aktuellem Vorhandensein beziehungsweise Abwesenheit solcher Trigger wäre dann bei der Auswertung Über- oder Unterschätzung die Folge.

Mit der ZBKT$_{LU}$-Methode haben wir alternative Auswertungsmethoden zum bloßen Auszählen der absoluten Häufigkeiten entwickelt, die auch die Erfassung wesentlicher, aber nur selten berichteter Ereignisse ermöglichen (B2).

A6.3 Relevanz der ZBKT$_{LU}$-Methode für die Psychotherapieforschung

Die ZBKT-/ZBKT$_{LU}$-Methode erlaubt eine Diagnostik und Differenzierung psychopathologisch relevanter, interpersonaler Aspekte, die eine Ergänzung zu einer rein symptomatologischen Typologie darstellen und Relevanz für die Untersuchung therapeutischer Veränderungen haben.

Die Beurteilerübereinstimmung erwies sich als ausreichend und konnte unter Anwendung der reformulierten ZBKT$_{LU}$-Kategorien noch deutlich erhöht werden. Dieses neue Kategoriensystem erlaubt eine zeitökonomischere Auswertung und liefert inhaltlich differenziertere Ergebnisse (Parker et al., 2007). Da das neue Kategoriensystem nicht reduktionistisch, sondern theoriegeleitet entwickelt wurde und auf einer sehr umfangreichen empirischen Basis beruht, könnte es auch in anderen Verfahren zur Operationalisierung von Beziehungsstrukturen verwendet werden und möglicherweise eine universelle Sprache zur Beschreibung von Interaktionsmustern liefern.

In vielfältigen Diskussionen um die Angemessenheit von Methoden für die Psychotherapieforschung (»Korrelierer vs. Deuter«), um erkenntnistheoretische Grundpositionen (kritischer Rationalismus vs. klinisch-hermeneutische Position) oder um die Kritik am »naiven Empirismus (›Science is measurement‹)« (Stuhr, 2001, S. 145) wird die Kluft zwischen den Erfordernissen der Gütekriterien der empirischen Sozialforschung und denen des Gegenstandes der Psychotherapieforschung deutlich. Die ZBKT$_{LU}$-Methode kann eine Brücke zwischen qualitativen und quantitativen Positionen bilden. Vor- und Nachteile beider methodischer Zugangswege könnten in einer Kombination kritisch gegenübergestellt und der Einfluss der gewählten Methode auf die Ergebnisse geprüft werden.

Trotz vielfältiger Untersuchungen und Erkenntnisse stellt sich die empirische Datenlage zu der Frage, wie im psychotherapeutischen Prozess Veränderung hergestellt wird, nach wie vor als unbefriedigend dar. Grawes (1988) Einschätzung ist immer noch aktuell: »... so können wir uns kaum der Einsicht entziehen, dass unser Unvermögen, wirklich bessere Therapiemethoden zu entwickeln, etwas mit unserem mangelhaften Verständnis dessen zu tun hat, was in Psychotherapien eigentlich geschieht« (Grawe, 1988, S. 4).

Aus diesem Grund fordern verschiedene Autoren eine Intensivierung der Einzelfall- und Prozessforschung (zum Beispiel Jones, Ghannam, Nigg u. Dyer, 1993), nachdem die Ära der psychotherapeutischen Legitimationsforschung weitgehend abgeschlossen zu sein scheint (Kächele u. Kordy, 1992). Für die Psychotherapie-Prozessforschung scheint die Methode des Zentralen Beziehungskonflikt-Themas aus verschiedenen Gründen eine viel versprechende Methode zu sein:

- Die Methode zielt auf die Erfassung von Beziehungsgeschehen, was wiederum als zentral für die Entstehung psychischer Erkrankungen anzusehen ist.
- Die Methode basiert auf verschrifteten Texten. Aufnahmen der Redebeiträge beider Interaktionspartner sind wesentlich leichter herzustellen als zum Beispiel exakte Bildaufzeichnungen, wie sie die FACS-Methode (Ekman et al., 1978) erfordert.
- Der Methode kommt unter ökonomischen Gesichtspunkten insofern eine besondere Stellung zu, als sie im Vergleich zu anderen Methoden der Prozessforschung (FACS- beziehungsweise EMFACS- oder SASB-Methode) in der Datenerhebung und -auswertung relativ wenig aufwendig ist.[2]

Aktuelle Ansätze beschreiben den psychotherapeutischen Prozess in Analogie zu dynamischen Systemen (zum Beispiel Caspar, 1998; Stern et al., 2001; Tschacher, 1997). Danach finden dauerhafte Veränderungen nur statt, wenn sich wichtige Teile des gesamten Systems verändern und es zu einer Neukonstruktion kommt. Wenn solche Veränderungen innerhalb der therapeutischen Beziehung stattfinden, müssten sie in Beziehungsepisoden beschreibbar sein – zunächst möglicherweise als seltene Ereignisse, die sich dann aber auch in Beziehungserfahrungen innerhalb und außerhalb der Therapie wiederholen sollten. Die $ZBKT_{LU}$-Methode bietet unter Anwendung der beschriebenen alternativen Auswertungsstrategien die Möglichkeit, nicht nur sich wiederholende, sondern auch seltene, aber relevante Beziehungsmuster zu ermitteln und die Veränderungen deren Häufigkeiten zu analysieren.

2 Verglichen mit anderen Methoden (zum Beispiel FRAMES-Methode) ist die Methode zeitintensiver (Transkription, umfangreiches Beurteiler-Training, detaillierte Inhaltsanalyse des Textes, Reliabilitätsuntersuchungen). Unter Anwendung der beschriebenen reformulierten kategorialen Strukturen der Methode ist die Auswertung erheblich zeitökonomischer.

A6.4 Abschließende Bemerkungen

Der Evaluation therapeutischer Ergebnisse, die primär den gesellschaftlichen Rechtfertigungsgrund für die Finanzierung von Psychotherapie zu liefern hat, ist die Untersuchung komplexer Prozesse im Therapieverlauf nachgeordnet. Nicht wenige Therapieverfahren werden als evidenz-basiert akzeptiert, ohne dass bereits klar wäre, welche Prozesse ihnen zugrunde liegen. Dies liegt in der Natur der Sache. Therapeutische Prozesse zu untersuchen, ist um ein Vielfaches schwieriger und aufwendiger als ein simpler Vorher-Nachher-Vergleich anhand von etablierten psychometrischen Verfahren. Dennoch ist eine Klärung therapeutischer Prozesse voranzutreiben, um das grundlegende Verständnis eines Verfahrens sicherzustellen. Schwerpunkte zukünftiger Prozessforschung sollten von gesichertem Datenmaterial ausgehen, weshalb vor allem die Archivierung von Therapien als Desiderat genannt werden muss. Die Forderung nach solchen Datenbanken, die Luborsky und Spence (1971b) erstmals erhoben haben, ist zum Beispiel durch die *Ulmer Textbank* (Mergenthaler u. Kächele, 1994) eingelöst worden. Auf einer solchen Grundlage kann dann die Feinanalyse therapeutischer Prozesse erfolgen – beispielsweise als Analysen auf dem »micro-level (What works with this type of case?)« anstelle eines »macro-level (What is the nature of human personality?)« (Lambert, Garfield u. Bergin, 2004, S. 806).

Beutler et al. (2004) konstatieren in der bisherigen Forschung eine Asymmetrie zwischen der wissenschaftlichen Behandlung der Dialogpartner – für Patienten liegen vielfältige nosologische und diagnostische Kriterien vor, wogegen sich die Diskriminationsfähigkeit für Therapeuten oft auf Unterscheidungen wie »erfahren/unerfahren«, »männlich/weiblich« »Verhaltenstherapeut/Psychoanalytiker« beschränkt, was keineswegs der Forschungslage entspricht (Kächele, 2006). Um die Frage zu klären, »Welcher Therapeut mit welchem Klienten?«, bedarf es der Untersuchung der Dyade (Lambert, 2007). Da die Kompatibilität zwischen den jeweiligen therapeutischen Angeboten und den Möglichkeiten und Fähigkeiten der Patienten ein wesentlicher Prädiktor für den Therapieerfolg zu sein scheint (Grawe, Caspar u. Ambühl, 1990), sollten Angebots- und Anforderungsprofile der Therapieformen deshalb genauer geklärt und mit Patientenmerkmalen in Verbindung gebracht werden (Sachse, 1998). Die individuellen Beiträge der Therapeuten (Fertigkeiten und Kompetenzen) für die Unterschiede im Therapieerfolg sind bisher nur unzureichend untersucht (Lambert et al., 2004).

Die Forderungen von Roth und Fonagy (1996) nach der Entwicklung und Evaluation von Behandlungsansätzen vor allem für besonders kostenintensive Erkrankungen (zum Beispiel Persönlichkeitsstörungen und depressive Erkrankungen), beispielsweise die Entwicklung von sequentiellen Therapiemodellen, Kombinationen verschiedener Behandlungsmodalitäten, die zeitlich aufeinander folgen könnten, Integration psychosozialer und pharmakologischer Behandlungsstrategien oder intermittierende Anwendung von sowohl Pharmaka- wie auch Psychotherapie sind bisher noch nicht ausreichend eingelöst.

Während für die Erfassung von Symptomen, der funktionalen Beeinträchtigung oder der Lebensqualität inzwischen reliable und valide Instrumente vorliegen, gilt dies nach Roth und Fonagy nicht für andere Variablen, die wahrscheinlich ebenfalls prädiktive Bedeutung für den Therapieerfolg haben (zum Beispiel die Erfassung der Objektbeziehungen oder der mentalen Repräsentationen des Selbst und der Beziehungen zwischen dem Selbst und Objekten; s. dazu Blatt, 2004).

Nur wenige Forschungsergebnisse liegen bisher auch zu Supervision und Ausbildung von Psychotherapeuten vor, wobei Roth und Fonagy (1996) diesbezüglich vor allem Längsschnittstudien fordern.

Insgesamt haben Forschungsergebnisse bisher nur einen begrenzten Einfluss auf die klinische Praxis, was sicher auch auf strukturelle Probleme und die personelle und institutionelle Trennung von Klinik und Forschung zurückzuführen ist. Kliniker (verschiedener therapeutischer Richtungen) sind in der Regel schlecht informiert und auch nur wenig interessiert an aktuellen Forschungsergebnissen (Lambert et al., 2004; Morrow-Bradley u. Elliot, 1986; Raw, 1993). Es bedarf einerseits klinisch relevanter Forschung (jenseits des vermeintlichen »Goldstandard: Randomisierte kontrollierte Studien«), zum Beispiel in Form kombinierter naturalistischer und kontrollierter Studien (Tschuschke, 2005), wie beispielsweise die Frankfurter Depressionsstudie (Leuzinger-Bohleber, Beutel, Hautzinger, Stuhr u. Keller, 2006), andererseits aber auch der Vermittlung von Forschungsergebnissen in die klinische Praxis. Erfahrungen aus der Inneren Medizin, mit der Cochrane-Collaboration (Chamler, 1993) evidenzbasierte Medizin in die Praxis zu übertragen, könnten zukünftig noch intensiver in den Fachgebieten der Psychosomatischen Medizin und Psychotherapie und der Psychiatrie genutzt werden (Berner, Stieglitz u. Breger, 2000). Mundt und Backenstraß (2001) fordern für zukünftige Psychotherapieforschung die »… Einbeziehung neuer experimenteller psychopathologischer und pathopsychologischer Paradigmen, die spezifische Trainingsverfahren ermöglichen, deren Einfluss auf das biologische Substrat nach Möglichkeit unmittelbar überprüfbar sein sollte« (Mundt u. Backenstraß, 2001, S. 15). Ziel sollte es sein, Psychotherapieeffekte im Gehirn mit modernen Techniken nachzuweisen, in Form veränderter Funktions- und Aktivitätsmuster und eventuell auch morphologischer Veränderungen (Roffman, Marci, Glick, Dougherty u. Rauch, 2005).

Mundt und Backenstraß (2001) plädieren für die Neurowissenschaften als Quelle der Innovation für die Psychotherapieforschung und fordern die Einbeziehung endokrinologischer und neuroimmunologischer Parameter, wobei die Hermeneutik als Ergänzung zu den objektiven Methoden zu sehen sei. Eine solche Studie wird derzeit von einer multidisziplinären Studiengruppe für psychoanalytische Behandlungen durchgeführt, bei der Zentrale Beziehungsmuster und Bindungsmuster Patienten im EEG und fMRT präsentiert werden (Buchheim et al., im Druck).

Die ZBKT$_{LU}$-Methode kann einen Beitrag zu einer detaillierten Prozess-Ergebnisforschung leisten. Wünschenswert sind:

- Replikationen vorliegender Untersuchungen an umfangreicheren, klinischen und nichtklinischen Stichproben;

- Ermittlung diagnosespezifischer Beziehungsmuster;
- Analyse der Zusammenhänge zwischen zentralen Beziehungsmustern und Konzepten wie Coping, Abwehr, Struktur, Bindung oder Persönlichkeit;
- Untersuchungen zur Veränderung von Beziehungsmustern durch Psychotherapie (vor Beginn, im Verlauf, am Ende einer Therapie und zu Katamnesezeitpunkten) in verschiedenen psychotherapeutischen Behandlungsformen;
- Untersuchungen zum Einfluss des Interviewers/Therapeuten auf die Art der berichteten Beziehungsmuster;
- Untersuchung von Beziehungsepisoden im Kontext der aktuellen Interaktion (zum Beispiel kommunikative Funktion von Beziehungsepisoden; »Therapeut Typ-X Episoden« (Deserno, 1998), in denen Patient und Therapeut gemeinsam eine aktuelle Szene beziehungsweise Deutung verhandeln);
- Prüfung der Zusammenhänge zwischen Beziehungsmustern, therapeutischer Technik, Alliance und Outcome unter anderem auch zur Entwicklung von Kriterien für eine differentielle Indikationsstellung;
- Überprüfung des Nutzens der Anwendung der Methode im Rahmen der klinischen Ausbildung und
- weitere Untersuchungen zur Validität der Methode durch Vergleich mit anderen Instrumenten.

Wenn solche Untersuchungen durchgeführt werden, kann die Methode des ZBKT damit rechnen, weiterhin vielfältig und in vielen Sprachen eingesetzt zu werden.

B1 Manual zur Methode des Zentralen Beziehungskonflikt-Themas (ZBKT). Ergänzungen und Weiterentwicklung der Leipzig-Ulmer ZBKT-Arbeitsgruppe ($ZBKT_{LU}$)

B1.1 Die ZBKT-Methode

Luborsky führte 1977 die so genannte *Core Conflictual Relationship Theme Method* (CCRT, deutsch: *Methode des Zentralen Beziehungskonflikt-Themas*, ZBKT) als eine Methode ein, um das zentrale Übertragungsmuster eines Patienten inhaltlich reliabel zu erfassen (Luborsky, 1977). Inzwischen sprechen Luborsky und Luborsky (2006) bezüglich dessen, was mit der ZBKT-Methode erfasst wird, allgemeiner von *Beziehungsmustern*: »Long before the Core Conflictual Relationship Theme (CCRT) method was conceived, dynamic therapists had an interest in uncovering problematic patterns in patients' relationships. These patterns often led to unsatisfying relationships, to symptoms, or to both. Now we have the first reliable system for guiding the therapist to formulate relationship patterns – the CCRT. [...] The CCRT can be defined as the repeating pattern a person follows when conducting relationships« (Luborsky u. Luborsky, 2006, S. 31).

Die Beziehungsmuster werden anhand von Geschichten über bedeutsame Beziehungserfahrungen mit Anderen ermittelt. Die folgende Geschichte aus der psychoanalytischen Fokaltherapie »Der Student«[1] (Kächele u. Albani, 2000) ist eine solche *Beziehungsepisode*:

»Patient: ... Ich habe damals viel unternommen, ich hab zum Beispiel – mein Vater hat viel an seinem Auto rumgebastelt, er hat erst seinen Führerschein gemacht, wo ich schon drei, vier Jahre alt war, glaub' ich, und er hat dann immer viel daran rumgebastelt, so aus Neugier. Und da bin ich halt immer runter, und da hab' ich dann immer das Werkzeug aufräumen dürfen oder ihm bringen und so. Und das war so die Form von Gemeinsamkeit, die wir gehabt haben. Also ich hab mich schon bemüht. Und das hat mich immer geschmerzt, wenn ich irgendwas falsch gemacht habe oder so, und immer von ihm kam, ›Ah‹ oder so, ›Ich mach's lieber gleich selber.‹ oder so, das hat mich dann geschmerzt, aber ich hab' dann schon versucht, um ein bisschen so ein Gefühl zu kriegen von Gemeinsamkeit, bin ich dann halt ums Auto rumgewetzt, obwohl ich viel lieber in Wald gegangen wäre ...«

1 Fokaltherapie *Der Student* – die hier zitierten Textstellen unterliegen den für die Ulmer Textbank festgelegten Bestimmungen (Ulmer Textbank, 1989).

Da Narrative – so die Grundannahme des Verfahrens[2] – subjektiv bedeutsame, interpersonelle Beziehungserfahrungen verdichten und transportieren (Bruner, 1987; Flader u. Giesecke, 1980), können sie prägnante Subjekt-Objekt-Handlungsrelationen wie »eingebrannte Klischees« sichtbar machen und stellen »significant events« (Elliot et al., 1999) dar.

Die Narrative, die bei der ZBKT-Methode verwendet werden, basieren auf realen Interaktionen, von denen der Patient oder Proband erzählt, das heißt, es werden *Schilderungen über Beziehungserfahrungen* untersucht.

Nachdem solche Beziehungsepisoden identifiziert sind, erfolgt ihre inhaltliche Auswertung anhand von drei Komponenten (Wunsch = W, Reaktion des Objekts = RO, Reaktion des Selbst = RS), die möglichst nahe am Text (*tailor-made*), phänomen- und erlebnisnah und theoriearm formuliert werden sollen und in einem weiteren Schritt Standardkategorien zugeordnet werden können.

Endergebnis ist das individuelle Zentrale Beziehungskonflikt-Thema (ZBKT) des Erzählers. Es wird im Sinne eines vorgestellten Interaktionsschemas zwischen Subjekt und Objekt aus drei voneinander unabhängigen Einzelkomponenten zusammengesetzt: dem häufigsten Wunsch des Subjektes, der häufigsten Reaktion des Objektes und der häufigsten Reaktion des Subjektes.

Die ZBKT-Methode *präpariert* aus Geschichten über Beziehungen also typische Beziehungsmuster in Form eines Wunsch-Reaktion-Schemas.

Für eine interindividuelle Vergleichbarkeit der Beziehungsmuster sind Kategoriensysteme notwendig. Für die ZBKT-Methode liegen inzwischen verschiedene Kategoriensysteme vor:
- *klassische* CCRT-Standardkategorien (Barber et al., 1990, deutsch: Luborsky et al., 1988);
- aus diesen klassischen CCRT-Standardkategorien entwickelte Cluster (Barber et al., 1990, deutsch: Luborsky et al., 1988);
- eine überarbeitete, deutsche Clusterversion, basierend auf den klassischen CCRT-Standardkategorien (Körner et al., 2002);
- reformulierte Kategorien ($ZBKT_{LU}$: LU steht einerseits für die Lokalisationen unserer Arbeitsgruppe »Leipzig+Ulm«, andererseits für »logically unified«) (Albani et al., 2002d).

Die Verwendung von Standardkategorien erleichtert die statistische Analyse der ZBKT-Daten. Neben der Ermittlung absoluter und relativer Häufigkeiten einzelner Kategorien im klassischen Gebrauch des Verfahrens haben wir erweiterte Beurteilungsmethoden und alternative datenanalytische Techniken vorgeschlagen, die die Analyse von Beziehungsmustern ermöglichen (s. Pokorny et al., 2002, 2006 und Kapitel B2).

Das vorliegende Manual basiert auf der Übersetzung des englischen Originals

2 Luborsky hätte sich zur Zeit der Entdeckung des Verfahrens nicht als Narrativ-Wissenschaftler bezeichnet; die Entdeckung der Narrationsforschung liegt zeitlich deutlich später.

(Luborsky, 1990d) und knüpft an Vorarbeiten (Luborsky, 1988b; Luborsky et al., 1992; ZBKT-Arbeitsgruppe-Ulm, 1994) an, in denen bereits Ergänzungen und Präzisierungen der ursprünglichen Auswertungsstrategie vorgenommen wurden. Ausführlicher wird im Folgenden unsere Weiterentwicklung des Ansatzes von Luborsky beschrieben und deren Anwendung erläutert: die Reformulierung der kategorialen Strukturen der Methode ($ZBKT_{LU}$) und das Prädikatenkalkül als Grundlage der reformulierten Kategorien.

Da aus unserer Sicht die $ZBKT_{LU}$-Methode sowohl im klinischen Alltag wie auch als psychotherapeutisches Forschungsinstrument nützlich ist, je nach Einsatz aber unterschiedliche Anforderungen an die Methode gestellt werden, stellen wir nachfolgend im Kapitel B1.2 zunächst eine »Quick«-Version für den klinischen Gebrauch vor. Ab Kapitel B1.3 folgt eine ausführliche Beschreibung für eine forschungsorientierte Anwendung der Methode.

B1.2 $ZBKT_{LU}$ für Kliniker

Im klinischen Alltag lässt sich die $ZBKT_{LU}$-Methode unter diagnostischen Aspekten, zur Verlaufskontrolle im therapeutischen Prozess oder zur Strukturierung klinischen Materials und in der Supervision nutzen (Luborsky, 1990b). Von Vorteil ist dabei, dass die »direkte Verbindung« zwischen dem, was der Patient sagt, und den daraus abgeleiteten klinischen Hyothesen und der klinischen Theoriebildung deutlich wird. Für eine solche Anwendung erscheint aus unserer Sicht das folgende, praktisch orientierte Vorgehen nützlich.

B1.2.1 Identifizieren und Markieren der Beziehungsepisoden

Aus dem jeweils vorhandenen Material (Tonträgeraufzeichnung, Transkript oder Protokoll einer probatorischen Sitzung oder einer Therapiestunde) werden zunächst »Geschichten über Beziehungen« des Patienten, so genannte Beziehungsepisoden, ermittelt. Dabei handelt es sich um Erlebnisse des Patienten mit anderen Personen, die in Form konkreter Ereignisse (»*Am letzten Wochenende* war ich mit meiner Mutter unterwegs und es kam zum Streit mit ihr …«) oder verallgemeinernder Beziehungserfahrungen (»Zu meinem Vater hatte ich *immer* eine distanzierte Beziehung … «) geschildert werden.

Es wird notiert, mit wem sich die Geschichte ereignete (Objekt) und der Inhalt der Geschichte möglichst in Stichworten festgehalten[3]. Es ist sinnvoll, zunächst alle Beziehungsepisoden zu notieren und zu lesen, um einen Gesamteindruck zu erhalten.

3 Ist man in der »ZBKT-Denkweise« geübt, kann der Inhalt der Episode auch schon teilweise in Form der ZBKT-Dimensionen notiert werden.

B1.2.2 Inhaltliche Auswertung der Episoden

Schritt 1 – Ermitteln der ZBKT$_{LU}$-Kategorien
Anhand dieser *Beziehungsepisoden-Transkripte* können in jeder Episode die Komponenten (Wünsche, Reaktion des Objektes und Reaktion des Subjekts) bestimmt werden. Dabei versucht der Beurteiler die Position des Erzählers einzunehmen und die jeweiligen Kategorien aus Sicht des Erzählers zunächst möglichst textnah zu formulieren (sog. *maßgeschneiderte*, *tailor-made*-Formulierungen). Leitfragen sind dabei:

- Was wünscht sich der Erzähler (Subjekt) vom Objekt?
  (WO, objektbezogener Wunsch-Komponente; »Das Objekt soll …«);
- Was möchte der Erzähler (Subjekt) selbst tun?
  (WS, subjektbezogener Wunsch, »Ich will …«);
- Wie reagiert das Objekt darauf?
  (RO, Reaktion des Objekts, »Das Objekt tut, fühlt …«) und
- Wie reagiert wiederum das Subjekt?
  (RS, Reaktion des Subjekts, »Ich tue, fühle …«).

Wünsche werden danach unterschieden, auf wen sie gerichtet sind: objekt- oder subjektbezogen. Wünsche können explizit vom Erzähler formuliert sein (*explizite Wünsche*, E-W) oder aus dem Gesagten erschlossen werden. Dabei können *implizite Wünsche* (I-W) ermittelt werden, die zwar nicht direkt ausgesprochen, aber in der Geschichte deutlich werden und deren Formulierung der Erzähler vermutlich zustimmen würde, was sich im klinischen Alltag durch eine klarifizierende Intervention validieren ließe. Für die psychodynamische Hypothesenbildung kann es mitunter hilfreich sein, Wünsche auf einem abstrakteren Niveau zu formulieren, *erschlossene (deduced) Wünsche* (D-W), die aus klinischer Sicht auf der Ebene der Deutung unbewusster Wünsche anzusiedeln wären. Anhand solcher erschlossener Wünsche können Hypothesen zu unbewussten Konflikten formuliert werden.

Bei den Reaktionen wird die Valenz eingeschätzt. Die Reaktionen des Objekts werden in Bezug auf die angestrebte Wunscherfüllung des Subjektes bewertet: positive Reaktionen des Objekts (PRO) bedeutet, dass der Wunsch des Subjekts erfüllt wurde, negative Reaktionen des Objekts (NRO), dass der Wunsch nicht erfüllt wurde. Die Reaktionen des Subjekts werden in Bezug auf ihre emotionale Valenz bewertet: positive Reaktionen des Subjekts (PRS) sind positiver emotionaler Valenz, negative Reaktionen des Subjekts (NRS) negativer emotionaler Valenz. Stehen die Reaktionen des Objekts in keinem klaren Bezug zu einem Wunsch oder lässt sich die emotionale Valenz von Reaktionen des Subjekts nicht klar einschätzen, können unbestimmte Reaktionen (URO beziehungsweise URS) kodiert werden.

Für eine zeitsparendere Auswertung der Häufigkeiten und für eine leichtere Vergleichbarkeit, zum Beispiel im Therapieverlauf, kann es nützlich sein, die *tailor-made*-Formulierungen Standardkategorien zuzuordnen (s. B1.3.5).

Es ist übersichtlicher und erleichtert die Zusammenfassung, wenn die Kurzformulierungen der jeweiligen Kategorien auf einem gesonderten Blatt (Auswertungsblatt) notiert werden.

Sind alle Episoden ausgewertet, wird innerhalb jeder Komponente bestimmt, welche Kategorie am häufigsten vorkam und ein vorläufiges zusammenfassendes $ZBKT_{LU}$ formuliert, wie nachfolgend beschrieben wird.

Schritt 2 – Formulierung eines vorläufigen zusammenfassenden $ZBKT_{LU}$

Aus der für jeden Komponententyp (WO, WS, RO, RS) häufigsten Einzelkategorie kann der Beurteiler nun ein vorläufiges $ZBKT_{LU}$ formulieren. Da die häufigsten Kategorien nicht notwendigerweise in jeder Beziehungsepisode mit den gleichen Worten formuliert wurden, versucht der Beurteiler auf dem Auswertungsbogen für jede der Komponenten ein vorherrschendes Thema (oder mehrere Themen) zu finden, indem er alle in den Beziehungsepisoden bestimmten und auf dem Auswertungsbogen notierten Kurzformulierungen berücksichtigt.

Es ist wichtig, die $ZBKT_{LU}$-Formulierung nur soweit zu abstrahieren, dass sie für die meisten Beziehungsepisoden zutreffen kann. Nur gelegentlich springt das zutreffendste, gemeinsame Thema direkt ins Auge. Häufiger jedoch braucht dieser Vorgang Zeit und Geduld, um das (v. a. Wunsch-)Thema in den Beziehungsepisoden zu erfassen und gegebenenfalls zu revidieren, bis eine allgemeine Formulierung auf der passendsten Abstraktionsebene gefunden ist. Der Schlüssel zum gemeinsamen Thema liegt im wiederholten Lesen der Beziehungsepisoden und besonders im wiederholten Durchsehen der Kategorien. Vorangegangene Episoden werden für den Beurteiler verständlicher, nachdem er sich mit nachfolgenden beschäftigt hat.

Es spielt keine Rolle, wenn einige Episoden undurchsichtig bleiben oder nicht zu den anderen passen, weil das Hauptziel der $ZBKT_{LU}$-Methode darin besteht, die redundanten Themen herauszufinden. Die am häufigsten wiederkehrenden Kategorien der Episoden weisen auf die zentralen Themen hin.

Falls Standardkategorien verwendet wurden, wird das zentrale Thema durch einfaches Auszählen der Häufigkeiten ermittelt.

Schritt 1' – Überprüfen der $ZBKT_{LU}$-Kategorien

Die Kodierungen aus Schritt 1 sollten noch einmal überprüft werden, um sicher zu sein, dass alle verwendbaren Kategorien in den Beziehungsepisoden kodiert und bei der Formulierung des zentralen Themas (Schritt 2) beachtet wurden. Angesichts der vorläufigen Formulierung kann der Beurteiler jetzt eine einzelne Kategorie aus einem anderen Blickwinkel sehen.

Schritt 2' – Formulieren des endgültigen $ZBKT_{LU}$

Nachdem bestimmte Kategorien ergänzt oder korrigiert wurden, können inhaltlich ähnliche Kategorien zusammengefasst werden (zum Beispiel die Reaktionen »feindlich« und »böse«) und deren Häufigkeiten bestimmt werden.

Das endgültige $ZBKT_{LU}$ besteht aus dem häufigsten Wunsch (falls möglich einem objektbezogenen und einem subjektbezogenen Wunsch), der häufigsten Reaktion des Objekts und der häufigsten Reaktion des Subjekts.

In der Tabelle B1 sind die Auswertungsschritte und die Komponententypen zusammengefasst.

	Klinische ZBKT$_{LU}$-Auswertung	
	1. Identifizieren und Markieren der Beziehungsepisoden (BE) – kurze Inhaltsangabe der Beziehungsepisode – Benennung der Hauptperson(en)	
	2. Inhaltliche Auswertung der Episoden	
Schritt 1	Markieren und textnahe (*tailor-made*) Formulierung aller identifizierbaren Kategorien	
WO/WS	**Wunsch, Bedürfnis oder Absicht**	
	Richtungsdimension des Wunsches	
	WO	objektbezogener Wunsch bezüglich des Subjektes, »*Das Objekt soll* mich …«
	WS	subjektbezogener Wunsch »*Ich will* das dem Objekt …«, »*Ich will* mich …«
	Abstraktionsniveau des Wunsches	
	E-W	explizit, vom Erzähler direkt als Wunsch geäußert
	I-W	implizit, vom Erzähler nur indirekt als Wunsch geäußert
	D-W	deduced – vom Beurteiler erschlossener Wunsch
RO	**Reaktion des Objekts** (Hauptperson)	
	Valenz der RO	
	PRO	positive Reaktion des Objekts, bezogen auf den Wunsch des Erzählers
	NRO	negative Reaktion des Objekts, bezogen auf den Wunsch des Erzählers
	URO	unbestimmte Reaktion des Objekts
RS	**Reaktion des Subjekts**	
	Valenz der RS	
	NRS	negative Reaktion des Subjekts, bezogen auf die emotionale Valenz
	PRS	positive Reaktion des Subjekts, bezogen auf die emotionale Valenz
	URS	unbestimmte Reaktion des Subjekts
	Zuordnung der textnahen Formulierung zu einer ZBKT$_{LU}$-Standardkategorie	
Schritt 2	**Formulieren eines vorläufigen zusammenfassenden ZBKT$_{LU}$** aus den jeweils häufigsten thematisch ähnlichen Einzelkategorien WO, WS, RO, RS	
Schritt 1'	**Überprüfung der Auswertung von Schritt 1** unter Berücksichtigung der Ergebnisse von Schritt 2	
Schritt 2'	Erstellen einer endgültigen ZBKT$_{LU}$-Formulierung	

Abbildung B1: ZBKT$_{LU}$-Auswertungsschritte für Kliniker

Nachfolgend illustrieren wir die Anwendung der Methode im klinischen Kontext an drei Episoden aus der Fokaltherapie *Der Student*. Um ein *zentrales Thema* zum Beispiel als Grundlage für die Fokusformulierung zu ermitteln, sollten jedoch mehrere Beziehungsepisoden vorliegen (Luborsky geht von mindesten zehn Beziehungsepisoden aus).

Aus den folgenden *Beziehungsepisoden-Exzerpten* können die in Tabelle B2 dargestellten Kategorien ermittelt werden. Zur Illustration haben wir hier auch weitergehende, erschlossene Wünsche formuliert, die aus unserer Sicht hypothesenhaften Charakter haben.

Beziehungsepisoden *Der Student*

BE Vater (Originaltext s. B1.1)
Vater bastelt am Auto rum, ich bin runter und durfte ihm das Werkzeug bringen, das war die Gemeinsamkeit, die wir hatten; es hat mich geschmerzt, wenn ich was falsch gemacht habe und er gesagt hat »Ach, ich mach es selber«; ich habe mich bemüht, Gemeinsamkeit mit ihm zu bekommen.

BE Bruder (Originaltext s. A1.2)
Der Bruder hat mehr mit mir gemacht, Schach gespielt, mich mit dem Motorrad und manchmal auf Feste mitgenommen, da kam wenigstens etwas, auch wenn ich natürlich nicht so gern gesehen war, wenn seine ganzen Freunde da waren.

BE Therapeut
Ich lerne nicht viel vom Therapeuten kennen, was er so macht; von ihm kommt wenig; ich nehme an, er macht Vorlesungen und Therapien, eigentlich kenne ich ihn nicht, das finde ich schade; ich möchte gern mehr wissen, aber ich nehme an, dass … (Patient lacht, bricht den Satz ab).

Tabelle B2: Auswertungsblatt für Kliniker – $ZBKT_{LU}$

	WO	WS	RO	RS
BE 1 Vater	*I-WO*: Der Vater soll sich für mich interessieren, geduldig mit mir sein, Gemeinsamkeit mit mir herstellen.	*I-WS*: Ich möchte Gemeinsamkeit mit dem Vater. *D-WS*: Ich möchte mich wertvoll fühlen können, weil der Vater mich schätzt und sich für mich interessiert. *D-WS*: Ich möchte mich mit dem Vater identifizieren.	*N-RO*: Der Vater reagiert genervt, weist mich zurück.	*N-RS*: Die Ablehnung des Vaters schmerzt mich (ich bin enttäuscht). *P-RS*: Ich gehe auf den Vater zu, versuche, Gemeinsamkeit mit ihm herzustellen.

BE 2 Bruder	*I-WO*: Der Bruder soll mich einbeziehen, mich mitnehmen, sich für mich interessieren. *I-WO*: Der Bruder soll mich genauso schätzen wie er seine Freunde schätzt (mich nicht als den »Kleinen« nur dulden).	*I-WS*: Ich möchte Gemeinsamkeit mit dem Bruder. *D-WS*: Ich möchte mich respektiert fühlen, weil der Bruder mich schätzt, sich für mich interessiert und mich ernst nimmt. *D-WS*: Ich möchte mich mit dem Bruder identifizieren.	*P-RO*: Der Bruder beschäftigt sich mit mir, lässt mich dabei sein. N-RO: Der Bruder schließt mich aus, wenn Freunde da sind.	*P-RS*: Ich bin zufrieden, dass vom Bruder wenigstens etwas kommt (auch wenn ich mir noch mehr gewünscht hätte). *N-RS*: Ich bin enttäuscht (dass der Bruder mich ausschließt).
BE 3 Therapeut	*E-WO*: Der Therapeut soll mir von sich erzählen, sich mir zuwenden, an mir als Gegenüber interessiert sein.	*I-WS*: Ich möchte den Therapeuten besser kennenlernen. *D-WS*: Ich möchte mich anerkannt fühlen, weil der Therapeut an einer Beziehung zu mir interessiert ist und mich ernst nimmt.	*N-RO:* Der Therapeut sagt mir nichts über sich.	*N-RS*: Ich bin enttäuscht. *U-RS:* Ich stelle Vermutungen über den Therapeuten an.

Vor allem anhand der erschlossenen Wünsche ist eine weitergehende klinische Hypothesenbildung möglich, deren Gültigkeit sich in der therapeutischen Arbeit erweisen muss. Da der Zusammenhang zum zugrunde liegenden Text, das heißt dem, was der Patient sagt, nachvollziehbar ist, werden hier klinische Schlussbildungsprozesse transparenter und ermöglichen fruchtbare (sicherlich teilweise auch kontroverse) klinische Diskussionen.

Anhand der häufigsten Kategorien ließe sich das folgende Kliniker-ZBKT$_{LU}$ bestimmen:

Zentrales Thema – Der Student

WO:	Männliche »Autoritäten« sollen sich mir interessiert und wohlwollend zuwenden.
D-WS:	Ich möchte Gemeinsamkeit mit männlichen »Autoritäten«, mich durch deren Anerkennung und Zuwendung wertvoll fühlen und mich mit ihnen identifizieren.
NRO:	Die männlichen »Autoritäten« sind nicht (ausreichend) an mir interessiert und zugewandt.
NRS:	Ich bin enttäuscht.

Wenn eine ausreichende Anzahl von Beziehungsepisoden vorliegt, kann es klinisch interessant sein, objektspezifische Beziehungsmuster zu ermitteln. Dazu werden jeweils innerhalb der Beziehungsepisoden mit einem bestimmten Objekt die Häufigkeiten der Kategorien bestimmt. Auf diese Weise können Beziehungsmuster des Patienten mit verschiedenen Objekten verglichen werden.

Der Zeitaufwand für die Formulierung psychodynamischer Zusammenhänge mit der $ZBKT_{LU}$-Methode im klinischen Gebrauch ist unserer Erfahrung nach gering, so dass sich die Methode im klinischen Alltag nutzen lässt. Für die Fokusformulierung können zentrale Beziehungsmuster nützlich sein oder ein Teil der Prozessdokumentation könnte beispielsweise anhand von Beziehungsepisoden in *$ZBKT_{LU}$-Terminologie* erfolgen, zumal sich auf diese Weise auch Veränderungsprozesse abbilden (und dokumentieren) lassen. Wie bereits ausgeführt (s. A3) können so ermittelte Beziehungsmuster Bestandteile von Hypothesen zu therapeutischen Interaktionsprozessen sein, aus denen behandlungstechnische Konsequenzen abgeleitet werden können, wofür aber zusätzliche Konzepte notwendig sind. Diesbezüglich können gerade im Rahmen von Supervision Beziehungsepisoden aussagekräftiges Material darstellen und die daraus ermittelten Beziehungsmuster für die Fallkonzeption und die therapeutische Arbeit relevant sein.

B1.3 Forschungsorientierte Anwendung der $ZBKT_{LU}$-Methode

Die folgenden Ausführungen sollen als Anregungen für die vielfältigen Auswertungsoptionen mit der $ZBKT_{LU}$-Methode verstanden werden. Je nach den Fragestellungen im Forschungsprojekt sollten Anwender die jeweils relevanten Aspekte auswählen.

Vorbemerkungen: Dem Beurteiler sollten einige Angaben über den Erzähler vorliegen, die über das hinausgehen, was aus dem Transkript (oder der Video- oder Tonbandaufnahme) erschlossen werden kann. Neben Alter und Geschlecht des Erzählers sollten dem Beurteiler die Beziehungen des Erzählers zu den im Transkript namentlich erwähnten Personen verständlich werden (zum Beispiel ob es sich um den Partner oder Bruder handelt).

Es ist wünschenswert, dass dem Beurteiler das gesamte Transkript vorliegt, damit er den Kontext versteht, in dem die Beziehungsepisoden erzählt wurden. Um den Gesamtkontext zu verstehen, hat es sich als nützlich erwiesen, vor der $ZBKT_{LU}$-Auswertung zunächst das Transkript vollständig im Zusammenhang zu lesen und danach schrittweise die Auswertung vorzunehmen.

B1.3.1 Schritt 1: Ermitteln der Beziehungsepisoden

Die Anwendung der Methode des Zentralen Beziehungskonflikt-Themas (ZBKT und $ZBKT_{LU}$) basiert auf Schilderungen über Beziehungserfahrungen, so genannten

Beziehungsepisoden (BE), die von Patienten oder Probanden in Therapiesitzungen (oder auch außerhalb) erzählt werden.

Besonders für Forschungszwecke wurde das *Beziehungsepisoden-Interview* eingeführt (Dahlbender et al., 1993; Luborsky, 1990a), in dem der Patient aufgefordert wird, Episoden über Beziehungen zu Mitmenschen möglichst detailliert zu erzählen. Die Rolle des Interviewers beschränkt sich dabei auf gezieltes Nachfragen, um möglichst vollständige Beziehungsepisoden zu erhalten.

Die Auswertung kann sowohl anhand von Transkripten, wie auch von videografierten oder tonbandaufgezeichneten Interviews erfolgen. Unserer Erfahrung nach ist Transkripten der Vorzug zu geben, die im günstigsten Fall durch Videoaufzeichnungen ergänzt werden. Reliabilitätsuntersuchungen werden erleichtert, wenn im Transkript alle Worte fortlaufend durchnummeriert sind.

Im Folgenden werden die Identifizierung und Kodierung dieser Beziehungsepisoden erläutert.

A Identifizieren und Markieren der Beziehungsepisoden

Unter einer Beziehungsepisode versteht man eine mehr oder weniger abgegrenzte Erzählung oder einen Bericht über Beziehungen zu anderen Menschen, die der Patient schildert.

In jeder Beziehungsepisode wird eine Hauptperson, das *Objekt*, identifiziert, mit der der Erzähler interagiert. Bei dyadischen Objektbeziehungsepisoden ist die Hauptperson gewöhnlich leicht herauszufinden. Am häufigsten ist diese andere Person die Mutter, der Vater, der Partner, der Freund, die Freundin, auch der Vorgesetzte oder der behandelnde Arzt oder Psychotherapeut. Beziehungen zu unbelebten Objekten oder Tieren können auch berücksichtigt werden, sollten unserer Auffassung nach aber getrennt analysiert werden.

Mitunter erzählt der Patient jedoch einen Vorfall, an dem verschiedene Personen oder eine Gruppe (zum Beispiel die Familie des Patienten, Mitschüler oder Freunde) beteiligt waren und sich in der Schilderung des Patienten als *Gruppe* verhalten hat (zum Beispiel RO »Meine Familie beachtet mich nicht.«). Wird in der Beziehungsepisode keine Person speziell hervorgehoben, ist es möglich, die Gruppe von Menschen zu benennen (zum Beispiel »Familie« oder »Freunde«). Wird in einer solchen Schilderung aber eine Interaktion mit nur einer dieser Personen deutlich und ist für diese Person mindestens eine WO- oder WS-, eine RO- und eine RS-Kategorie bestimmbar, sollte eine Beziehungsepisode mit nur dieser Person markiert werden. Bestehen Zweifel, ob es sich um eine Beziehungsepisode mit einem Objekt oder um mehrere Beziehungsepisoden mit mehreren Objekten handelt, kann folgende *Checkliste* zur Orientierung genutzt werden:

- Ist es eine *verschachtelt erzählte* Geschichte (Fortsetzungs-BE, s. u.)?
- Mit welcher Intention wird erzählt, das heißt, über welches Objekt beziehungsweise über die Beziehung zu welchem Objekt wird erzählt?
- Wen rückt der Erzähler in den Vordergrund?
- Mit wem ist der Erzähler mehr beschäftigt?

- Wie geht die Geschichte aus beziehungsweise gibt es verschiedene Akzente innerhalb der Geschichte (Betrachtung der BE vom Ende her)?

Das Auffinden einer Beziehungsepisode wird dadurch erleichtert, dass die Absicht, eine Geschichte zu erzählen, häufig durch konventionelle, stereotype Merkmale signalisiert wird, wie zum Beispiel durch eine relativ lange Pause, den Übergang zu einem neuen Thema oder sogar durch eine direkte Einleitung. Eher formal einleitende oder reflektierende Vorbemerkungen machen es einfacher, den Anfang einer Beziehungsepisode zu erkennen.

Beispiele:

Patient: »(Pause) Äh, ich erinnere mich da an einen anderen Vorfall …«

oder

Patient: »Ich möchte Ihnen etwas erzählen, was mir passiert ist …«

oder

Patientin: »Es ärgert mich, wenn mir Leute sagen, was ich zu tun habe oder versuchen, mir Anweisungen zu geben, so, wie, also, ich war zum Beispiel die ganze Woche lang damit beschäftigt, mich für das neue Semester einzuschreiben und …«

Die Grenzen der Beziehungsepisode sind dabei so knapp wie möglich zu bestimmen, ohne dass verständnistragender Inhalt (Kategorien) verloren gehen.

Mit reflektierenden Vor- und Nachbetrachtungen, die häufig die eigentliche Beziehungsepisode einleiten oder abschließen, sollte folgendermaßen verfahren werden:

1. Es handelt es sich um eine eigenständige Beziehungsepisode, wenn die Vor-/Nachbetrachtung die hierfür notwendigen Komponenten enthält.
2. Enthält die Vor-/Nachbetrachtung weniger als die drei $ZBKT_{LU}$-Komponenten (WO und/oder WS, RO, RS), ist sie Teil der Beziehungsepisode.
3. Enthält die Vor-/Nachbetrachtung keine Komponenten, ist sie nicht Bestandteil einer Beziehungsepisode.

Beginn und Ende einer jeden Beziehungsepisode werden markiert und zum Beispiel durch Angabe der Wortzahlen oder im Video durch die entsprechende Timer-Angabe festgehalten. Im Transkript wird die Beziehungsepisode mit einer durchgehenden Linie am linken Rand gekennzeichnet, falls vorhanden werden die Wortzahlen des ersten und letzten Wortes der Beziehungsepisode vermerkt.

Pro Patient werden die Beziehungsepisoden der Reihe nach durchnummeriert. Die Nummer der Beziehungsepisode und die Kennzeichnung der Hauptperson werden am Anfang dieser Linie vermerkt beziehungsweise auf dem Auswertungsbogen festgehalten.

Manche Episoden werden zu einem späteren Zeitpunkt weitererzählt, so genannte *Fortsetzungs-Beziehungsepisoden*. Wenn dieser spätere Zusatz eindeutig als Teil derselben Episode zu verstehen ist, wird der entsprechende Abschnitt mit »Fortsetzung der BE Nr._« bezeichnet. Die Beziehungsepisode selbst und ihre Ergänzungen werden als eine Einheit ausgewertet.

B Kennzeichnung des Objektes der Beziehungsepisode

Der Name beziehungsweise die Bezeichnung des Objektes, mit dem sich die Beziehungsgeschichte ereignet hat (»Vater«, »Mitreisender aus dem Zug« oder auch »meine Schulklasse«), sollte dokumentiert und die Objekte in der Reihenfolge ihres Auftretens im Verbatimprotokoll und Auswertungsblatt durchnummeriert werden.

Bei der Kennzeichnung des Interaktionspartners ist sowohl eine subjektive Objektkodierung (das heißt Name beziehungsweise Bezeichnung des Objektes) als auch eine Objektkodierung gemäß einer Objektliste nützlich, wie sie beispielsweise von Gabriele Frevert und Mitarbeitern in Ulm und Leipzig entwickelt wurde (s. Tabelle B3; zum Beispiel könnte ein »Mitreisender aus dem Zug« als »234« kodiert werden). Diese Liste kann entsprechend spezifischer Studienbedingungen angepasst und erweitert werden.

Eine solche Liste ermöglicht es, die individuellen Objekte in zusammenfassende Klassen einzuordnen. Mehrere individuelle Objekte können in die gleiche Objektklasse fallen, aber auch umgekehrt – die Zuordnung zu Objektklassen kann sich ändern, wenn eine Patientin beispielsweise ihren ehemaligen Lehrer heiratet. Die individuelle Objektnummer bleibt gleich, aber die Objektklasse ändert sich, in Episoden aus der Kindheit wird er als »Lehrer« der Objektklasse 251, später aber als »Ehemann« der Objektklasse 221 zugeordnet.

Tabelle B3: Objekt-Kodierungen

weiblich	**männlich**	**unspezifisch**
100 Selbst-BE-Erzählerin	200 Selbst-BE-Erzähler	
111 Mutter	211 Vater	311 Eltern
112 Schwester	212 Bruder	312 Geschwister
...	...	
121 Partnerin/Ehefrau	221 Partner/Ehemann	322 Partnerschaften
122 Ex-Partnerin/Ex-Ehefrau	222 Ex-Partner/Ex-Ehemann	
...	...	...
131 weibliche Autoritätsperson	231 männliche Autoritätsperson	331 Autoritätspersonen
132 »gute« Freundin	232 »guter« Freund	332 »gute« Freunde
133 Bekannte/Freundeskreis	233 Bekannter/Freundeskreis	333 Bekannte/Freundeskreis
134 Zufallsbekannte	234 Zufallsbekannter	334 Zufallsbekannte
...	...	...

Die von Luborsky eingeführten *Selbst-Beziehungsepisoden* (Luborsky, 1990d) im Sinne von umschriebenen (konflikthaften) Interaktionen des Erzählers mit sich selbst, finden sich unserer Erfahrung nach nur selten. Im Gegensatz dazu sind die meisten Darstellungen des Patienten von sich selbst lediglich Selbstbeschreibungen und werden deshalb nicht als Beziehungsepisoden mit dem Subjekt betrachtet. Ein praktisch verwendbares Kriterium für die Identifizierung einer Selbst-BE scheint uns der Eindruck des Beurteilers zu sein, dass er einen inneren Konflikt im Patienten erkennen kann, der sich beispielsweise in widersprüchlichen Wünschen äußert, wie zum Beispiel von Goethe beschrieben (wobei es sich aber um eine unvollständige Beziehungsepisode handelt, da keine RS enthalten ist):

> »Zwei Seelen wohnen, ach! in meiner Brust,
> Die eine will sich von der andern trennen;
> Die eine hält in derber Liebeslust,
> Sich an die Welt mit klammernden Organen;
> Die andre hebt gewaltsam sich vom Dust
> Zu den Gefilden hoher Ahnen« (Goethe, 1808/1986, S. 37).

Konflikthaftigkeit kann sich auch in konträren Reaktionen des Patienten auf einen Wunsch zeigen.

Unserer Ansicht nach sollten Selbst-BE, wenn sie überhaupt verwendet werden, getrennt von den Objekt-BE analysiert werden.

C Art der Beziehungsepisode

Es können inhaltlich verschiedene Arten (1, 2, 3 oder 4) von Beziehungsepisoden unterschieden werden. Handelt die Beziehungsepisode von:

1 einer singulären, konkret erlebten Interaktion (einheitlicher Objekt-Raum-Zeit-Kontext): *konkrete BE*;
2 kumulativen, konkret erlebten Interaktionserfahrungen in einer subjektiv verdichteten Zusammenschau (kein einheitlicher Objekt-Raum-Zeit-Kontext: zum Beispiel kein konkretes Objekt, keine konkrete Zeitangabe, kein einzelne Beziehungsepisode, eher eine Zusammenfassung mehrerer »Filmszenen« mit mehr oder weniger reflektierendem Charakter: »... bei mir ist das immer so ...« oder »Immer wenn ich ...« oder »Wenn mich jemand ..., dann ...«): *generalisierte BE*;
3 (szenisch) konturierte Phantasie; Tagtraum;
4 Traumszenerie/Traumbericht.

D Zeitliche Einordnung der Beziehungsepisode

Beziehungsepisoden können die gesamte Zeitspanne von den frühesten Kindheitserinnerungen bis zur Gegenwart umfassen. Wann immer es möglich ist, sollte der Beurteiler das ungefähre Alter des Erzählers zum Zeitpunkt des Geschehens, von dem im Narrativ berichtet wird, oder das Datum des Ereignisses angeben. Die

Festlegung der Zeit, in der die Beziehungsepisode historisch spielt, orientiert sich an einer phasenchronologischen Zeitachse (in Anlehnung an Erikson, 1970), wobei die Altersangaben nur der ungefähren Orientierung dienen.

1 *Kleinkind-Alter* (ca. ≤ 6 Jahre)
2 *Latenz* (ca. ≤ 12 Jahre)
3 *Pubertät* (ca. ≤ 16/17 Jahre)
4 *Adoleszenz* (ca. ≤ 21 Jahre)
5 *Frühes Erwachsenen-Alter* (ca. ≤ 30 Jahre)
6 *Mittleres Erwachsenen-Alter* (ca. ≤ 45 Jahre)
7 *Reifes Erwachsenen-Alter* (ca. ≤ 65 Jahre)
8 *Alter* (ca. > 65 Jahre)
9 *Vergangenheit* (nicht genau bestimmbar)
10 *Gegenwart* (nicht länger als 2 Wochen zurückliegend)

Wenn zum Beispiel eine adoleszente junge Frau im Alter von zwanzig Jahren eine Episode erzählt, die drei Monate zurückliegt, dann ist zu kodieren: 4.

Für in der Vergangenheit spielende Beziehungsepisoden, die sich zeitlich nicht hinreichend sicher einordnen lassen, ist eine 9 zu kodieren. Je nachdem wie alt der Erzähler ist, zählen mehr oder weniger Zeitabschnitte zur Vergangenheit. Für die junge Frau sind es die Zeitabschnitte 1-4 (sofern eine Episode länger als zwei Wochen zurück liegt), für einen Mann von 58 Jahren sind es die Abschnitte 1-7 (sofern eine Episode länger als zwei Wochen zurück liegt).

Episoden, die nicht länger als zwei Wochen zurück liegen, werden mit 10 kodiert.

Zusammenschauende Interaktionserfahrungen, konturierte Phantasien und Träume sind ebenfalls zeitlich zu kategorisieren: Dabei steht im Vordergrund, wann jemand etwa einen bestimmten Traum geträumt hat und nicht die zeitlich-inhaltliche Chronologie des Traumes selbst.

Zwei Beziehungsepisoden sind zu kodieren und gemäß der Zeitachse zu bestimmen, wenn in einem Narrativ eine bestimmte frühere Situation mit einer heutigen verglichen wird:

> »Früher als ich Kind war, habe ich mich immer gefreut, wenn mir meine Mutter einen ausgefallenen Wunsch erfüllte und mir etwas schenkte. Aber als sie mir letzte Woche zum 30. Geburtstag ein großes Geschenk machte, fühlte ich mich dadurch nur noch zu einer Gegenleistung verpflichtet.«

Hier würde eine Beziehungsepisode »Vergangenheit« und eine weitere Beziehungsepisode »Gegenwart« kodiert.

Wenn dasselbe Ereignis im Nachhinein anders bewertet/erlebt wird (Perspektivenwechsel), dann ist lediglich die ursprüngliche Erlebnisweise zu kodieren, außer es entsteht dadurch eine konturierte Phantasie, die erzählt wird (das wäre dann eine neue Beziehungsepisode).

E Vollständigkeit der Beziehungsepisoden

Die von Luborsky (Luborsky, 1998a) vorgeschlagene Skala zur Bewertung der Vollständigkeit einer Beziehungsepisode von 1 (sehr unvollständig) bis 5 (äußerst detailliert), die in der Praxis aber wenig reliabel ist und kaum angewendet wird, kann nach unserer Auffassung in folgender pragmatischer Weise gehandhabt werden: Eine Objekt-Beziehungsepisode gilt als »vollständig«, wenn mindestens ein Wunsch (implizit oder explizit, objekt- oder subjektbezogen), eine Reaktion des Objektes und eine Reaktion des Subjektes enthalten ist.

Eine Selbst-Beziehungsepisode gilt als »vollständig«, wenn mindestens ein subjektbezogener Wunsch (implizit oder explizit) und eine Reaktion des Subjektes enthalten ist.

Ein alternativer Ansatz, der sich in manchen Forschungskontexten (s. zum Beispiel A5.2.2, A5.2.3) als nützlich erwiesen hat, erlaubt das *Vollständigkeits-Kriterium* für eine Beziehungsepisode weiter zu fassen und auch solche Beziehungsepisoden in die Auswertung einzubeziehen, in denen nicht alle Komponenten (WO oder WS, RO, RS) berichtet werden, *Beziehungsepisoden-Fragmente (BF)*, im Extremfall auch nur eine einzige Komponente (s. B2.3). Im Zweifelsfall besteht der sichere Weg darin, alle Komponenten zu kodieren und über die Anwendung des Vollständigkeitskriteriums erst bei der Datenanalyse zu entscheiden.

F Anzahl der benötigten Beziehungsepisoden

Es ist wichtig, dass eine ausreichende Zahl von Beziehungsepisoden für die Formulierung des zentralen Beziehungsmusters zur Verfügung steht, damit das Thema repräsentativ für die Behandlung oder einen Behandlungsabschnitt ist. Crits-Christoph und Luborsky (1990b) verwendeten beispielsweise zwei frühe und zwei späte Sitzungen, um jeweils etwa zehn Beziehungsepisoden aus der Anfangszeit und aus der Abschlussphase der Behandlung zu erhalten.

Sollen detailliertere Analysen von Beziehungsmustern erfolgen, sind unserer Erfahrung nach (deutlich) mehr als zehn Beziehungsepisoden erforderlich (s. B2.1.).

Zusammenfassung

1. Eine Beziehungsepisode spielt sich innerhalb eines mehr oder weniger *einheitlichen Handlungskontextes* ab.
2. Jede Beziehungsepisode muss *eine Hauptperson* haben, wechselt diese Hauptperson, endet die Beziehungsepisode.
3. Das gleiche gilt für die *Zeit*, in der die Episode spielt. Wechselt die Zeit, endet wiederum die Beziehungsepisode.
4. Jede (Objekt-)Beziehungsepisode muss bei dem strengeren Vollständigkeitskriterium mindestens je eine WO/WS, RO und RS (bei Selbst-Episoden mindestens je einen WS und eine RS) enthalten; bei einer liberaleren Anwendung von Beziehungsepisodenfragmenten werden alle (Teil-)Episoden mit berücksichtigt.

5. Bleiben Zweifel, ob es sich um eine oder zwei Beziehungsepisoden handelt, sollte nach dem Grundsatz verfahren werden, eher zwei Episoden zu kodieren.

B1.3.2 Exkurs: Ein Fragment des Prädikaten-Kalküls als Sprache zur Beschreibung zwischenmenschlicher Beziehungen

Eine detaillierte Darstellung der Anwendung des Prädikaten-Kalküls für die formalisierte Erfassung von Beziehungsstrukturen findet sich bei Pokorny et al. (2003).

Das Prädikaten-Kalkül bildet die Grundlage der Sprache der modernen Mathematik: Prädikate sind atomare Aussagen, die Eigenschaften von Objekten (unäre Prädikate) oder Beziehungen zwischen zwei (binäre Prädikate) oder mehreren Objekten beschreiben. Im Rahmen der ZBKT-Methode eignen sich die unären Prädikate zur Beschreibung von Gefühlen im Sinne von Dahls *Me-Emotionen* (Dahl, Hölzer u. Berry, 1992): »ich bin depressiv«, »der Vater ist zufrieden«. Die binären Prädikate ermöglichen die Beschreibung von Handlungen und Gefühlen entsprechend Dahls *It-Emotionen* (Dahl et al., 1992): »Romeo liebt Julia«. Die Formel dafür würde lauten:

depressiv (ich)
zufrieden (Vater)
lieben (Romeo,Julia).

Binäre Prädikate können sich reflexiv auf das gleiche Objekt beziehen. Die biblische Mahnung »liebe deinen Nächsten wie dich selbst« enthält aus der Perspektive des Angesprochenen zwei Prädikate:

lieben (ich,nächste)
lieben (ich,ich).

Unzufriedenheit (Verneinung) kann entweder durch die logische Negation oder durch ein eigenständiges Prädikat ausgedrückt werden. Bei der Entwicklung unseres Kategoriesystems haben wir uns grundsätzlich für die zweite Variante entschieden. Statt »nicht lieben« soll eine inhaltliche Entscheidung für »Hass«, »Ignorieren« und so weiter getroffen werden.

Reaktionen

Die $ZBKT_{LU}$-Methode fokussiert die Sicht des Patienten, ist also »Ego-zentrisch« – wichtig sind die Beziehungen zwischen »ich« (Erzähler) und seinen Beziehungspersonen. Demzufolge sind die Reaktionen (das heißt Handlungen, Kognitionen, Gefühle) relevant, in denen »ich« (Subjekt) allein oder mit einer anderen Person (Objekt) vorkommt:

lieben (ich,Julia)	RSO
lieben (Julia,ich)	ROS
glücklich (ich)	RSS.

Weniger wichtig sind die Reaktionen, in denen nur ein oder zwei Andere (Objekte) vorkommen:

depressiv (Ophelia)	ROO (R-Objekt1-Objekt1)
hassen (Jago,Othello)	ROA (R-Objekt1-Objekt2).

Um das Wort »ich« nicht ständig wiederholen zu müssen, führen wir folgende Abkürzungen ein: ROS und ROO entsprechen weitgehend der Dimension »Reaktion des Objekts« (RO) in Luborskys Sinn, RSO und RSS der Dimension »Reaktion des Subjekts« (RS). Die Reaktions-Typen ROS, ROO, RSO und RSS stützen sich auf das gleiche hierarchische System, das heißt, jedes Prädikat kann prinzipiell als jeder der Reaktionstypen vorkommen. Julias Liebe zum erzählenden Subjekt kann nun unter Anwendung unserer Prädikatenliste (s. B1.3.5) folgendermaßen kodiert werden:

ROS-C22, Objekt Julia.

Wünsche

Alles, was passieren kann, kann ich mir auch wünschen, und alles was ich mir wünsche, kann auch passieren. Romeo kann sich wünschen, dass Julia ihn liebt. Sein Wunsch könnte auch sein, für tot gehalten zu werden oder auch wirklich zu sterben. Solche Wünsche kommen in der alltäglichen Praxis sicher seltener vor, sie sind jedoch prinzipiell möglich, wie man nicht nur dem Drama von Shakespeare entnehmen kann. Der zuerst erwähnte Wunsch von Romeo

»Ein Wunsch (= W) von mir (= $_{ich}$) ist, dass Julia (= O) mich (= S) liebt (= C22)«

kann folgendermaßen festgehalten werden:

W_{ich}OS-C22.

Die Reaktion spielt sich nicht in der Realität, sondern in der Wunsch-Welt – und zwar in der persönlichen Wunsch-Welt des Subjektes Romeo – ab, die durch den Index »ich« bei »W« gekennzeichnet ist. Da die ZBKT-Methode auf die Wünsche des Subjekts fokussiert, kann dieser Index im gegebenen Kontext weggelassen werden. Die Wünsche werden so analog zu den Reaktionen kodiert:

WOS-C22, Objekt Julia.

Die Welt der potentiell möglichen Wünsche des Erzählers ist völlig parallel zur

Welt der von ihm wahrgenommenen und internalisierten Reaktionen. Analog zu den Reaktionen gibt es also auch vier wichtige Wunsch-Typen: WOS, WSO, WOO und WSS (s. Tabelle B4).

Tabelle B4: Dimensionalität des reformulierten Kategoriensystems $ZBKT_{LU}$

W				**R**			
WO »Das Objekt soll …«		**WS** »Ich will …«		**RO** »Das Objekt tut …«		**RS** »Ich tue …«	
WOO »Das Objekt soll sich …«	**WOS** »Das Objekt soll mich …«	**WSO** »Ich will das dem Objekt …«	**WSS** »Ich will mich …«	**ROO** »Das Objekt tut sich …«	**ROS** »Das Objekt tut mir …«	**RSO** »Ich tue dem Objekt …«	**RSS** »Ich tue mir …«

B1.3.3 Schritt 2: Inhaltliche Auswertung der Beziehungsepisoden – Bewertung der Komponenten

A Bewertung der WO-, WS-, RO- und RS-Komponenten
Im nächsten Schritt werden für die Komponenten:
- Wünsche (beziehungsweise Bedürfnisse, Absichten) bezüglich des Objektes (WO),
- Wünsche (beziehungsweise Bedürfnisse, Absichten) bezüglich des Subjektes (WS),
- Reaktionen des Objektes (RO) und
- Reaktionen des Subjektes (RS)

in jeder Beziehungsepisode möglichst exakt anhand der zugrunde liegenden Textstellen entsprechende Kategorien (die konkrete, inhaltliche Formulierung) identifiziert. Es ist möglich, an ein und derselben Referenzstelle im Text mehrere verschiedene Komponententypen (WO, WS, RO, RS) festzumachen. Wir handhaben es so, dass zu jeder Komponente einer Referenzstelle wiederum maximal zwei Kategorien (zum Beispiel WO1, WO2) differenziert werden können, das heißt, dass komplexes Verhalten mit maximal zwei Kategorien abgebildet wird. Für jede Kategorie wird vom Beurteiler eine textnahe, *tailor-made*-Formulierung angegeben.

Bei der Auswertung vom Transkript wird die entsprechende Textstelle, aus der die Kategorie abgeleitet wird, unterstrichen (für manche weiterführende Auswertungen ist es nützlich, falls vorhanden, die genauen Grenzen einer Kategorie anhand der Wortzahlen im Transkript oder der Timereinstellung beim Video festzuhalten). Am Rand wird die Art der Komponente (impliziter/expliziter WO, impliziter/expliziter WS, tatsächlich erfolgte/erwartete RO, ausgedrückte/nicht ausgedrückte/unbestimmte RS, positive/negative/unbestimmte RO beziehungsweise RS) und die *tailor-made*-Formulierung vermerkt. Bei der Auswertung vom Video oder Tonband werden diese Angaben nur im Auswertungsbogen notiert.

Im Verlauf einer Beziehungsepisode kann der Erzähler einen Wunsch, eine Reaktion des Objekts oder des Subjekts wiederholt schildern, entweder indem er einen Satz wörtlich wiederholt oder eine Beschreibung mit anderen Begriffen versucht. Der Beurteiler sollte jede bewertbare Kategorie in eine *tailor-made*-Formulierung umsetzen. Wir handhaben diesen Fall dann aber so, dass wir die zugehörigen (identischen) Standardkategorien pro Beziehungsepisode *nur einmal* in die Auswertung aufnehmen.

Objekt- und subjektbezogene Wünsche: WO- / WS-Komponente

Entlang einer gedanklichen Linie zunehmend schlussfolgernd-interpretativen Denkens des Beurteilers unterscheiden wir zwei Arten von Wünschen, wobei sich deren Abstraktionsniveau nur teilweise über die Textnähe operationalisieren lässt. Ein weiteres Entscheidungskriterium ist die gedankliche Gegenprobe, inwieweit der Erzähler der *tailor-made*-Formulierung für den Wunsch vermutlich würde zustimmen können.

EW	explizite Wünsche: entsprechen der subjektiven Sicht des Erzählers, wie sie der Textoberfläche entnommen werden kann. Sie sind meist mit Formulierung verbunden wie: »Er soll …«, »Ich will …«, »Ich brauche …«, »Ich dachte, ich muss …«. Oder sie sind Antwort auf die direkte oder indirekte Frage des Beziehungsepisoden-Interviewers nach einem Wunsch.
IW	implizite Wünsche: gehen im Unterschied zu expliziten Wünschen nicht aus einer eindeutigen Wunsch-Formulierung hervor, sondern werden aus einer Textstelle abgeleitet. Häufig sind dies Reaktionskomponenten, die den Wunsch des Erzählers deutlich werden lassen, ohne ihn wörtlich zu benennen. Auch implizite Wünsche sollen auf die subjektive Sicht des Erzählers abzielen. Dabei soll der Beurteiler eine tailor-made-Formulierung finden, welcher der Erzähler vermutlich ohne Zögern zustimmen würde – implizite Wünsche werden also relativ bewusstseinsnah formuliert.

Da erschlossene Wünsche zwar klinisch relevant sind, sich aber nur wenig reliabel erfassen lassen, haben wir uns entschieden, uns bei der forschungsorientierten Anwendung auf explizite und implizite Wünsche zu begrenzen.

Des Weiteren werden Wünsche je nach »Urheber« beziehungsweise »Absender« danach unterschieden, ob sie sich auf den Erzähler (WS) selbst oder auf den Interaktionspartner der Beziehungsepisode (WO) beziehen (s. Tabelle B4):

WS	*subjektbezogener Wunsch des Erzählers,*

WSS	subjektbezogener Wunsch des Erzählers bzgl. des Subjekts (»Ich möchte mich verändern.«),
WSO	subjektbezogener Wunsch des Erzählers bzgl. des Objekts (»Ich möchte der Mutter helfen.«)
WO	*objektbezogener Wunsch des Erzählers,*
WOS	objektbezogener Wunsch des Erzählers bzgl. des Subjekts (»Ich möchte, dass mein Vater mir hilft.«),
WOO	objektbezogener Wunsch des Erzählers bzgl. des Objekts (»Ich möchte, dass mein Vater sich verändert.«).

In der *tailor-made*-Formulierung der Wunsch-Kategorien sollte der Adressat des Wunsches immer genannt werden (zum Beispiel »Meine Schwester soll mir zeigen, wie das geht.«).

Reaktionen des Objektes: RO-Komponente

Als Reaktionen des Objektes werden solche Äußerungen, Handlungen, Gefühle, Gedanken und so weiter des Objektes kodiert, die aus der Sicht des Subjektes (Erzähler) als subjektbezogen wahrgenommen werden. Eine Reaktion des Objekts sollte nur bezüglich der Hauptperson in der Beziehungsepisode kodiert werden.

Ähnlich wie bei den Wünschen lässt sich unterscheiden, auf wen sich die Reaktion des Objekts bezieht (s. Tabelle B4):

ROS	Reaktion des Objekts, auf das Subjekt bezogen (»Der Vater hilft mir.«)
ROO	Reaktion des Objekts, auf das Objekt selbst bezogen (»Der Vater ist erfolgreich.«).

Es können zwei Arten von Reaktionen des Objektes unterschieden werden:

ERO	tatsächlich erfolgte RO Diese haben sich tatsächlich in der Beziehung mit dem Objekt ereignet.
IRO	erwartete RO Diese erwartet (oder befürchtet) der Erzähler lediglich vom Objekt.

Reaktionen des Subjektes: RS-Komponente

Als Reaktionen des Subjektes werden solche Äußerungen, Handlungen, Gefühle, Gedanken etc. des Subjektes kodiert, die aus der Sicht des Subjektes (Erzähler) als objektbezogen wahrgenommen werden. Als Reaktion des Subjekts werden auch die Symptome des Erzählers mit einbezogen, sofern sie in der entsprechenden Beziehungsepisode erwähnt werden.

Reaktionen des Subjekts lassen sich danach unterscheiden, auf wen sie sich beziehen (s. Tabelle B4):

RSS Reaktion des Subjekts, auf das Subjekt selbst bezogen (»Ich bin traurig.«),
RSO Reaktion des Subjekts, auf das Objekt bezogen (»Ich helfe der Mutter.«).

Während die Einschätzung der Gerichtetheit der Reaktionen des Subjekts für Reaktionen in Form von Handlungen keine Schwierigkeiten bereitet (zum Beispiel RSO »Ich beschuldige den Lehrer.«), sind emotionale Reaktionen bzgl. der Subjekt- oder Objektbezogenheit mitunter schwieriger einzuordnen. Die Bewertung emotionaler Reaktionen des Subjekts im Beziehungskontext orientiert sich an der Dimension der »Orientierung« (Selbstemotion vs. Objektemotion) der Dahlschen Emotionstheorie (Dahl u. Stengel, 1978; Dahl et al., 1992):

Selbstemotion (RSS): Depression, Angst, Zufriedenheit, Freude;
Objektemotion (RSO): Wut, Furcht Zuneigung, Überraschung.

Wenn im Sinn einer Selbst-Beziehungsepisode der Erzähler selbst das »Objekt« ist und explizit ausgedrückt wird, dass sich die emotionale Reaktion auf die eigene Person bezieht, wird dementsprechend RSS kodiert (zum Beispiel RSS-H16: »Ich habe mich über mich selbst geärgert.«).

Es werden drei Arten von Reaktionen des Subjektes unterschieden:

ERS dem Objekt gegenüber ausgedrückte RS (expressed)
Diese drückt der Erzähler dem Objekt gegenüber offen aus.
IRS dem Objekt gegenüber nicht ausgedrückte RS (not expressed)
Diese drückt der Erzähler dem Objekt gegenüber nicht offen aus.
URS unbestimmte RS
Bei diesen RS bleibt unklar, ob sie gegenüber dem Objekt ausgedrückt wurden oder nicht.

Emotionale Reaktionen sind in der Regel als »nicht ausgedrückte RS« (IRS) zu kodieren, es sei denn, es wird deutlich, dass der Affekt in die Interaktion einfließt oder wenn aus dem Kontext klar wird, dass der Affekt beim Objekt seinerseits wiederum eine Reaktion hervorgerufen hat. Bestehen Zweifel, ob eine Reaktion des Subjektes als »expressed« oder »not expressed« einzustufen ist, wird sie als unbestimmt kodiert.

Unserer Erfahrung nach hat sich die Beurteilung, ob Reaktionen tatsächlich erfolgten oder nur erwartet wurden beziehungsweise ob sie ausgedrückt wurden oder nicht als wenig ergiebig erwiesen, da erwartete und nicht ausgedrückte Reaktionen selten geäußert werden. Im klinischen Gebrauch oder im Rahmen von Einzelfallanalysen kann diese Bewertung aber durchaus sinnvoll sein.

B Valenz der Reaktionskomponenten (positiv, negativ, unbestimmt)
Die Reaktionen des Objekts werden in Bezug auf die angestrebte Wunscherfüllung des Subjektes bewertet:

PRO	positive RO, die tatsächliche oder erwartete Reaktion des Objektes befriedigt den Wunsch des Subjektes beziehungsweise lässt Wunschbefriedigung erwarten;
NRO	negative RO, die tatsächliche oder erwartete Reaktion des Objektes enttäuscht den Wunsch des Subjektes beziehungsweise lässt die Nichtbefriedigung des Wunsches erwarten;
URO	unbestimmte RO, Reaktion, die nicht als überwiegend positiv oder negativ kodiert werden kann oder in keinem klaren Bezug zu einem Wunsch steht.

Die Reaktionen des Subjekts werden in Bezug auf ihre emotionale Valenz bewertet:

PRS	positive RS, die ausgedrückte oder nicht ausgedrückte Reaktion des Subjektes ist positiver emotionaler Valenz;
NRS	negative RS, die ausgedrückte oder nicht ausgedrückte Reaktion des Subjektes ist negativer emotionaler Valenz;
URS	unbestimmte RS, Reaktion, die nicht als überwiegend positiv oder negativ kodiert werden kann oder in keinem klaren Bezug zum Objekt steht.

Zur Orientierung für die Einschätzung der emotionalen Valenz der Reaktionskomponente dienen folgende, der Dahlschen Emotionstheorie (Dahl et al., 1978; Dahl et al., 1992) entnommenen, prototypischen positiven beziehungsweise negativen Emotionen:

Positiv:	Zuneigung, Überraschung, Zufriedenheit, Freude;
Negativ:	Wut, Furcht, Depression, Angst.

C Praktisches Vorgehen
1. Die Zuordnung der Reaktionskomponenten zu den Wünschen erfolgt entlang einer Wunschhierarchie, das heißt, die expliziten und impliziten Wünsche werden entsprechend der vom Beurteiler eingeschätzten Wichtigkeit der Wünsche in einer Rangreihe angeordnet. Die Einschätzung der Wichtigkeit der Wünsche erfolgt im Hinblick darauf, was aus der Sicht des Erzählers die zentrale Intention der Schilderung ist.
2. Dann werden alle Reaktionen des Objektes, die sich auf den wichtigsten Wunsch beziehen, diesem zugeordnet und in Bezug auf diesen Wunsch als positiv, negativ oder unspezifisch eingestuft. Danach werden die verbleibenden Reaktionen des

Objektes, die sich auf den zweitwichtigsten Wunsch beziehen, diesem zugeordnet und in Bezug auf diesen Wunsch als positiv, negativ oder unspezifisch eingestuft. Entsprechend wird für den drittwichtigsten Wunsch usw. verfahren.
3. Anschließend werden alle Reaktionen des Subjektes, die sich auf jene ROs beziehen, die dem wichtigsten Wunsch zugeordnet wurden, diesen ROs zugeordnet und als positiv, negativ oder unspezifisch eingestuft. Entsprechend wird für die weiteren ROs verfahren.
4. Abschließend werden eventuell verbleibende Reaktionskomponenten festgehalten.

Jede Reaktionskomponente wird dabei nur einmal einem Wunsch beziehungsweise einer RO zugeordnet. Verbleiben Reaktionskomponenten, die nicht eindeutig zuzuordnen sind, werden diese als unspezifisch beurteilt.

B1.3.4 WO/WS-RO-RS-Muster

Wir haben Ansätze für weiterführende Analysen entwickelt (s. B2.11), um neben der Ermittlung der absoluten Häufigkeiten der jeweiligen Kategorien auch komplexere Zusammenhänge zwischen den Kategorien zu untersuchen. Dafür ist es aber notwendig, *inhaltlich zusammengehörige* WO/WS-RO-RS-Muster zu bestimmen.

Werden, wie von Luborsky (1990d) vorgeschlagen, lediglich die jeweils häufigsten Einzelkategorien (WO/WS, RO, RS) zusammengesetzt, kann es vorkommen, dass sich ein zentrales Muster ergibt, das aus Kategorien besteht, die inhaltlich nicht zusammengehören. Aus dieser Überlegung resultierte unsere Idee, inhaltlich zusammengehörige WO/WS-RO-RS-Muster anzugeben und deren Häufigkeit zu untersuchen (allerdings werden dafür umfangreiche Datensätze benötigt).

Ausgehend von den *tailor-made*-Formulierungen der ZBKT$_{LU}$-Kategorien lassen sich (je nach Vorhandensein und Fragestellung) auf verschiedenen Ebenen Muster bestimmen, wobei jeweils von dem als wichtigsten eingeschätzten Wunsch ausgegangen wird (das heißt, es können jeweils getrennte Beziehungsmuster bezüglich objekt- und subjektbezogener Wünsche – WO-RO-RS und WS-RO-RS – und/oder Beziehungsmuster ausgehend von dem jeweils wichtigsten expliziten – EWO-RO-RS und/oder EWS-RO-RS – und/oder impliziten Wunsch – IWO-RO-RS und/oder IWS-RO-RS – gebildet werden, meist finden sich in einer Beziehungsepisode aber nicht so viele Kategorien, um auf allen möglichen Ebenen vollständige Beziehungsmuster anzugeben).

Wir beschreiben nachfolgend das Vorgehen beispielhaft für die explizite Abstraktionsebene der Wünsche (das heißt EWO- beziehungsweise EWS-Muster). Dieser Sequenz liegt der wichtigste explizite Wunsch (EWO beziehungsweise EWS) als Anker zugrunde, das heißt, es gibt dieses explizite Muster nur dann, wenn es mindestens einen expliziten Wunsch gibt. Wurden in einer Beziehungsepisode ein oder mehrere explizite Wünsche kodiert, wird im EWO- beziehungsweise EWS-

Muster das *interaktionelle Schicksal* dieses einen oder des wichtigsten expliziten Wunsches festgehalten. Als RO wird diejenige ausgewählt, die nach Einschätzung des Beurteilers vom Erzähler als entscheidende RO in Bezug auf diesen Wunsch wahrgenommen wurde. Entsprechend wird für die RS vorgegangen.

(Nicht zu vergessen, aber nur selten: Die negativ/positiv-Einschätzungen können in der Sequenz andere sein als bei der reinen Komponenteneinstufung, da ein anderer Wunsch zugrunde liegen kann!)

Wichtigkeitskodierung

Gibt es in einer Beziehungsepisode mehrere WO/WS-RO-RS-Muster, können diese entsprechend ihrer »Wichtigkeit« für die inhaltlichen Aussagen der Episode geordnet werden.

Wir begrenzen die Beziehungsmuster jeweils auf den aus der Sicht des Erzählers vermutlich *wichtigsten* Wunsch der Beziehungsepisode und die zugehörigen Reaktionen und legen somit für jede Beziehungsepisode *ein* WO/WS-RO-RS-Muster fest, das als das wichtigste Beziehungsmuster dieser Beziehungsepisode verstanden wird, also die *wesentliche Botschaft* der Beziehungsepisode vermittelt, und bezeichnen dieses Muster als »level 1«.

Zur Illustration haben wir in unserem Auswertungsbeispiel (s. B3.1, B3.2) WO/WS-RO-RS-Muster auf mehreren Ebenen kodiert – praktisch ließen sich aber nur in zwei der insgesamt 17 Beziehungsepisoden in Amalies neunter Analysestunde neben dem wichtigsten WO/WS-RO-RS-Muster (»level 1«) Muster auf einer weiteren Ebene (»level 2«) ermitteln.

Im ausführlichsten Fall kann für jede Beziehungsepisode eine *innere Struktur* folgender Art bestimmt werden (s. Tabelle B5):

Tabelle B5: Innere Struktur einer Beziehungsepisode

WO/WS	RO	RS
Wichtigster expliziter oder impliziter Wunsch	**dem wichtigsten Wunsch (psycho-)logisch sinnvoll zuzuordnende RO**	**der voranstehenden WO/WS-RO (psycho-)logisch sinnvoll zuzuordnende RS**
	weitere, dem wichtigsten Wunsch zuzuordnende ROs	weitere, dem wichtigsten Wunsch zuzuordnende RSs
zweitwichtigster expliziter oder impliziter Wunsch	verbleibende, dem zweitwichtigsten Wunsch (psycho-)logisch sinnvoll zuzuordnende ROs	verbleibende, den voranstehenden WO/WS-ROs (psycho-)logisch sinnvoll zuzuordnende RSs
....	.... keinem Wunsch (psycho-)logisch sinnvoll zuzuordnende ROs	.... keinem W, keiner RO (psycho-)logisch sinnvoll zuzuordnende RSs

Wir haben unser Auswertungsblatt (s. B3.2) nach dieser Struktur angeordnet – in der ersten Zeile steht jeweils das wichtigste WO/WS-RO-RS-Muster (fett markiert) der Beziehungsepisode.

B1.3.5 Anwendung der Prädikatenliste $ZBKT_{LU}$

Für eine Standardisierung wird jede *tailor-made*-Formulierung einer Standardkategorie des $ZBKT_{LU}$-Systems zugeordnet (s. Tabelle B6). Der Beurteiler muss das betreffende Prädikat entsprechend der jeweiligen Komponente formulieren (zum Beispiel B23 »helfen«: WOS »Der andere soll mir helfen.«, WSO »Ich möchte dem anderen helfen.«, ROS »Der andere hilft mir.«, RSO »Ich helfe dem anderen.«). Dies wird leichter, wenn bereits die textnahen Formulierungen konsequent nach den Komponententypen (WSO, WSS, ROS, RSS ...) formuliert werden.

Tailor-made-Formulierungen, für die keine adäquate Standardkategorie identifiziert werden kann, werden nicht in die Auswertung einbezogen.

Anders als die klassischen ZBKT-Kategorien (Barber et al., 1990) basieren die $ZBKT_{LU}$-Standardkategorien nur auf *einer* hierarchisch geordneten Liste von Prädikaten für alle Komponenten (WO, WS, RO, RS). Es gibt 13 allgemeine »Cluster-Prädikate«, wobei vier Cluster-Prädikate (A, B, C, D) zur *harmonischen* und sieben Cluster-Prädikate zur *disharmonischen* Klasse gehören. Diese Unterscheidung entspricht den beiden Polen der Valenzachse in Dahls System. Die 13 *Cluster-Prädikate* gliedern sich in dreißig *Standardkategorie-Prädikate* und diese wiederum in 119 *Subkategorie-Prädikate* (*Basis-Prädikate*). Die Bezeichnungen der Prädikate folgen der hierarchischen Struktur, so dass man zum Beispiel von C über C4 zu C43 gelangt. Ein Basis-Prädikat wird semantisch durch eine Gruppe sprachlicher Beschreibungen umrissen (C43 berühren, küssen, streicheln, zärtlich sein), die bei der Festlegung einer bestimmten Standardkategorie als Ganzes verstanden werden.

Die Beurteiler sind angewiesen, die Zuordnung *top down* vorzunehmen: zunächst wird entschieden, welchem Pol der Grunddimension (harmonisch/disharmonisch) eine textnahe Formulierung zuzuordnen ist. Danach erfolgt die Auswahl der Kategorie der obersten Ebene der 13 Cluster entsprechend der inhaltlichen Bedeutung der Kategorie, die kontextabhängig festgelegt werden muss. Danach erfolgt innerhalb dieses Clusters die Auswahl der entsprechenden Standardkategorie der mittleren Ebene (aus ein bis maximal fünf zugehörigen Standardkategorien). Danach wird, innerhalb der gewählten mittleren Standardkategorie, die entsprechende Basis-Kategorie gewählt (zwei bis maximal acht Basis-Kategorien pro Standardkategorie).

Wesentlich ist, dass der Beurteiler die einzelnen Prädikate nicht in einem engen Sinn wörtlich nimmt, sondern die inhaltliche Bedeutung einer Kategorie erfasst, die sich aus den insgesamt zugehörigen Prädikaten ergibt. Zum Beispiel kann das Prädikat »geduldig sein« in einem bestimmten Kontext Ausdruck von Schwäche sein (im Sinne von »alles mit sich machen, über sich ergehen lassen, sich nicht wehren«), in einem anderen Kontext kann es Ausdruck von Stärke sein (»sich nicht aus der Ruhe bringen lassen, einer Sache gelassen gegenüber stehen«). In unserem Kategoriensystem ist das Prädikat »geduldig sein« im Sinne der Stärke gemeint und deshalb dem Cluster D »Souverän sein« der Standardkategorie D1 »Stark sein« zugeordnet.

Übertragungen der Prädikatenliste ZBKT$_{LU}$ in andere Sprachen

Die Liste kann nicht einfach Wort für Wort übersetzt, sondern muss als ganzes strukturiertes System mit semantischen Abstufungen übertragen werden. Unserer Erfahrung nach ist es nützlich, Übertragungen zunächst unabhängig von mehreren bilingualen Übersetzern, die über klinische Erfahrungen verfügen, erstellen zu lassen und diese dann gemeinsam zu diskutieren. Die bisher verfügbaren Versionen sind Ergebnisse unserer Kooperationen mit Kollegen eines informellen internationalen Netzwerks. Es liegen folgende autorisierte Versionen der ZBKT$_{LU}$-Prädikatenliste vor:

- deutsche Version (C. Albani, D. Pokorny, G. Blaser, S. Grüninger);
- englische Version (U. Jacobs, C. Fischer, R. Deighton, J. Krampen);
- italienische Version (A. Vicari, L. Gottarelli, C. Clementel, G. Fabi);
- spanische Version, CCRT-LU-S (Y. Lopéz del Hoyo, D. Defey) und
- tschechische Version (D. Pokorný, B. Blažek, O. Bajger, V. Hrabal).

Eine französische (M. Stigler), slowakische (K. Knížová, D. Uhrová u. a.) und ukrainische Version sind zurzeit in Bearbeitung. Die verschiedenen Versionen sind unter www.ccrt-lu.org verfügbar.

Tabelle B6: Prädikatenliste des reformulierten Kategoriensystems $ZBKT_{LU}$

I. HARMONISCH			
A Sich zuwenden	**A1.** Explorieren/ Bewundern	A11	neugierig sein, interessieren, erforschen, aktiv sein, motiviert sein, offen sein
		A12	zu sich selbst finden, suchen, sich für etwas einsetzen
		A13	für fähig halten
		A14	bewundern, beeindruckt sein
		A15	begeistert sein, fasziniert sein
		A16	sich identifizieren, wie der andere sein
	A2. Akzeptieren/ Verstehen	A21	akzeptieren, respektieren, ernst nehmen
		A22	Unabhängigkeit geben, aufmerksam sein, in Ruhe lassen
		A23	zugehen, beachten, eingehen, zuhören, entschuldigen
		A24	Gefühle wahrnehmen, Gefühle zulassen, empfindlich, sensibel sein
		A25	bemitleiden, berührt sein, gerührt sein
		A26	verstehen
		A27	verzeihen, versöhnen
B Unterstützen	**B1.** Erklären/Bestätigen	B11	erklären, kommunizieren, aussprechen, ausdrücken, überzeugen
		B12	zu jemandem halten, loben, einverstanden sein, anregen, ermuntern
	B2. Helfen	B21	beschützen
		B22	großzügig sein, verwöhnen, bevorzugen
		B23	helfen, sich für jemanden einsetzen, beistehen
C Lieben / Sich wohl fühlen	**C1.** Nahe sein	C11	Nahe sein, annehmen, Nähe geben, versorgen, gut sein, liebevoll, herzlich sein
		C12	trösten, beruhigen
		C13	mögen, beliebt sein, sympathisch sein, Freundschaft haben, sich verstehen
	C2. Lieben	C21	verlieben, attraktiv sein
		C22	lieben
		C23	Kinder haben, Beziehung/Partnerschaft haben

	C3. Zuversichtlich/zufrieden/ sinnlich vergnügt sein	C31	vertrauen, sicher sein, glauben, zuversichtlich sein, geborgen sein
		C32	erleichtert sein
		C33	sich gehen lassen, spontan sein, sich frei entfalten, glücklich sein, sich wohl fühlen, genießen, Spaß haben
		C34	sich freuen, freudig überrascht sein, zufrieden sein
	C4. Sexuell aktiv sein	C41	romantisch sein
		C42	Annäherungsversuche machen, flirten
		C43	berühren, küssen, streicheln, zärtlich sein
		C44	begehren, erregt sein, Lust haben, sexuell attraktiv sein
		C45	Sex haben, triebhaft sein, potent sein, leidenschaftlich sein, sexuell erfahren sein,
	C5. Gesund sein/Leben	C51	gesund sein
		C52	leben
D Souverän sein	**D1.** Innerlich stark sein	D11	dankbar sein
		D12	tolerant, kompromissbereit sein
		D13	rücksichtsvoll, höflich sein, maßvoll sein, bescheiden sein
		D14	gelassen sein, geduldig sein
		D15	aushalten, erdulden, durchstehen, bewältigen
		D16	vertrauenswürdig, ehrlich sein, zuverlässig sein, treu sein, gerecht behandeln, korrekt sein
		D17	vernünftig, konstruktiv sein
		D18	Verantwortung tragen
	D2. Stolz sein/Autonom sein	D21	stark sein, überlegen sein, wichtig sein, mutig sein, sich entscheiden
		D22	fähig sein, erfahren sein, erfolgreich sein, stolz sein
		D23	ehrgeizig sein, fleißig sein
		D24	Vorbild sein, perfekt sein
		D25	unabhängig sein, selbständig sein
		D26	selbstsicher sein, Selbstvertrauen haben, selbstbewusst sein
		D27	Selbstkontrolle haben, nachdenklich sein, skeptisch sein, selbstkritisch sein
		D28	verändern, sich entwickeln, bessern

Prädikatenliste des reformulierten Kategoriensystems $ZBKT_{LU}$ – Fortsetzung

II. DISHARMONISCH			
E Depressiv sein/ resignieren	**E1.** Enttäuscht sein	E11	unglücklich sein, deprimiert sein, enttäuscht sein
		E12	verzweifelt sein, leiden, trauern
	E2. Resignieren	E21	aufgeben, resignieren
		E22	gleichgültig sein, langweilen, lustlos sein, träge sein
F Unzufrieden sein/ Angst haben	**F1.** Schuld/Scham empfinden/ Unzufrieden sein	F11	sich schuldig fühlen, bereuen
		F12	sich schämen
		F13	sich unwohl fühlen, unzufrieden sein
		F14	sich frustriert fühlen
	F2. Sich fürchten/ Ängstlich sein	F21	ängstlich sein, sich fürchten, besorgt sein, ausweichen, feige sein
		F22	unsicher sein, verwirrt sein, unentschlossen sein
		F23	nervös sein, hysterisch sein, angespannt sein, unbeherrscht sein
		F24	sich erschrecken, entsetzt sein, sich ertappt fühlen
G Fremdbe-stimmt sein	**G1.** Abhängig sein	G11	allein sein, jemanden vermissen, einsam sein
		G12	abhängig sein, klammern
		G13	unselbständig sein, selbstunsicher sein
		G14	passiv sein, zweifeln, verharren, stillstehen, sich verschlechtern
	G2. Schwach sein	G21	schwach sein, hilflos sein, rechtlos sein, ausgeliefert sein, ungeschützt sein, unterlegen sein, verletzt sein
		G22	unfähig sein, unerfahren sein
		G23	jemanden enttäuschen, überfordert sein, versagen
		G24	minderwertig sein, unwichtig sein, hässlich sein
		G25	maßvoll sein (aus Schwäche)

H Verärgert / Unsympathisch sein	**H1.** Ekel empfinden/ Verärgert sein	H11 H12 H13 H14 H15 H16 H17	Ekel empfinden verachten eifersüchtig sein, neidisch sein gekränkt sein, beleidigt sein nicht mögen verärgert sein, wütend sein, frustriert sein durch etwas hassen
	H2. Unsympathisch sein	H21 H22 H23 H24	nachtragend sein, ungeduldig sein geizig sein unsympathisch sein, unbeliebt sein, uninteressant sein unfreundlich sein, undankbar sein, unhöflich sein
I Unzuverlässig sein	**I1.** Vernachlässigen	I11 I12	unsensibel sein, kein Verständnis haben, destruktiv sein, unvernünftig, unkontrolliert sein vernachlässigen, im Stich lassen, oberflächlich, verantwortungslos, gefühllos sein, faul sein
	I2. Egozentrisch sein	I21 I22 I23	selbstgefällig sein, unkritisch sein unehrlich sein, ungerecht sein egoistisch sein, gierig sein
J Zurückweisen	**J1.** Ignorieren/Vorwerfen	J11 J12	verunsichern, den Mut nehmen, entwerten, desinteressiert sein, ignorieren beschuldigen, vorwerfen
	J2. Widersetzen/Kritisieren	J21 J22	sich widersetzen, konkurrieren, stur sein, streiten zurückweisen, ausschließen, kritisieren, ermahnen, ablehnen, verurteilen, tadeln
K Dominieren	**K1.** Schlecht sein	K11 K12	schlecht sein, aus-/benutzen, betrügen, verraten, verleugnen, stehlen, sich einschmeicheln, intrigieren, täuschen
	K2. Beherrschen	K21 K22	verpflichten, vorschreiben, beeinflussen, unter Druck setzen, fordern, zu etwas zwingen beherrschen, durchsetzen, verdrängen, herabsetzen, unterwerfen, benachteiligen, kontrollieren, jemanden prüfen, streng sein

L Ärgern / Angreifen	**L1.** Jemanden ärgern	L11	kränken, beleidigen, blamieren, lächerlich machen, demütigen
		L12	schadenfroh, zynisch sein, auslachen
		L13	ärgern, belästigen, hemmen, jemanden belasten
		L14	stören, ablenken
	L2. Angreifen	L21	Angst machen, bedrohen, angreifen, provozieren
		L22	quälen, körperlich verletzen, feindselig sein, kaputtmachen
		L23	bestrafen, rächen, zerstören, Gewalt anwenden
		L24	missbrauchen, vergewaltigen
M Sich zurückziehen	**M1.** Sich zurückziehen/ Zurückhalten	M11	verlassen, distanzieren, abgrenzen
		M12	Abstand haben, zurückziehen, entziehen
		M13	misstrauisch sein
		M14	Auseinandersetzung vermeiden, angepasst sein, recht machen, nachgeben, sich unterwerfen
		M15	verschlossen sein, schweigen
		M16	schüchtern, zurückhaltend sein
		M17	zwanghaft sein
		M18	keine Kinder haben, keine Beziehung/Partnerschaft haben
	M2. Sexuell inaktiv sein	M21	sexuell abgeneigt sein, es über sich ergehen lassen
		M22	sexuell verklemmt sein, nicht erregt sein, impotent sein
		M23	sexuell unerfahren sein
	M3. Krank sein	M31	erschöpft, müde sein
		M32	Symptome haben
		M33	körperlich krank sein, seelisch krank sein
		M34	sterben, sich umbringen

Für eine forschungsorientierte Anwendung der Methode empfehlen wir die Verwendung von Standardkategorien, wodurch die Datenanalyse erleichtert wird und statistische Untersuchungen möglich sind (s. B2).

B1.3.6 Schritt 3: Überprüfen der Auswertung

Für eine klinische Anwendung wird das zentrale Thema ermittelt, indem die Beziehungsepisoden wiederholt gelesen werden und anhand der häufigsten *tailor-made*-Formulierungen das *gemeinsame Thema* herausgearbeitet wird. Bei einer forschungsorientierten Anwendung mit Standardkategorien ist es hilfreich, nach einem ersten Auswertungsdurchgang das gesamte Transkript noch einmal zu lesen und die Beurteilungen der Beziehungsepisoden zu überprüfen und falls notwendig zu korrigieren.

B1.3.7 Schritt 4: Ermitteln des Zentralen Beziehungskonflikt-Themas

Die Ermittlung der häufigsten Kategorien für jeden Komponententyp, das zentrale Beziehungskonflikt-Thema, erfolgt dann im Rahmen meist umfangreicherer statistischer Analysen mithilfe des PC (s. B2).

Es kann nützlich sein, einen Auswertungsbogen anzulegen, in den alle Kodierungen aus dem Transkript übertragen werden und der die Grundlage für die Dateneingabe in den PC darstellt (s. B3.2). Inhaltlich gleiche Kategorien aus einer Beziehungsepisode werden nur einmal pro Beziehungsepisode gezählt, das heißt gehen nur einmal in die Häufigkeitsanalysen ein. Wenn ein Patient also dreimal in einer Beziehungsepisode zu verstehen gibt, dass der Therapeut ihn langweile, so wird dies bei der »Auszählung« nur einmal gewertet.

Abbildung B3 zeigt die (maximal möglichen) Auswertungsschritte für eine forschungsorientierte Anwendung der $ZBKT_{LU}$-Methode.

$ZBKT_{LU}$-Auswertung
1. Identifizieren und Markieren der Beziehungsepisoden (BE) – Prüfen der Vollständigkeit der Beziehungsepisode (mindestens ein WO/WS, RO, RS) – Durchnummerieren der Beziehungsepisoden – Angabe Grenzen der Beziehungsepisode (Wortzahlen, Zeilennummer, Timerstand) – Benennung der Hauptperson(en) (Bezeichnung und Objekt-Code) – Angabe der Art der Episode (1=konkret, 2=generalisiert, 3=Phantasie, 4=Traum) – Angabe des Zeitpunktes des Geschehens (1=Kleinkind-Alter, 2=Latenz, 3=Pubertät, 4=Adoleszenz, 5= ≤ 30 Jahre, 6= ≤ 45 Jahre, 7= ≤ 65 Jahre, 8= > 65 Jahre, 9=Vergangenheit, 10=Gegenwart)

2. Inhaltliche Auswertung der Episode	
Schritt 1	– Markieren und textnahe (*tailor-made*) Formulierung aller identifizierbaren Kategorien – Angabe der Kategorien-Grenzen anhand der Wortzahlen (Timerstand)
WO/WS	**Wunsch, Bedürfnis oder Absicht**
	Richtungsdimension des Wunsches
WOO	objektbezogener Wunsch bezüglich des Objektes, »Das Objekt soll sich …«
WOS	objektbezogener Wunsch bezüglich des Subjektes, »Das Objekt soll mich …«
WSO	subjektbezogener Wunsch bezüglich des Objektes, »Ich will das dem Objekt …«
WSS	subjektbezogener Wunsch bezüglich des Subjektes, »Ich will mich …«
	Abstraktionsniveau des Wunsches
EW	vom Erzähler direkt als Wunsch geäußert
IW	vom Erzähler nicht direkt als Wunsch geäußert
RO	**Reaktion des Objekts** (Hauptperson)
	Richtungsdimension der RO
ROO	Reaktion des Objekts auf das Objekt bezogen – »Das Objekt tut sich …«
ROS	Reaktion des Objekts auf das Subjekt bezogen – »Das Objekt tut mir …«
	Art der RO
ERO	tatsächlich erfolgte RO
IRO	lediglich vorgestellte oder befürchtete RO
	Valenz der RO
PRO	positive Reaktion des Objekts, bezogen auf den Wunsch des Erzählers
NRO	negative Reaktion des Objekts, bezogen auf den Wunsch des Erzählers
URO	unbestimmte Reaktion des Objekts
RS	**Reaktion des Subjekts**
	Richtungsdimension der RS
RSO	Reaktion des Subjekts auf das Objekt bezogen – »Ich tue dem Objekt …«
RSS	Reaktion des Subjekts auf das Subjekt bezogen – »Ich tue mir …«
	Art der RS
ERS	ausgedrückte RS
IRS	nicht ausgedrückte RS
URS	unbestimmte RS
	Valenz der RS
NRS	negative Reaktion des Subjekts, bezogen auf die emotionale Valenz
PRS	positive Reaktion des Subjekts, bezogen auf die emotionale Valenz
URS	unbestimmte Reaktion des Subjekts
Schritt 2	**Zuordnung der textnahen Formulierung zu einer ZBKT$_{LU}$-Standardkategorie (Prädikatenliste)**
	Angabe der WO/WS-RO-RS Muster
Schritt 3	**Überprüfung der Auswertung von Schritt 1 und 2**
Schritt 4	**Ermitteln des Zentralen Beziehungskonflikt-Themas**

Abbildung B3: Forschungsorientierte ZBKT$_{LU}$-Auswertungsschritte

Im Forschungskontext liegt der Zeitaufwand für die Auswertung eines Transkriptes zwischen 2 und 10 Stunden, je nach Anzahl der Beziehungsepisoden in der auszuwertenden Sitzung.

B1.4 Anforderungen an Beurteiler

B1.4.1 Beurteilertraining

Für den klinischen Gebrauch genügt die Kenntnis des Manuals für die Anwendung der Methode. Eine gewisse klinische Erfahrung und psychodynamische Orientierung ist für die $ZBKT_{LU}$-Beurteilung vorteilhaft, aber keine Voraussetzung.

Wird die Methode im Forschungskontext verwendet, ist es unserer Erfahrung nach für den wechselseitigen Austausch und die Überprüfung der Reliabilität nützlich, wenn eine Gruppe von Beurteilern zusammen arbeitet. Zunächst ist ein intensives Beurteilertraining (ca. 40–50 Stunden) unter Anleitung eines erfahrenen $ZBKT_{LU}$-Beurteilers notwendig, um sich anhand von Übungstranskripten in die Methode einzuarbeiten. Auf Grundlage des $ZBKT_{LU}$-Manuals wird anhand mehrerer Übungsfälle schrittweise die Auswertung erlernt, wobei sich die Gruppe nach jedem Auswertungsschritt austauscht und der Trainer ein Feedback gibt. Üblicherweise benötigt ein Beurteiler zwei bis drei Übungsfälle mit Feedback, um ein brauchbares Übereinstimmungsniveau mit erfahrenen Beurteilern zu erreichen.

Um einer Raterdrift vorzubeugen, empfiehlt sich ein fortlaufendes Beurteilertraining und eine projektbegleitende Überprüfung der Beurteilerübereinstimmung.

B1.4.2 Überprüfung der Beurteilerübereinstimmung

Unserer Erfahrung nach hat es sich bewährt, jeweils getrennt die Übereinstimmung bezüglich der einzelnen Auswertungsschritte zu prüfen: Im ersten Schritt wird die Reliabilität des Bestimmens der Grenzen der Beziehungsepisode (z. B. anhand der Wortzahlen, Zeilennummern oder Timer-Einstellungen) und der angegebenen Art, Zeit und Objekt der Beziehungsepisode geprüft. Im nächsten Schritt werden im Text markierte Beziehungsepisoden vorgegeben und das Bestimmen der Komponenten im Text (d. h. Referenzstellen im Text und Komponententyp) überprüft. Wiederum in einem nächsten Schritt erfolgt anhand vorgegebener Referenzstellen im Text und Komponententypen die Überprüfung der Auswertung der Komponenten, d. h. das Bestimmen der Kategorien (zum Beispiel WSS/WSO; implizit/explizit ...), gegebenenfalls der *tailor-made*-Formulierung und der Zuordnung der Standardkategorien. (Für eine detaillierte Beschreibung von $ZBKT_{LU}$-Reliabilitätsstudien s. B2.7.)

Bei Auswertungen auf der Ebene von *tailor-made*-Kategorien stufen Rater das Maß an Übereinstimmung zwischen jeweils zwei Beurteilern auf einer Skala ein (Luborsky et al., 1990a). Die von Luborsky beschriebene Methode der *mismatched cases* (Levine u. Luborsky, 1981; Luborsky et al., 1985), bei der jede *tailor-made*-Formulierung für das Gesamt-ZBKT jedes Beurteilers sowohl mit den Kodierungen der anderen Beurteiler zu demselben Fall als auch mit Kodierungen anderer, falsch gepaarter (mismatched) Fälle verglichen wird, halten wir für wenig geeignet.

B2 Datenanalyse mit $ZBKT_{LU}$[1]

B2.1 Datenstrukturen für Beziehungsmuster

Eine gelungene Datenanalyse hat zwei Voraussetzungen: eine Datenstruktur zu schaffen, die für die zu untersuchenden Fragestellungen und die geplante empirische Erhebung geeignet ist, und an dieser Struktur die geeigneten Prozeduren, statistischen Tests und explorativen Verfahren anzuwenden. Bei praktizierenden empirischen Forschern ist häufig eine Tendenz zu beobachten, die erste Frage zugunsten der zweiten zu unterschätzen. Psychotherapieforscher, die ihren statistischen Berater aufsuchen, fragen oft lediglich nach einem statistischen Test, der für die bereits vorliegenden Studiendaten geeignet wäre. Der Entwurf einer geeigneten Datenstruktur spielt aber für den Erfolg der Datenanalyse eine entscheidende Rolle: An falsch strukturierten Daten können Tests nicht richtig angewandt werden, und umgekehrt: Eine adäquate Struktur gibt oft geradezu Hinweise für adäquate Prozeduren.

Die in der Datenanalyse am meisten erwünschte Standardstruktur hat die Form einer Datenmatrix: einer Tabelle, in der die Zeilen die beobachteten Fälle und die Spalten die beobachteten Variablen (Merkmale, Items) repräsentieren. In einfachsten Situationen ist die Erstellung einer adäquaten Datenmatrix nahe liegend, beispielsweise wenn eine Gruppe von Studierenden einen Fragebogen ausfüllt (s. Tabelle B7).

Tabelle B7: Beispiel einer einfachen Datenmatrix

Proband	Geschlecht	Alter	Fach	Frage 1	Frage 2	Frage 3	Score
1	F	22,4	Psychologie	1	2	1	1,33
2	M	21,3	Medizin	5	4	4	4,67
3	F	19,2	Psychologie	1	1	2	1,33
4	F	24,0	Medizin	2	1	1	1,33
5	M	20,9	Soziologie	4	4	4	4,00
6	M	23,2	Psychologie	1	1	1	1,00
7	F	13,6	Medizin	1	3	2	2,00
8	M	42,8	Medizin	3	2	1	2,00
9	F	20,7	Psychologie	4	5	5	4,67
10	M	22,0	Soziologie	2	2	3	2,67
11	F	23,5	Medizin	3	4	4	3,67
12	F	19,8	Psychologie	1	2	3	2,00

1 Erweiterte und ergänzte Version basierend auf Pokorny et al. (2003).

In der Matrix sind messtheoretisch betrachtet unterschiedliche Typen von Variablen vertreten, die wir nach den folgenden Musterbeispielen benennen werden: »Alter« ist eine *metrisch-skalierte* Variable, »Frage 1–3« sind drei *ordinal-skalierte* Variablen, »Fach« eine nominal-skalierte Variable und »Geschlecht« eine *dichotom-skalierte* Variable. Die Variable »Score« unterscheidet sich von den vorherigen: sie wurde nicht direkt erfasst, sondern nachträglich als *transformierte* Variable berechnet. (In der Datenanalyse von $ZBKT_{LU}$-Daten treten häufig *nominal-skalierte* (kategoriale) Variablen, sowie daraus gewonnene Häufigkeitsdaten auf.)

Selbst diese einfache Forschungssituation einer Fragebogenerhebung musste erheblich vereinfacht und reduziert werden. Die realen Gegebenheiten während der Erhebung werden vernachlässigt, um zu einem Papierstapel ausgefüllter Fragebögen zu kommen, von dem wiederum nur die angekreuzten Zahlen in den Rechner eingegeben wurden.

Mit einer Datenmatrix kann immerhin eine erstaunliche strukturelle Vielfalt erfasst werden: eine einfache Stichprobe mit mehreren Variablen; eine Stichprobe, die mit Hilfe einer Gruppierungsvariablen, wie hier das Geschlecht, in Gruppen unterteilt wird; eine Stichprobe mit mehrfachen oder verschachtelten Gruppierungen; eine Stichprobe mit Messwiederholungen, eine Zeitreihe und vieles andere mehr. Für die meisten Softwaresysteme für statistische Datenanalysen bildet die Datenmatrix mit unterschiedlich skalierten Variablen die Grundstruktur. Als Faustregel einer »anständigen« Datenanalyse gilt, dass die Anzahl der Zeilen in der Matrix der Anzahl der unabhängigen beobachteten Fälle entsprechen soll. Werden die Studierenden im obigen Beispiel beispielsweise zweimal befragt, soll die Matrix prinzipiell nicht 24, sondern stets zwölf Zeilen haben.

Manchmal ist die benötigte Information jedoch so komplex, dass sie sich nicht in Form einer Datenmatrix ausreichend erfassen lässt. Deshalb werden mehrere Datenmatrizen benötigt, die unterschiedlich aufeinander bezogen werden können. Darüber hinaus werden Operationen zur Umformung der Matrixstruktur erforderlich, die in größeren statistischen Systemen auch enthalten sind. Diese Datenstruktur ist im Kontext der Datenbank-Management-Systeme als *Relationales Modell* bekannt. Der Umgang mit der oben genannten Faustregel erfordert dann statistisches Fingerspitzengefühl. Gleichzeitig wird ein Raum für datenanalytische Kreativität eröffnet: Für eine Fragestellung kann es durchaus etliche »richtige« Datenstrukturen geben.

Bei der Planung der Datenanalyse der $ZBKT_{LU}$-Methode erreichen Komplexität und Vielfältigkeit einen besonderen Grad. Da, wo am Ende Zahlen und Graphiken in einem Bericht präsentiert werden, steht am Anfang narratives Rohmaterial; in den meisten bisherigen Anwendungen das Transkript einer Therapiesitzung, wie in Tabelle B8 die einen Ausschnitt aus der ersten transkribierten Sitzung von Amalie X (für eine klinische Beschreibung s. A2) zeigt.

Tabelle B8: Amalie X. Transkript[2] einer Sitzung, ein Ausschnitt mit zwei Beziehungsepisoden (mit Äußerungsnummern und fortlaufender Wortzählung)

34 P:	
und meine Mutter hat heut ‘nen Brief	391
geschrieben und, bei der Abfahrt wieder	397
so ein Durcheinander war und; sie meint	404
eben auch dass mein Vater wohl wisse dass er	413
eben, mit der Anlage sich und natürlich auch	421
uns Schwierigkeiten macht. es ist es ist	428
irgendwie auch so so! unergiebig! ich mein,	435
ich persönlich hätt natürlich gern, eine	441
gewisse Distanz.	443
35 T:	
ja Sie würden doch gerne, freier werden	450
nicht?	451
36 P:	
ja: wirklich in Distanz, / / gewisse	458
Wurschtigkeit, mich regt das immer so	464
maßlos! auf wenn ich also drei Tage und dann	473
ist es aber radikal aus, dann regt mich	481
alles: auf was was er sagt oder was er nicht	491
sagt und, ich kann einfach nicht gelassen!	498
ihm gegenüber sein. überhaupt nicht. ich bin	505
dann auch schnippisch! und so richtig;	511
obwohl ich, obwohl er mir manchmal wirklich	518
leid tut. und ich denke um Gotteswillen was	526
kann er jetzt noch ändern und; ---	532
…	
44 P:	
und und, das war eben; da spielt dann	570
wieder die Mutter! ne Rolle, ich weiß ganz!	578
genau ich mein ich bin unabhängiger geworden	585
durch das dass ich ne Wohnung habe, fahr ich	594
also sehr: wen- viel weniger nach	600
Hause. ich bin ja früher jede Woche!, und	608
das war wirklich irrsinnig: es war auch	615
einfach zu anstrengend und, und jetzt bin	622
ich natürlich hier, hab ich mir gewisse eh,	630
Zurückgezogenheiten ich mein ich brauch den	636
Sonntag manchmal wirklich um, einfach, na ja	643
und dann muss ich auch wieder was tun also	652
und dann ist eben meine Eltern, die kommen	660
dann sehr häufig, nicht, meine Mutter ruft	667
an! und dann sagt sie dann, sagt sie einfach	676
ich komm: und, da hab ich dann ei- noch nie:	686
fertiggebracht zu sagen bitte nein! ich will	693

2 Transkription entsprechend den Regeln der Ulmer Textbank (Mergenthaler, 1986).

```
nicht oder es geht nicht oder; ich weiß eben          702
ganz genau, dass meine Mutter, immer wieder,          709
ja sicher die, sie hat geschimpft, / dass wir         718
eben aus dem Haus sind das ist klar aber,             727
weil sie eben mit meinem Vater praktisch was          735
redet sie mit ihm nicht, wirklich nichts und          743
wenn ich dann; ich mein dass meine Brüder so          752
wenig kommen oder, eben der jüngste Bruder            759
das das ist schon meiner Mutter sch- schlimm          767
genug. dann denk ich noch ja, aber wie                775
gesagt ich: will natürlich wenn ich in                782
Ferien gehe einmal drei Wochen alleine das            789
mach ich schließlich immer, dass ich                  795
fortfahre  mit Bekannten oder Kollegen                800
aber die restlichen drei Wochen sitze ich             807
dann zu Haus herum, oder eben nicht. / hier.          816
das schaff ich nicht./ / irgendwie. dass wenn         824
ich eben länger, zu Hause sitze, dann fällt           832
mir die Decke auf den Kopf. --- / / /,                841
```

Es ist offensichtlich, dass der Weg von einem Text zu einer statistisch analysierbaren Datenmatrix lang ist und dass unterwegs Entscheidungen an zahlreichen Wegegabelungen getroffen werden müssen. Wir haben mehrere kleinere und größere Forschungsprojekte im Bereich der ZBKT-Methode durchgeführt und dabei mehrmals eine »universal« brauchbare Datenstruktur vorgeschlagen und beschrieben, um diese bei einem nächsten Projekt zu modifizieren und weiterzuentwickeln. In diesem Sinn sollen die nachfolgend vorgestellten Strukturen und Prozeduren als *eine* brauchbare Lösung des Problems der Kodierung der $ZBKT_{LU}$-Daten gesehen werden, allerdings nicht als die einzig richtige.

Die letzte Vorbemerkung gilt der erforderlichen Software-Ausrüstung. Das Grundinstrument ist, wie allgemein bei der Datenanalyse, ein universales statistisches Softwaresystem, von dem es zahlreiche gibt. Die folgenden Beschreibungen sollen auch ohne diese Systeme allgemein verständlich sein: Wir erklären eher »was« als »wie« etwas gemacht werden kann. Dieses »was« und »wie« ist bei $ZBKT_{LU}$-Daten und -Analysen jedoch komplizierter als bei anderen statistischen Anwendungen. Ein guter Softwaresystem-Kandidat könnte *SAS* (www.sas.com) sein, das für bereichspezifische methodische Anwendungen besonders offen ist. Wichtiger schien uns jedoch das ebenbürtige System SPSS (siehe www.spss.com), das im Bereich der Psychotherapieforschung weit verbreitet ist. An den Konventionen dieses Systems orientieren sich (teilweise stillschweigend) unsere Beispiele. (Für Methodiker: Unsere Prozeduren für der $ZBKT_{LU}$-Analysen stehen in der SPSS-Steuersprache auf der Homepage www.ccrt-lu.org zur Verfügung.)

Speziell für den Bereich der Analyse der CCRT- und $ZBKT_{LU}$-Daten haben wir eigene statistische Prozeduren entwickelt, um die durch die Statistik-Systeme gegebenen Möglichkeiten zu erweitern. Dies bezieht sich insbesondere auf die Problematik der Analyse von möglicherweise auch niedrigen Häufigkeiten, die in den allgemeinen Systemen unserer Ansicht nach unzureichend behandelt wird. Diese Programme, die in der Programmiersprache FORTRAN entwickelt wurden, können auch angewandt werden, wenn man die (hoffentlich verständliche) geringere Anwenderfreundlichkeit in Kauf nimmt. Sie stehen ebenfalls auf der Homepage www.ccrt-lu.org zur Verfügung.

B2.2 Beziehungsepisode als textnahe Sequenz von Beziehungsereignissen

Nachfolgend wird die $ZBKT_{LU}$-Auswertung (s. Kapitel B1) anhand eines buchstäblich verstandenen *Papier-und-Bleistift-Verfahrens* illustriert (s. Tabelle B9).

(a) Mit einer vertikalen Linie wird jeweils die Beziehungsepisode markiert. Eine Episode ist stets mit einer festen Bezugsperson, einem *Beziehungsobjekt*, und mit einer festen Zeitbestimmung verbunden. Objekt und Zeit werden am Anfang der Episode notiert; bei der ersten Episode im oben angegebenen Beispiel waren es »Vater« und »Gegenwart«. Auch sehr knappe Beziehungsepisoden, die nur aus einem Wunsch oder einer Reaktion bestehen, können markiert werden. Ob alle oder nur einige ausgewählte Episoden analysiert werden, hängt davon ab, ob später auf einen *Vollständigkeitsfilter* zurückgegriffen wird. In seltenen Fällen kann eine Episode auch unterbrochen werden oder es können sich zwei Episoden überlappen.

(b) Im Bereich des Episodentextes werden *Beziehungsereignisse* (Komponenten) ermittelt. Dabei werden *Wünsche* und *Reaktionen* bestimmt, die anschließend nach dem »Urheber«, »Absender« des Ereignisses als WO (objektbezogene Wünsche), WS (subjektbezogene Wünsche), RO (Reaktionen des Objekts) und RS (Reaktionen des Subjekts) unterschieden und im Text entsprechend markiert werden; graphisch oder farblich differenziert. Die Berücksichtigung des »Adressaten« führt dann zu einer vollständigen Bestimmung der Dimension WOO, WOS, WSO, WSS, ROO, ROS, RSO und RSS (s. B1.3.2).

(c) Zu den Beziehungsereignissen, die im Transkript unterstrichen werden, können aussagekräftige, textnahe Kurzformulierungen notiert werden, *tailor-made*-Formulierungen.

(d) Bei den Wünschen wird entschieden, ob sie im Text explizit formuliert werden oder ob sie vom Kontext der Episode implizit erschlossen wurden. Dies wird mit dem vorangestellten Präfix E- oder I-Präfix festgehalten.

(e) Bei den Reaktionen des Objekts wird die Valenz in Bezug auf die angestrebte Wunscherfüllung des Subjektes bewertet. Je nachdem, ob die tatsächliche oder erwartete Reaktion des Objektes den Wunsch des Subjektes befriedigt beziehungsweise Wunschbefriedigung erwarten lässt oder nicht, wird sie mit einem Präfix P- (positiv) oder N- (negativ) versehen. Eine Reaktionen des Objektes gilt als *unbestimmte RO* (U-RO) wenn sie nicht überwiegend positiv oder negativ kodiert werden kann oder in keinem klaren Bezug zu einem Wunsch steht.

Die Zuordnung der Reaktionskomponenten zu den Wünschen erfolgt entlang einer Wunschhierarchie entsprechend der vom Beurteiler eingeschätzten Wichtigkeit der Wünsche, die sich danach richtet, was aus der Sicht des Erzählers die

Tabelle B9: Amalie X. Transkript einer Psychotherapiesitzung mit $ZBKT_{LU}$-Auswertung

	…			
	34 P:			
	und meine Mutter hat heut nen Brief	391		
	geschrieben und, bei der Abfahrt wieder	397		
	so ein Durcheinander war und; sie meint	404		
	eben auch dass mein Vater wohl wisse dass er	413		
	eben, mit der Anlage sich und natürlich auch	421		
	uns Schwierigkeiten macht. es ist es ist	428		
BE Vater	irgendwie auch so so! unergiebig! ich mein,	435		
	ich persönlich hätt natürlich gern, eine	441	E-WSO-M12	1
	gewisse Distanz.	443	Ich möchte Distanz zum Vater.	
Gegen-wart	35 T:			
	ja Sie würden doch gerne, freier werden	450	N-RSS-H16	
	nicht?	451	Mich regt alles, was der Vater macht, maßlos auf.	1
	36 P:			
	ja: wirklich in Distanz, / / gewisse	458		
	Wurschtigkeit, mich regt das immer so	464	N-ROS-J21	
	maßlos! auf wenn ich also drei Tage und dann	473	Der Vater nervt mich.	
	ist es aber radikal aus, dann regt mich	481		1
	alles: auf was was er sagt oder was er nicht	491	N-RSS-G22	
	sagt und, ich kann einfach nicht gelassen!	498	Ich kann nicht gelassen sein.	
	ihm gegenüber sein. überhaupt nicht. ich bin	505	N-RSO-L11	
	dann auch schnippisch! und so richtig;	511	Ich bin schnippisch zum Vater.	

	obwohl ich, obwohl er mir manchmal wirklich	518		
	leid tut. und ich denke um Gotteswillen was	526	N-RSO-A25	
	kann er jetzt noch ändern und; ---	532	Der Vater tut mir leid.	
	…			
	44 P:			
	und und, das war eben; da spielt dann	570		
	wieder die Mutter! ne Rolle, ich weiß ganz!	578		
	genau ich mein ich bin unabhängiger geworden	585		
	durch das dass ich ne Wohnung habe, fahr ich	594		
	also sehr: wen- viel weniger nach	600		
	Hause. ich bin ja früher jede Woche!, und	608	I-WOS-A22	1
	das war wirklich irrsinnig: es war auch	615	Die Mutter soll nicht »einfach kommen«,	
	einfach zu anstrengend und, und jetzt bin	622	sondern meine Bedürfnisse respektieren.	
	ich natürlich hier, hab ich mir gewisse eh	630		
	Zurückgezogenheiten			
BE Mutter	, ich mein ich brauch den	636	N-ROS-K21	1
Gegen-wart	Sonntag manchmal wirklich um, einfach, na ja	643	Die Mutter ruft an und sagt, dass sie kommt.	
	und dann muß ich auch wieder was tun also	652		
	und dann ist eben meine Eltern, die kommen	660		
	dann sehr häufig, nicht, meine Mutter ruft	667	N-RSS-G21	1
	an! und dann sagt sie dann, sagt sie einfach	676	Ich kann nicht nein sagen.	
	ich komm: und, da hab ich dann ei- noch nie:	686		
	fertiggebracht zu sagen bitte nein! ich will	693		
	nicht oder es geht nicht			
	oder; ich weiß eben	702	N-RSO-M14	
	ganz genau, dass meine Mutter, immer wieder,	709	Ich ordne mich der Mutter unter.	

ja sicher die, sie hat geschimpft, / dass wir	718	
eben aus dem Haus sind das ist klar aber,	727	
weil sie eben mit meinem Vater praktisch was	735	I-WSO-D25
redet sie mit ihm nicht, wirklich nichts und	743	Ich möchte mich gegen die Mutter abgrenzen können.
wenn ich dann; ich mein dass meine Brüder so	752	
wenig kommen oder, eben der jüngste Bruder	759	
das das ist schon meiner Mutter sch- schlimm	767	
genug. dann denk ich noch ja, aber wie	775	
gesagt ich: will natürlich wenn ich in	782	
Ferien gehe einmal drei Wochen alleine das	789	
mach ich schließlich immer, dass ich	795	
fortfahre mit Bekannten oder Kollegen	800	
aber die restlichen drei Wochen sitze ich	807	
dann zu Haus herum, oder eben nicht. / hier.	816	
das schaff ich nicht./ / irgendwie. dass wenn	824	
ich eben länger, zu Hause sitze, dann fällt	832	
mir die Decke auf den Kopf. --- / / /,	841	

zentrale Intention der Schilderung ist. Es werden alle Reaktionen des Objektes, die sich auf den wichtigsten Wunsch beziehen, diesem zugeordnet und in Bezug auf diesen Wunsch als positiv, negativ oder unspezifisch eingestuft. Danach werden die verbleibenden Reaktionen des Objektes, die sich auf den zweitwichtigsten Wunsch beziehen, diesem zugeordnet und in Bezug auf diesen Wunsch als positiv, negativ oder unspezifisch eingestuft. Entsprechend wird für den drittwichtigsten Wunsch usw. verfahren.

So kann unter Umständen die Reaktion des Subjekts »ich habe gelitten« positiv und die Reaktion des Objekts »er hat sich amüsiert« negativ ausfallen.

Falls in einer fragmentalen Episode (»Gestern war ich sehr traurig.«) kein Wunsch enthalten ist, dann kann die Wertigkeit der Reaktion aus dem Kontext und/oder mit dem Empathievermögen des Beurteilers erschlossen werden. Ist dies ganz unmöglich, wird die Reaktion mit dem Präfix U- (unbestimmt) versehen.

Reaktionen des Subjekts werden entsprechend ihrer emotionalen Valenz bewertet, wobei wir uns an der Dahlschen Emotionstheorie (Dahl u. Stengel, 1978; Dahl et al., 1992) orientieren.

(f) Als Krönung der Episoden-Beurteilung wird die Liste der $ZBKT_{LU}$-Standardkategorien (s. Tabelle B6) herangezogen und für jede *tailor-made*-Formulierung das zutreffendste $ZBKT_{LU}$-Prädikat gewählt. Die vollständig bestimmten Kategorien (E-WSO-M12, N-RSS-H16, N-RSO-H16, …) werden in der rechten Spalte notiert.

(g) Fakultativ: Es können inhaltliche Zusammenhänge zwischen den Kategorien festgehalten werden (*WO/WS-RO-RS-Muster*).

Die Auswertung ist nach diesen Schritten vollständig. Man kann nun die Daten direkt in eine *computer-lesbare* Datenmatrix übertragen oder zunächst in einem Auswertungsblatt notieren (s. B3.2), was die Darstellung der inneren Episodenstruktur erleichtern kann.

Der Vergleich der *tailor-made*-Formulierungen mit den Standardkategorie-Kodierungen in Tabelle B10 macht deutlich, dass beide Arten ihren Charme haben: *tailor-made*-Formulierungen drücken das Beziehungs-Erlebte sehr textnah und klinisch-relevant aus, während Standardkategorie-Kodierungen auf einer abstrakteren Ebene statistische Untersuchungen erlauben.

Tabelle B10: Zwei Perspektiven: klinisch-individuell und verallgemeinert-standardisiert

Dimension	*tailor-made*-Formulierung	Standardkategorie-Kodierung
E WSO	*Ich hätte gerne eine gewisse Distanz zum Vater.*	M12 Abstand haben, zurückziehen, entziehen
N RSS	*Mich regt alles, was der Vater macht, maßlos auf.*	H16 verärgert sein, wütend sein, frustriert sein durch etwas
N ROS	*Der Vater nervt mich.*	J21 widersetzen, konkurrieren, stur sein, streiten

N RSS	*Ich kann nicht gelassen dem Vater gegenüber sein.*	G22 unfähig sein, unerfahren sein
N RSO	*Ich bin schnippisch zum Vater.*	L11 kränken, beleidigen, blamieren, lächerlich machen, demütigen
N RSO	*Der Vater tut mir leid.*	A25 bemitleiden, berührt sein, gerührt sein
I WOS	*Die Mutter soll nicht »einfach kommen«, sondern meine Bedürfnisse respektieren.*	A22 Unabhängigkeit geben, aufmerksam sein, in Ruhe lassen
N ROS	*Meine Mutter ruft an und sagt, dass sie kommt.*	K21 verpflichten, vorschreiben, unter Druck setzen, fordern, zu etwas zwingen
N RSS	*Ich kann nicht nein sagen.*	G21 schwach, hilflos, rechtlos, ausgeliefert, ungeschützt, unterlegen, verletzt sein
N RSO	*Ich ordne mich der Mutter unter.*	M14 Auseinandersetzung vermeiden, angepasst, nachgeben, sich unterwerfen
I WSO	*Ich möchte mich gegen die Mutter abgrenzen können.*	D25 unabhängig sein, selbständig sein

In Tabelle B10 sind die Kategorien der beiden Beziehungsepisoden in der »Beziehungsereignis-Abfolge«, das heißt in der Reihenfolge, in der sie im ursprünglichen Transkript vorkommen, aufgelistet.

B2.3 Innere Struktur einer Beziehungsepisode

Die beschrieben $ZBKT_{LU}$-Beurteilung ermöglicht zahlreiche Analysen, die auf der Ermittlung der Häufigkeiten der $ZBKT_{LU}$-Kategorien innerhalb der einzelnen Dimensionen basieren. So können beispielsweise die Häufigkeiten der Wünsche und Reaktionen (WO, WS, RO, RS) ermittelt und sowohl über alle Beziehungsepisoden als auch für zum Beispiel nur bestimmte Beziehungspersonen untersucht werden. Die häufigsten Wünsche und Reaktionen können, müssen jedoch nicht, in einem inhaltlichen Zusammenhang stehen. Kategorien können inhaltlich zueinander in Beziehung gesetzt werden und es können *WO/WS-RO-RS-Muster* aus inhaltlich zusammenhängenden Kategorien ermittelt werden.

Diese *innere Struktur* einer Episode kann entweder im Auswertungsblatt (s. Tabelle B11) festgehalten werden oder – wenn diese Blätter nicht verwendet wurden – bei der Dateneingabe (s. Tabelle B12) durch eine zusätzliche Spalte berücksichtigt werden.

Das Auswertungsblatt fasst das inhaltliche Verständnis der Episode zusammen, die »zeitliche« Ereignisabfolge in der Schilderung, die narrativen Abfolge, ist dabei nicht mehr ersichtlich. Beide Betrachtungsweisen können von klinischem Interesse sein.

Die innere Struktur der Beziehungsepisoden ist für die Analyse von inhaltlich in Zusammenhang stehenden Beziehungsmustern relevant. Wie wir später sehen werden, setzt die mehrdimensionale Komplexität dieser *WO/WS-RO-RS-Muster* diesen Bemühungen leider bestimmte praktische Grenzen.

Tabelle B11: $ZBKT_{LU}$-Auswertungsblatt
(fett markiert ist jeweils das wichtigste WO/WS-RO-RS-Muster)

	Kategorien der Komponenten		
BE-Nr.	Wünsche	Reaktionen des Objekts	Reaktionen des Subjekts
BE 1			
Vater Gegenwart	**E-WSO-M12** Ich möchte Distanz zum Vater.	**N-ROS-J21** Der Vater nervt mich.	**N-RSS-H16** Mich regt alles, was der Vater macht, maßlos auf.
			N-RSS-G22 Ich kann nicht gelassen sein.
			N-RSO-A25 Der Vater tut mir leid.
			N-RSO-L11 Ich bin schnippisch zum Vater.
BE 2			
Mutter Gegenwart	**I-WOS-A22** Die Mutter soll nicht »einfach kommen«, sondern meine Bedürfnisse respektieren.	**N-ROS-K21** Die Mutter ruft an und sagt, dass sie kommt.	**N-RSS-G21** Ich kann nicht nein sagen.
			N-RSO-M14 Ich ordne mich der Mutter unter.
	I-WSO-D25 Ich möchte mich gegen die Mutter abgrenzen können.		

Wichtigkeitskodierung. Lassen sich mehrere Muster ermitteln, kann für jede Beziehungsepisode *ein* WO/WS-RO-RS-Muster festgelegt werden, das als das wichtigste Beziehungsmuster dieser Beziehungsepisode verstanden wird, das also die *wesentliche Botschaft*, den *narrativen Kern*, der Beziehungsepisode darstellt. Innerhalb einer Beziehungsepisode wird der wichtigste Wunsch und die zugehörige wichtigste Reaktion des Objekts und Reaktion des Subjekts bestimmt. Diesen Ereignissen wird die erste Wichtigkeitsstufe (1) zugesprochen – diese WO/WS-RO-RS-Muster sind für die Untersuchung multidimensionaler Muster nützlich.

Beispiel. In der ersten Episode des Transkriptes (s. Tabelle B9) wurden als wichtigster Wunsch und jeweils wichtigste, inhaltlich zugehörige RO und RS folgende drei Elemente identifiziert:

- WS »*Ich möchte Distanz zum Vater.*« (E-WSO-M 12)
- RO »*Der Vater nervt mich.*« (N-ROS-J 21)
- RS »*Mich regt alles, was der Vater macht, maßlos auf.*« (N-RSS-H 16)

Die kodierte Wichtigkeitsstufe wird in der Spalte »lev« (»importance level«) festgehalten (siehe Tabelle B9 und B12). Diese fakultative Kodierung ermöglicht, nach real vorkommenden Kombinationen von Wünschen und Reaktionen zu suchen. Bei Untersuchungen dieser Art können allerdings leicht Probleme mit zu kleinen Häufigkeiten entstehen.

Vollständigkeit (completeness). Je nachdem, welche Komponententypen in einer Episode vertreten sind, werden Beziehungsepisoden als *vollständig* oder *fragmental* angesehen. Hierfür können unterschiedliche Kriterien angewandt werden. Eine pragmatische Haltung besteht darin, eine Beziehungsepisode dann als vollständig zu betrachten, wenn in einer (Objekt-) Beziehungsepisode mindestens ein Wunsch (WO/WS), eine Reaktion des Objekts und eine Reaktion des Subjekts bestimmbar sind.

Es können aber auch andere Vollständigkeits-Kriterien angewandt werden: Im Sinn des hierarchischen und symmetrischen Aufbaus des $ZBKT_{LU}$-Kategoriensystems könnte entweder die Anwesenheit aller vier Dimensionen (WO, WS, RO, und RS) gefordert werden, was zu anspruchvoll und restriktiv wäre, oder von zwei Dimensionen, mindestens ein Wunsch und eine Reaktion. Man könnte auch das Kriterium der »Reaktions-Vollständigkeit« definieren, die dann erfüllt ist, wenn Reaktionen sowohl vom Objekt und Selbst (RO und RS) erfasst wurden.

Ein Vollständigkeits-Kriterium kann dann als ein Filter angewandt werden: In den Daten sind zwar alle beobachteten Ereignisse enthalten, in den Stichproben für die Analysen können jedoch nur die Ereignisse aus den – je nach angewandtem Kriterium – vollständigen Episoden ausgewählt werden. In bestimmten Untersuchungskontexten (zum Beispiel bei bestimmten Patientengruppen (Patienten mit Schizophrenie oder einer Borderline-Persönlichkeitsstörung) oder in einem bestimmten Setting, zum Beispiel Adult Attachment Interview) kann es nützlich sein, auch *unvollständige* Episoden, *Beziehungsepisoden-Fragmente*, in die Analysen einzubeziehen, was zu einer größeren Anzahl analysierbarer Kategorien führt.

Wenn im Transkript bei der Auswertung zunächst *alle* erfassbaren Beziehungsereignisse beurteilt werden, bietet sich die Möglichkeit, je nach Bedarf und Interesse später Unterstichproben von unterschiedlich *vollständigen* Beziehungsepisoden zu analysieren.

Nach dieser mehrfachen Befürwortung einer »allumfassenden« Datenstruktur, die sowohl für Menschen als auch für Computer-Programme brauchbar wäre, werden wir einen solchen möglichen Entwurf im nächsten Kapitel vorstellen.

B2.4 Kanonische Form der Eingabe-Datenmatrix

Matrix. Die in der Praxis handgeschriebene Auswertung eines Transkriptes (s. Tabelle B12) lässt sich – eine ausgeprägte Liebe zum Detail vorausgesetzt – fast buchstäblich in Form einer datenanalytisch brauchbaren Datei niederschreiben, die bereits eine Datenmatrix in einem Statistiksystem wie SPSS sein kann (s. Tabelle B12). Sollte dem Beurteiler diese Umgebung nicht vertraut sein, kann die Dateneingabe auch in einem Tabellenkalkulationsprogramm wie MS-Excel erfolgen, von dem aus das statistische System die Daten mühelos einlesen kann.

Tabelle B12: Kanonische Datenmatrix – wie die Daten eingegeben werden

per	ses	epi	obj	tim	cat	Tailor	lev
1	1	1	Vater	10	E-WSO-M12	ich möchte Distanz zum Vater	1
					N-RSS-H16	mich regt alles auf, was der Vater macht, auf	1
					N-ROS-J21	der Vater nervt mich	1
					N-RSS-G22	ich kann nicht gelassen dem Vater gegenüber sein	2
					N-RSO-L11	ich bin schnippisch zum Vater	2
					N-RSO-A25	der Vater tut mir leid	2
		2	Mutter	10	I-WOS-A22	die Mutter soll nicht »einfach kommen«, sondern meine Bedürfnisse respektieren	1
					N-ROS-K21	die Mutter ruft an und sagt, dass sie kommt	1
					N-RSS-G21	ich kann nicht nein sagen	1
					N-RSO-M14	ich ordne mich der Mutter unter	1
					I-WSO-D25	ich möchte mich gegen die Mutter abgrenzen können	2

Zeilen. Jede Zeile der Datenmatrix repräsentiert ein kodiertes Beziehungsereignis (kodierte Kategorie). Die Reihenfolge der Zeilen – statistisch betrachtet: der beobachteten Fälle – entspricht der Reihenfolge der Kategorien in der ursprünglichen Schilderung im Transkript (Beziehungsereignis-Abfolge). Wir können hier freilich nur einen kleinen Teil der wirklichen Datei unseres Musterfalles Amalie X zeigen:

Die Gesamtanzahl der $ZBKT_{LU}$-Kodierungen und damit der Zeilen in der kanonischen Matrix beträgt N = 2895. Diese Art der Datenmatrix können wir auch *beziehungsereignisbasierte Matrix* oder *kodierungsbasierte Matrix* nennen.

Spalten. Die Spalten (in der mathematisch-statistischen Terminologie die *Variablen*) drücken bestimmte Eigenschaften, Merkmale, der beobachteten Beziehungsereignisse aus. Die ersten drei Variablen *lokalisieren* die Ereignis-Kodierung:

per – Personennummer des untersuchten Probanden, in einer Einzelfallstudie kann diese Spalte natürlich entfallen.
ses – Nummer der Sitzung.
epi – Nummer der Beziehungsepisode innerhalb der untersuchten Sitzung.

Diese Variablen haben zwei Funktionen: Erstens, sie sollen (in dem ganz sicher eintretenden Fall) ermöglichen, eine Beziehungsepisode und eine kodierte Kategorie im Text schnell und richtig zu lokalisieren. Zweitens, sie bilden die Grundlagen für spätere Datengruppierungen bei den statistischen Analysen.

Textabschnitte. Je nach den Studiengegebenheiten kann die Zusammensetzung dieser Variablen variieren. So kann beispielsweise zwischen Sitzung und Episode noch eine Variable – »par« (*part*) – eingeschoben werden, die dann zur Geltung kommt, wenn die Sitzung inhaltlich in mehrere qualitativ unterschiedliche Abschnitte unterteilt ist, wie zum Beispiel beim Adult-Attachment-Interview, in dem achtzehn Fragen zu frühen Erfahrungen gestellt werden, oder eine Sitzung im Rahmen der Katathym-Imaginativen Psychotherapie (Leuner, 2003) mit den Sitzungsphasen: Vorgespräch, Imagination und Nachgespräch.

Lokalisierung im Text. Andere Anordnungen der zu lokalisierenden Variablen können technisch bedingt sein. So kann ein Textverarbeitungsprogramm die Zeilen oder besser noch alle Worte im Rahmen einer Sitzung durchnummerieren. Episodenanfang und -ende (wie 436–532), sowie gegebenenfalls auch Kategorienanfang und -ende können dann durch diese Nummerierung exakt und eindeutig festgehalten werden. Ohne solche Programme können Episodenanfang und -ende durch die ersten und letzten Worte identifiziert werden (in der Hoffnung, dass diese Kodierungen auch eindeutig sein werden).

Episodeneigenschaften. Weitere hier nicht aufgeführte Variablen können Eigenschaften der Episoden ausdrücken (zum Beispiel Art der Beziehungsepisode, konkret oder generalisiert, s. B1.3.1).

Objekt. »Mit wem« und »wann« sind die zwei wichtigsten Charakteristika einer Beziehungsepisode. Objekte können sinnvoll zunächst alphanummerisch kodiert werden, wie sie im Text vorkommen. Später, wenn die Datenmatrix komplett ist, können die Objekte auch durchnummeriert und eindeutig zugeordnet werden. Der Beurteiler kann sich bereits bei der Auswertung bemühen, das gleiche Objekt stets möglichst gleich zu benennen. Dadurch wird die spätere Objektklassifizierung leichter: hier werden Fragen der Art untersucht, ob der »Mathe-Lehrer« und der »Lehrer, der Faszinierende« die gleichen Personen sind.

Objektklassen. Später können übergeordnete Objektklassen definiert werden (zum Beispiel »Arbeitskolleginnen«). Diese übergeordneten Klassen müssen in der Matrix nicht manuell, das heißt mühsam und unzuverlässig, kodiert werden, sondern können durch eine Syntax-Prozedur im Computer erstellt werden.

Zeit. Die Kodierung der »Zeit« basiert entweder auf dem vorgestellten Schema von Erikson oder es werden beispielsweise drei Stufen »(deutlich frühere) Vergangenheit«, »Gegenwart« und »antizipierte Zukunft« angewandt.

Kategorie. Schließlich wird die $ZBKT_{LU}$-Kategorie eingegeben: Die *tailor-made*-Formulierung, die Standardkategorie und gegebenenfalls die Wichtigkeitskodierung. Die Standardkategorie soll sich dabei streng an das vorgegebene Format einer neunstelligen Zeichenkette halten: P-ROS-C12.

Kleine technische Tipps dazu:

(a) Es ist vorteilhaft, für den Dateneditor eine nichtproportionale Schrift (zum Beispiel Courier New) zu wählen, damit die Formatierung der Standardkategorien leichter visuell kontrolliert werden kann;

(b) Großbuchstaben sind besser lesbar, Kleinbuchstaben leichter einzugeben: eine Transformation kann auch später durchgeführt werden;

(c) Es kann sinnvoll sein, die *tailor-made*-Formulierung nach hinten rechts zu stellen, damit die Standardkategorien am Bildschirm leichter sichtbar sind.

Gleichzeitigkeit. Die Datenmatrix kann Grundlage für die Untersuchung der zeitlichen Abfolge der Kategorien in der Beziehungsschilderung bilden. Sollte dies geplant sein, kann noch eine Spalte hinzugefügt werden, in der die Zahl 1 notiert wird, wenn ein Ereignis mit dem vorherigen (also mit dem um eine Zeile höher stehenden) Ereignis gleichzeitig vorkommt. Dies kann der Fall sein, wenn aus einer Reaktion ein impliziter Wunsch abgeleitet wird oder wenn eine gegenseitige Reaktion (»wir lieben uns«) in Form von zwei Reaktionen (ROS und RSO) kodiert wird.

Fazit. Die einzelnen Sitzungen können zuerst in getrennten Dateien oder Dateiblättern kodiert und erst anschließend in eine Datei zusammengeführt werden. Diese Datei soll – wie nachfolgend beschrieben – alle denkbaren (das heißt alle für die Autoren in diesem Augenblick denkbaren) Analysen ermöglichen. Andererseits ist diese Datei dank der chronologisch geordneten *tailor-made*-Formulierungen auch als eine kurz gefasste Geschichte lesbar und nachvollziehbar. Auf die Aussagekraft dieser Reihenfolge kommen wir noch einmal am Ende des Buches mit einer kurzen Illustration zurück.

B2.5 Automatische Vervollständigung der kanonischen Datenmatrix

Die erfasste Datenmatrix (s. Tabelle B13) enthält etliche nicht ausgefüllte Zellen, die als *fehlende Werte* (*missings*) bezeichnet werden. So wird beispielsweise die Episodennummer (1, 2, …) pro Episode nur einmal am Episodenanfang aufgeführt. Diese Nicht-Redundanz begünstigt Ökonomie und Konsistenz der Dateneingabe;

die Datenanalysen erfordern jedoch die vollständige Information. Diese Vervollständigung kann eine Computerprozedur übernehmen, die dabei auch einige weitere Aufgaben erledigen kann:

(a) Die Nummerierung der Personen, Sitzungen, Episoden und gegebenenfalls weiterer Variablen wird mit dem nächsten oberhalb vorhandenen Wert aufgefüllt.

(b) Analog werden auch Angaben für Objekt und Zeit vervollständigt.

(c) Alle Zeilen werden fortlaufend durchnummeriert (»case«), in unserem Beispiel der Einzelfallanalyse der Patientin Amalie X also von 1 bis 2895. Dies ist deshalb von Bedeutung, da bei einigen Datenmanipulationen oder -analysen die Fälle umsortiert werden müssen. Die voranstehende Variable »case« ermöglicht stets, die Reihenfolge der ursprünglichen Ordnung wiederherzustellen. Eher ordnungshalber können analog auch die Kodierungen innerhalb jeder Episode durchnummeriert werden.

(d) Aus jeder Standardkategorie-Kodierung werden die elementaren Bestandteile extrahiert: ob es sich um einen Wunsch oder Reaktion handelt (»dim1«), mit den näheren Dimensionsbestimmungen (»dim2«, »dim3«), ob ein Wunsch explizit vorhanden oder implizit erschlossen wurde (»imp«), ob eine Reaktion positiv, negativ oder unbestimmt ist (»val«), und schließlich erfolgt die Klassifizierung der Kategorie nach dem hierarchischen Prädikatensystem (»cat1«, »cat2«, »cat3«).

Ein Beispiel einer SPSS-Syntax-Prozedur ist auf der Homepage www.ccrt-lu.org unter dem Namen *ccrtlu_fill.sps* aufgeführt.

Diese Datenmatrix ist einerseits Ausgangspunkt für die weitere Matrix-Umwandlung und andererseits die Struktur, die sich in der vorliegenden Form besonders für explorative Analysen in Einzelfallstudien eignet. Hier können die Häufigkeiten der Standardkategorien im Allgemeinen ausgezählt oder für bestimmte Objekte, Zeiten… typische (spezifische) Kategorien ermittelt werden.

Bei diesen Analysen wird die Variable *Dimension*, in der Regel »dim2« oder »dim3«, als gruppierende Variable für die Unterstichprobenbildung angewandt. So wird die Stichprobe aller beobachteten Beziehungsereignisse in unterschiedlich große und *dimensionshomogene* Unterstichproben unterteilt – beispielsweise kann eine Unterstichprobe mit allen vorhandenen n = 884 ROS-Kodierungen gebildet werden. Die Häufigkeitsanalysen werden dann im Rahmen dieser Unterstichproben durchgeführt.

In den Abschnitten B2.10 und B2.11 wird die *explorative* $ZBKT_{LU}$*-Mustersuche* erläutert. Mit dem Begriff *explorativ* meinen wir, dass die häufig vorkommenden Kategorien und Konfigurationen nicht à priori vor der Untersuchung bekannt sind, sondern dass eben nach solchen gesucht wird. Im Gegensatz dazu werden Studien als *konfirmatorisch* bezeichnet, wenn eine Hypothese (oder mehrere Hypothesen) vor der Studie genau formuliert wurde und in der Studie überprüft wird. Wir werden jedoch sehen, dass auch *explorative* Studien konfirmatorische Elemente als wichtige Ankerpunkte enthalten können. Studien *rein konfirmatorischer* Art verlangen allerdings, dass die Daten in der bisher vorgestellten Form noch erheblich umorganisiert werden.

B2.6 Stichprobenverdichtung: Von Einzelereignissen zu Sitzungen und Probanden

Die 2895 Kodierungen in der hier beispielhaft aufgeführten Studie Amalie X wurden an Transkripten von 87 verschiedenen Sitzungen dieser Therapie ermittelt. Stellen wir uns vor, dass wir beabsichtigen, diese Sitzungen zu vergleichen und die Zeitentwicklung, den therapeutischen Prozess, zu untersuchen.

Die Datenmatrix in Tabelle B13 ist mit einem statistisch-methodischen Problem behaftet: Auf jeden untersuchten Zeitpunkt (»Sitzung 9«) beziehen sich mehrere Fälle (Beziehungsereignisse). Das verstößt gegen die Forderung der statistischen Theorie, dass die vorhandenen Beobachtungen voneinander unabhängig sein sollen. Eine für diese Fragestellung adäquate Datenmatrix sollte der Anzahl der Stunden entsprechend N = 87 Fälle haben.

Ein weiteres Beispiel ist die Studie von Alessandra Vicari (s. A5.2.2): Untersucht wurden Adult-Attachment-Interviews von 60 Probandinnen (20 Angstpatientinnen, 14 Borderline-Patientinnen und 26 klinisch unauffällige Frauen, die die Kontrollgruppe bilden). Die Fragestellung lautete, ob sich diese drei Gruppen in den $ZBKT_{LU}$-Mustern unterscheiden; dies sollte statistisch getestet werden. Auch hier verlangen die statistischen Tests, dass der Stichprobenumfang N = 60 beträgt.

Um zu diesen Stichprobenumfängen zu kommen, müssen wir alle Kodierungen, die zu einer Sitzung (oder zu einer Probandin in dem anderen Beispiel) gehören, zusammenfassen. Dieser Prozess wird *Aggregierung* genannt und erfolgt in mehreren Schritten, die nachfolgend illustriert werden. Beispielhafte Syntax-Prozeduren für das SPSS-System stehen auf der Homepage www.ccrt-lu.org zur Verfügung.

(1) In der Kopie der Datenmatrix wählen wir die relevanten Variablen aus, hier: die Sitzung »ses«, die Dimension »dim3« und die Kategorie-Kodierung A bis M auf der obersten Ebene (»cat1«). Die Fallnummer-Variable »case« bleibt nur für die Möglichkeit, die Fälle wieder zu ordnen, noch bestehen (s. Tabelle B14).

(2) Die Datenmatrix wird nach der Dimension sortiert, die folgende Prozedur arbeitet für jede Dimension getrennt. Hier wird beispielhaft nur die Auswahl der ROS-Kodierungen weiter verfolgt (s. Tabelle B15).

(3) Nun wird ein Vektor mit 13 Items A bis M gebildet, der jeweils zwölf Mal die »0« und nur einmal die »1« enthält, an der Stelle, die der kodierten Kategorie A bis M entspricht (s. Tabelle B16).

(4) Im entscheidenden Schritt werden nun alle Vektoren jeweils innerhalb einer Sitzung addiert. Es entsteht eine Datenmatrix, in der die absoluten Häufigkeiten der ROS-Cluster A bis M innerhalb der 87 Sitzungen festgehalten werden (s. Tabelle B17).

(5) Um eine sinnvollere Vergleichbarkeit zu ermöglichen, werden die absoluten in relative Häufigkeiten umgerechnet (s. Tabelle B18), so dass die Summe über die 13 ROS-Cluster stets 100,0 Prozent bildet. Damit bei dieser Umrechnung keine Information verloren geht, wird in der letzten Spalte die absolute Gesamthäufigkeit beibehalten.

Tabelle B13: Kanonische Datenmatrix – nach den ersten Datentransformationen

case	per	ses	epi	com	obj	tim	cat	imp	val	dim 1	dim 2	dim 3	cat 1	cat 2	cat 3	tailor	lev
1	1	1	1	1	Vater	10	E-WSO-M12	E		W	WS	WSO	M	M1	M12	ich möch…	1
2	1	1	1	2	Vater	10	N-RSS-H16		N	R	RS	RSS	H	H1	H16	mich reg…	1
3	1	1	1	3	Vater	10	N-ROS-J21		N	R	RO	ROS	J	J2	J21	der Vate…	1
4	1	1	1	4	Vater	10	N-RSS-G22		N	R	RS	RSS	G	G2	G22	ich kann…	2
5	1	1	1	5	Vater	10	N-RSO-L11		N	R	RS	RSO	L	L1	L11	ich bin …	2
6	1	1	1	6	Vater	10	N-RSO-A25		N	R	RS	RSO	A	A2	A25	der Vate…	2
7	1	1	2	1	Mutter	10	I-WOS-A22	I		W	WO	WOS	A	A2	A22	die Mutt…	1
8	1	1	2	2	Mutter	10	N-ROS-K21		N	R	RO	ROS	K	K2	K21	die Mutt…	1
9	1	1	2	3	Mutter	10	N-RSS-G21		N	R	RS	RSS	G	G2	G21	ich kann…	1
10	1	1	2	4	Mutter	10	N-RSO-M14		N	R	RS	RSO	M	M1	M14	ich ordn…	2
11	1	1	2	5	Mutter	10	I-WSO-D25	I		W	WS	WSO	D	D2	D25	ich möch…	2

(6) Nach dieser Prozedur, die für die einzelnen Dimensionen durchgeführt wird, können die zu einer Sitzung gehörenden Vektoren (wie »Sitzung 1 – ROS«, »Sitzung 1 – RSO« usw.) *untereinander* stehen. Im letzten Schritt sollten diese in eine Position *nebeneinander* umorganisiert werden, damit die Forderung nach dem Stichprobenumfang N = 87 endgültig erfüllt wird.

Tabelle B14: Datenaggregierung, Schritt 1

case	ses	dim3	cat1
1	1	WSO	M
2	1	RSS	H
3	1	ROS	J
4	1	RSS	G
5	1	RSO	L
6	1	RSO	A
7	1	WOS	A
8	1	ROS	K
9	1	RSS	G
10	1	RSO	M
11	1	WSO	D

Tabelle B15: Datenaggregierung, Schritt 2

case	ses	dim	cat1
2	1	RSS	H
8	1	ROS	K
13	1	ROS	L
18	1	ROS	B
22	1	ROS	J
24	1	ROS	B
32	1	ROS	I
40	1	ROS	G
43	1	ROS	G
51	1	ROS	C
56	1	ROS	K
60	1	ROS	I
64	1	ROS	K
68	1	ROS	I
74	1	ROS	M
81	1	ROS	J
84	1	ROS	J

88	2	ROS	I
95	2	ROS	J
104	2	ROS	A
108	2	ROS	J
110	2	ROS	I
115	2	ROS	J
117	2	ROS	K
124	2	ROS	J
126	2	ROS	I
130	2	ROS	L
134	2	ROS	I
136	2	ROS	D
141	2	ROS	B
144	2	ROS	L
155	2	ROS	K
162	3	ROS	C

Die relativen Häufigkeiten (s. Tabelle B18) können als *fast herkömmliche* statistische Beobachtung betrachtet und deshalb mit den bekannten statistischen Methoden analysiert werden: Sie können verglichen, korreliert und so weiter werden. Diese *aggregierte Datenmatrix* eignet sich gut vor allem für konfirmatorische Fragestellungen, und man könnte sie in unserem Kontext als Datenmatrix *zweiter kanonischer Art* bezeichnen – *zweiter Art,* da wir parallel mehrere konkurrierende aggregierte Matrizen konstruieren können.

(Für Methodiker: Relative Häufigkeiten als statistische Variablen haben bestimmte, zu beachtende Eigenschaften: sie sind der Theorie nach unter bestimmten Voraussetzungen »fast« normalverteilt. Dieses »fast« kann mit der *Winkel-* oder auch *Arcus-Sinus* genannten Transformation deutlich nachgebessert werden, so dass dann parametrische Methoden der Korrelations- oder Varianzanalyse mit gutem Gewissen angewandt werden können. Im Falle der Häufung der Nullwerte, die man auch in Tabelle B2.18 beobachten kann, ist jedoch auch diese Transformation nicht ausreichend. Allgemein empfehlen wir – wenn es die Fragestellung erlaubt –, auf nicht parametrische Rankmethoden wie Spearman-Korrelation oder Kruskal-Wallis-Test zurückzugreifen.)

Bei der Konstruktion der aggregierten Datenmatrix haben wir uns auf die oberste Ebene der 13 Cluster-Kategorien A-M beschränkt. Theoretisch wäre es möglich gewesen, die Kategorien aller drei Ebenen in dieser Weise zu berücksichtigen, die resultierende Datei wäre jedoch riesig: bei acht Dimensionen wären es 1296 Variablen-Items, von denen die Mehrheit sehr wahrscheinlich infolge zahlreicher Nullwerte in den Datenmatrix-Feldern nicht vernünftig analysierbar wäre. Der Verzicht auf die mögliche Entdeckung unerwarteter Einzelheiten ist der Preis, der für eine konfirmatorische Analyse mit statistisch gut gesicherten Ergebnissen zu entrichten ist.

Tabelle B16: Datenaggregierung, Schritt 3

case	ses	cat1	A	B	C	D	E	F	G	H	I	J	K	L	M	gesamt
2	1	H	0	0	0	0	0	0	0	1	0	0	0	0	0	1
8	1	K	0	0	0	0	0	0	0	0	0	0	1	0	0	1
13	1	L	0	0	0	0	0	0	0	0	0	0	0	1	0	1
18	1	B	0	1	0	0	0	0	0	0	0	0	0	0	0	1
22	1	J	0	0	0	0	0	0	0	0	0	1	0	0	0	1
...																
88	2	I	0	0	0	0	0	0	0	0	1	0	0	0	0	1
95	2	J	0	0	0	0	0	0	0	0	0	1	0	0	0	1
104	2	A	1	0	0	0	0	0	0	0	0	0	0	0	0	1
108	2	J	0	0	0	0	0	0	0	0	0	1	0	0	0	1
110	2	I	0	0	0	0	0	0	0	0	1	0	0	0	0	1
...																
162	3	C	0	0	1	0	0	0	0	0	0	0	0	0	0	1
...																

Tabelle B17: Datenaggregierung, Schritt 4

ses	A	B	C	D	E	F	G	H	I	J	K	L	M	gesamt
1	0	2	1	0	0	0	2	0	3	3	3	2	1	17
2	1	1	0	1	0	0	0	0	4	4	2	2	0	15
3	2	0	1	0	0	0	0	0	2	5	4	2	0	16

Tabelle B18: Datenaggregierung, Schritt 5. Aggregierte Datenmatrix (Fälle sind Sitzungen mit den relativen Häufigkeiten)

ses	A	B	C	D	E	F	G	H	I	J	K	L	M	gesamt
1	0	11,8	5,9	0	0	0	11,8	0	17,6	17,6	17,6	11,8	5,9	17
2	6,7	6,7	0	6,7	0	0	0	0	26,7	26,7	13,3	13,3	0	15
3	12,5	0	6,3	0	0	0	0	0	12,5	31,3	25,0	12,5	0	16

B2.7 Reliabilität

Die Bestimmung der Episoden und Beziehungsereignisse eines Transkriptes ist – wie im Übrigen bei allen Beobachtungen intrapsychischer Prozesse – ein subjektiver Prozess, der prinzipiell nicht die Genauigkeit und Zuverlässigkeit von Messungen in naturwissenschaftlichen Bereichen erreichen und höchstens einen literarischen, aber niemals einen wissenschaftlichen Wert besitzen kann. Dies ist eines der beliebtesten Vorurteile, das teilweise sogar unter nicht einschlägig gebildeten Akademikern kursiert. Tatsächlich arbeiten Psychotherapieforscher systematisch mit subjektiven und unsicheren Informationen. Gerade für die Erfassung und Messung dieser Unsicherheit wurden aber methodische Verfahren entwickelt, die bei der Entwicklung neuer Methoden ein »Muss« sind.

Bei der Inter-Rater-Reliabilität wird an einer Stichprobe überprüft, ob zwei oder mehrere unabhängige Beurteiler zu gut übereinstimmenden Ergebnissen kommen. Die Reliabilitätsfrage ist nur scheinbar eindeutig. Da die Kodierung bei der $ZBKT_{LU}$-Methode ein komplexer Prozess ist, kann die Beurteiler-Übereinstimmung in unterschiedlichen Phasen dieses Prozesses überprüft werden:

- Identifizieren zwei oder mehrere unabhängige Beurteiler die gleiche Anzahl von Beziehungsepisoden und an den gleichen Stellen?
- Identifizieren zwei oder mehrere unabhängige Beurteiler die gleiche Anzahl der Ereignis-Kodierungen und an den gleichen Stellen?
- Stimmen die Bestimmungen der Dimensionen überein?
- Stimmen die Kategorie-Kodierungen an konkreten Textstellen auf der obersten Ebene überein?
- … und auf der mittleren Ebene?
- … und auf der untersten Ebene?
- Stimmen die über die Sitzungen zusammengefassten Häufigkeiten überein?
- Stimmt die bei einem Patienten als häufigste bestimmte Kategorie überein? (Luborsky et al., 1990a)
- Stimmen mindestens die beiden häufigsten Kategorien für jeden Komponententyp überein? (Luborsky u. Diguer, 1995)

Unter den verschiedenen statistischen Maßen der Übereinstimmung spielen zwei Koeffizienten eine zentrale Rolle: der Koeffizient Kappa für kategorial-skalierte und der Intraclass-Correlation-Coefficient (ICC) für metrisch-skalierte Daten. Der Kappa-Koeffizient eignet sich für den Vergleich der Kategorie-Kodierungen (wie »A-M«) in der ereignisbasierten Stichprobe, der ICC wiederum für die relativen Häufigkeiten auf der aggregierten Datenebene. Für beide wurden unzählige Varianten entwickelt, die aber eines gemeinsam haben: der Wert »1« bedeutet höchste, vollständige Übereinstimmung, der Wert »0« eine gerade zufällig zustande gekommene Übereinstimmung, eine *schlimmer als zufällige* Übereinstimmung (zum Beispiel gar keine Übereinstimmung) führt zu negativen Werten. Weitere, ausführlichere Hinweise für die Reliabilitätsüberprüfung bei der $ZBKT_{LU}$-Methode finden sich auf der Homepage www.ccrt-lu.org. Eine systematische und ausführliche Einführung in die Methodik der Reliabilitätsauswertung ist Gegenstand der Monographie von Wirtz und Caspar (2002). Im Folgenden werden einige allgemeine Bemerkungen hinzugefügt.

Einfache Übereinstimmung. Die früher gerne angewandte einfache prozentuale Überstimmung gilt zu Recht als überholt, wie das folgende Beispiel illustriert: Zwei Personen beurteilen 200 Reaktionen, beide meinen übereinstimmend, dass 199 davon negativ sind und eine positiv ist. Ein kleiner Schönheitsfehler: beide meinen eine andere Reaktion. Würden Sie zustimmen, dass die Übereinstimmung 99 % ist? Sicher nicht, genauso wenig wie der Reliabilitätskoeffizient: kappa = -0,005. (Hätten die Beurteiler die gleiche Reaktion gemeint, dann wäre kappa = 1,00.)

Signifikanz eines Reliabilitätskoeffizienten. Diese sagt eigentlich nur, dass die Hypothese der *nicht-ganz-zufälligen* Übereinstimmung bestätigt wurde. Dies ist eine denkbar schwache Aussage, da bei einer genügend großen Stichprobe selbst eine niedrige Übereinstimmung hoch signifikant wird. Deshalb ist hier – im Unterschied zu den meisten statistischen Standardsituationen – zuerst der Wert des Koeffizienten von Interesse.

Reliabilität als Trainingprozess. Eine gute Übereinstimmung kommt (bei den meisten unter uns, leider) nicht durch höhere Eingebung zustande, sondern durch systematisches Üben. Die Reliabilitätskoeffizienten spielen dabei eine Feedback-Rolle. Zuerst können Transkripte gemeinsam (am besten mit einem Experten) besprochen und beurteilt werden. In der nächsten Phase kann ein Transkript von den Beurteilern jeweils unabhängig ausgewertet und die Reliabilität berechnet werden, um anschließend die Stellen der Nicht-Übereinstimmung zu ermitteln und zu diskutieren. Wenn in dieser Weise eine hohe Übereinstimmung gelungen ist, kann eine Reliabilitätsstudie durchgeführt werden: »zuerst üben, dann prüfen«.

Reliabilität in realen Studien. Eine einmal erreichte hohe Reliabilität garantiert nicht gleich gute Ergebnisse in der nächsten Studie. In Forschungsstudien wird deshalb mindestens ein Teil der Daten von zwei unabhängigen Personen beurteilt. (Einmal habe ich [D. P.] Lester Luborsky von einer unseren CCRT-Studien erzählt. Er fragte, wie viele Personen das Material beurteilt haben. »Zwei, und beide das komplette Material«, sagte ich stolz. Lester schüttelte nur den Kopf: »Drei sollten es sein.«)

Reliabilität durch das Studiendesign. Selbst die exzellentesten Beurteiler arbeiten nie gleich und sind auch Einflüssen des Unbewussten ausgesetzt. Den besten Schutz dagegen bietet das Design der Studie:

(a) Soll ein Beurteilerteam zwei Probandengruppen vergleichen, dann sollte jeder Beurteiler einen gleich großen Anteil an beiden Probandengruppen auswerten.

(b) Wann immer möglich (in der Psychotherapieforschung ganz selten), sollte der Beurteiler »blind« gegenüber der Gruppenzugehörigkeit, dem Setting usw. sein. Aber keinesfalls sollte er beispielsweise die Ergebnisse von Fragebögen oder anderen Auswertungen vor seinen Beurteilungen kennen.

Reliabilität und Originalität. Das sind zwei Gegensätze. Hohe Reliabilität bedeutet genau das zu tun, was die Anderen machen. (Darunter kann ein kreativer Forscher oder Kliniker auch leiden.)

B2.8 Positivität und Harmonie

Harmonie-Index. Eine Stärke der CCRT- und $ZBKT_{LU}$-Methode besteht in der Möglichkeit der quantitativen Auswertung und der qualitativen Betrachtung narrativen Materials. Die drei Kategorienebenen unseres $ZBKT_{LU}$-Kategoriensystems sind dabei den Vergrößerungsstufen eines Mikroskops nicht ganz unähnlich. Manchmal ist es vorteilhaft, eher einen Schritt zurück zu treten, um die *Grundverhältnisse* zu erfassen. Beim $ZBKT_{LU}$-Kategoriensystem bietet es sich an, die so genannten *harmonischen* Kategorien (A-D) den so genannten *disharmonischen* (E-M) gegenüber zu stellen. Ein *Harmonie-Index* wird definiert als der relative (prozentuale) Anteil der *harmonischen* Kodierungen an allen *harmonischen und disharmonischen* Kodierungen für die betrachtete Dimension: 100*h/(h+d). Er ist normalerweise also identisch mit der relativen Häufigkeit der harmonischen Cluster A, B, C und D. Der *Disharmonie-Index* muss nicht definiert werden, da er spiegelartig und komplementär zum *Harmonie-Index* ist. Der *Harmonie-Index* kann für jede Wunsch- oder Reaktionsdimension berechnet werden.

Cluster M. Dieses Cluster hat eine besondere Stellung – es muss nicht automatisch den disharmonischen Clustern zugeordnet werden, da es meist mit Distanz und dem Rückzug aus einer (harmonischen oder disharmonischen) Beziehung assoziiert wird. Diese mögliche alternative Auffassung führt dann auch zu einer Modifizierung des Harmonie-Indexes.

Harmonie bei Amalie X

Erfahrungen mit den $ZBKT_{LU}$-Analysen zeigen, dass die Welt der Wünsche im Allgemeinen *harmonischer* gestaltet ist als die Welt der Reaktionen. So ist es auch bei Amalie X, wenn man die Auswertung der Gesamthäufigkeiten in der ursprünglichen, ereignisbasierten Matrix betrachtet (s. Tabelle B19). Die erfassten Reaktionen sind vorwiegend disharmonisch, die erfassten Wünsche vorwiegend harmonisch. Die zweite Aussage ist jedoch weiter zu differenzieren. Das Verhalten »der Anderen zu mir« (WOS) und das Verhalten »von mir selbst« (WSS) wird als harmonisch erwünscht, während die Wünsche »von mir zu Anderen« (WSO) nahezu gleichmäßig zwischen harmonischen und disharmonischen Kategorien verteilt sind.

Tabelle B19: Amalie X. Harmonie-Indices

Dimension	harmonisch A-D	disharmonisch E-M	Harmonie-Index
WOS (n = 518)	504	14	97 %
WSO (n = 241)	138	103	57 %
WSS (n = 47)	47	0	100 %
ROS (n = 884)	147	737	17 %
RSO (n = 718)	135	583	19 %
RSS (n = 385)	72	313	19 %

Positivitätsindex. Ähnliche Überlegungen gelten für die Valenz der Reaktionen, die als *positiv*, *unbestimmt* oder *negativ* beurteilt werden. Der *Positivitätsindex* wird analog wie der Harmonie-Index berechnet: 100*p/(p+n). Falls es keine *unbestimmten* Reaktionen gibt, dann ist der Index identisch mit der relativen Häufigkeit der positiven Reaktionen.

Diese Indices haben aus mathematischer Sicht einige Vorteile (Symmetrie, Definitionsbereich), die bei dem schlichten Verhältnis p/n oder n/p fehlen.

Positivität bei Amalie X

Die Auswertung der Valenz von Amalies Reaktionen (s. Tabelle B20) gibt einen ersten Hinweis auf die Beschaffenheit ihrer Beziehungsmuster: Die meisten Reaktionen sind negativ, nur jede vierte bis sechste ist positiv. Der Vergleich zwischen den Komponententypen zeigt aber interessante Unterschiede: die objektbezogenen Reaktionen des Subjekts (RSO, 27 %) sind positiver als die subjektbezogenen Reaktionen des Objekts (ROS, 16 %), und entsprechend negativ sind auch die subjektbezogenen Reaktionen des Subjekts (RSS, 18 %).

Tabelle B20: Amalie X. Positivitäts-Indices

Dimension	positiv	unbestimmt	negativ	Positivitäts-Index
ROO (n = 102)	10	12	80	11 %
ROS (n = 884)	136	7	741	16 %
RO (n = 986)	146	19	821	15 %
RSO (n = 718)	187	28	503	27 %
RSS (n = 385)	69	3	313	18 %
RS (n = 1103)	256	31	816	24 %

B2.9 Im Laufe der Zeit: Ändern sich Beziehungsmuster?

Eine klinisch interessante Frage ist, ob internalisierte Beziehungsmuster mit der Methode nur erfasst werden oder ob sie auch eine Dynamik während der Therapie aufweisen und sich diese mit der $ZBKT_{LU}$-Methodik abbilden lässt. Die bisherigen Studien mit der ZBKT-Methodik (Tischer, 1993; Wilczek et al., 2004) weisen darauf hin, dass Veränderungen internalisierter Beziehungsmuster zwar prinzipiell möglich sind, dafür aber längere Therapiezeiten notwendig sind.

Nachfolgend sollen therapeutische Veränderungen am Beispiel der Entwicklung der Positivitätsindices für Reaktionen des Objekts und des Subjekts (RO, RS) von Amalie X illustriert werden. Für diese Fragestellung ist eine aggregierte Stichprobe der N = 87 Sitzungen geeignet. In einigen Sitzungen wurden nur extrem wenige Beziehungsepisoden und folglich auch extrem wenige Reaktionsereignisse innerhalb der Episoden ermittelt. Wir haben deshalb entschieden, für beide Komponententypen (RO, RS) mindestens je fünf kodierte Reaktionen zu fordern, was zumindest eine Abstufung des Indices in 20er-Schritten (0, 20, 60, 80, 100 %) ermöglicht. Es gab n = 67 Sitzungen mit einer in diesem Sinne ausreichenden Anzahl von Beziehungsereignissen. Die Entwicklung beider Positivitätsindices über den Therapieverlauf ist in Form von Kurven (s. Abbildung B4 und B5) dargestellt.

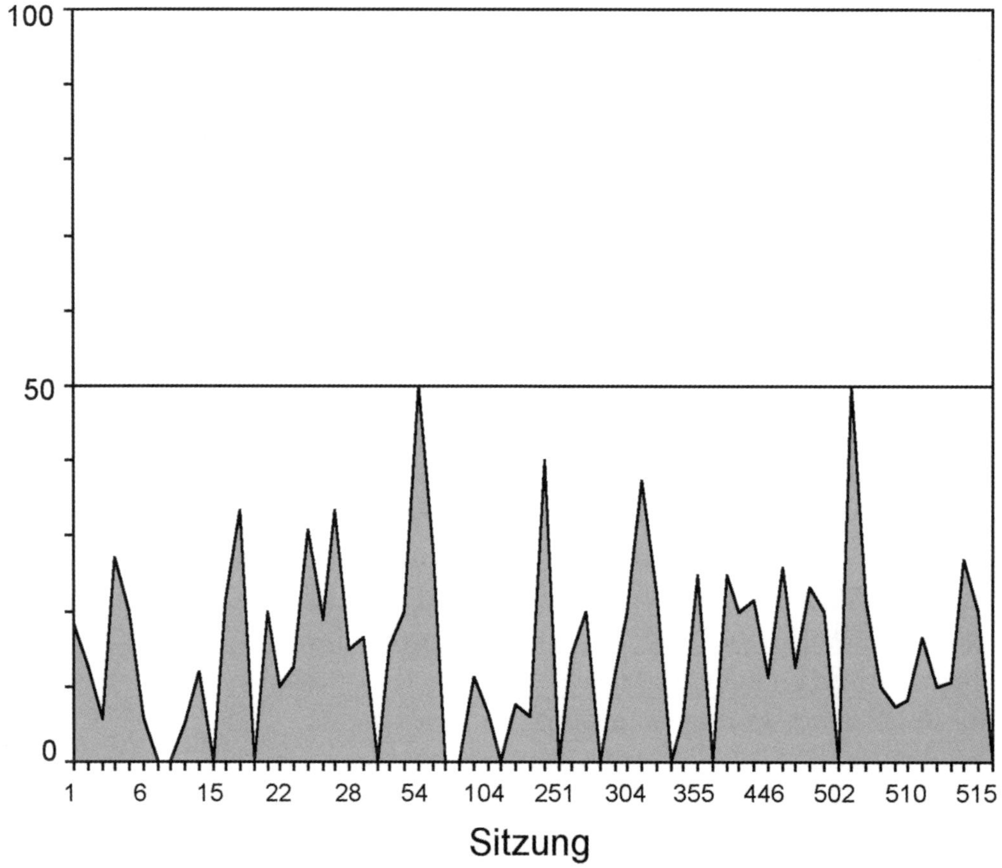

Abbildung B4: Amalie X. Positivität der Reaktionen des Objekts (RO) im Therapieverlauf (n = 67 Sitzungen, Rangkorrelation mit der Zeit: Spearman rho = 0,08, n. s.)

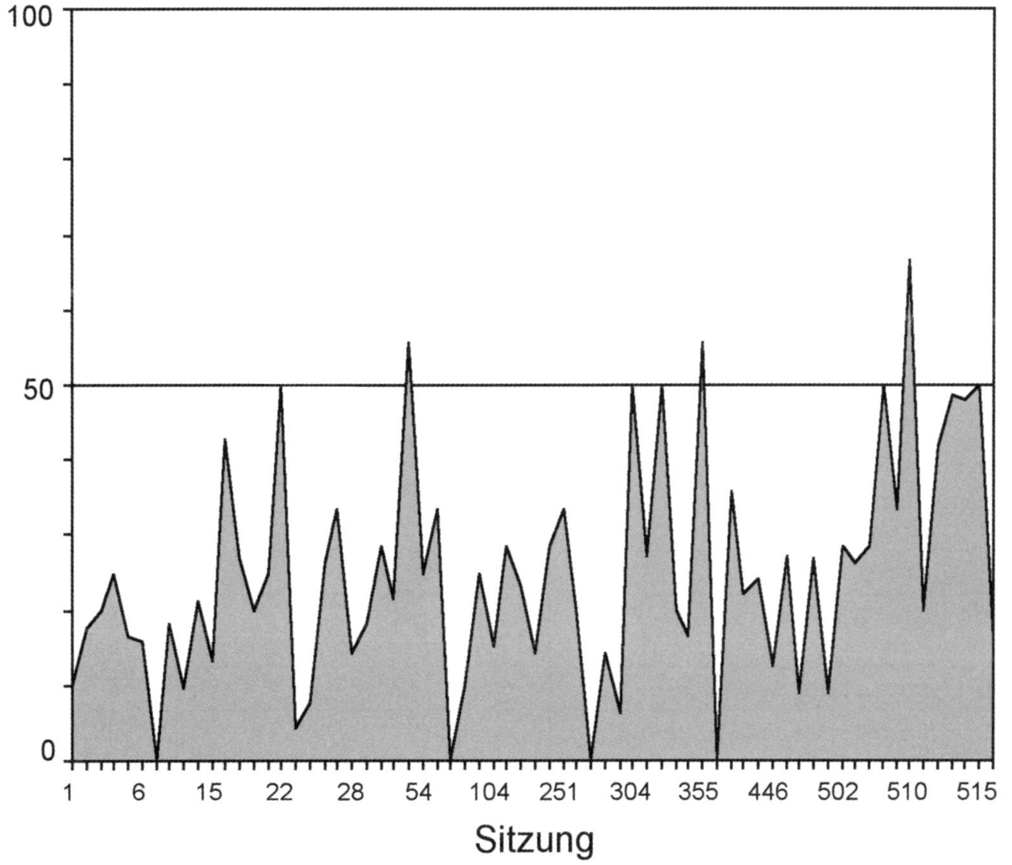

Abbildung B5: Amalie X. Positivität der Reaktionen des Subjekts (RS) im Therapieverlauf (n = 67 Sitzungen, Rangkorrelation mit der Zeit: Spearman rho = 0,33, $p < 0,01$)

Die Abbildungen zeigen, dass die beiden Kurven im unteren Bereich der Graphikfläche verlaufen – unter der *Gleichgewichtslinie* von 50 % – und dass vorwiegend negative Reaktionen die gesamte Therapie kennzeichnen. Dieser Trend verläuft jedoch nicht »glatt« und gleichmäßig, es gibt Sitzungen mit ausschließlich negativen Reaktionen und es gibt Sitzungen, in denen mindestens der Gleichgewichtspegel erreicht wird. Die Entwicklung des Positivitäts-Index der Reaktionen des Objekts, statistisch mit dem Korrelationskoeffizienten nach Spearman untersucht, zeigt keinen allgemeinen Trend nach oben oder unten. Der Positivitäts-Index für die Reaktionen des Subjekts zeigt einen allmählichen, aber statistisch nachweisbaren Anstieg im Verlauf der Behandlung. Aus klinischer Sicht ist dieses Ergebnis nachvollziehbar: Auch wenn sich die wahrgenommene äußere Welt kaum ändert, hat Amalie im Verlauf ihrer als erfolgreich bewerteten Behandlung an eigenen Handlungsspielräumen gewonnen und fühlt sich wohler.

B2.10 Eindimensionale Muster

Luborskys Paradigma seiner CCRT-Methode kann in folgender Weise frei interpretiert werden: Es ist nicht unbedingt sinnvoll, an einer Textstelle unheimlich *tief* zu graben, um unbewusste Themen zu ermitteln. Der *unbewusste Regisseur* sendet die wichtigen Inhalte in den Vordergrund – und zwar immer wieder: »wichtig, zentral« bedeutet »häufig«. Die Untersuchung der Beziehungsmuster beginnt mit der Analyse der Häufigkeiten einzelner $ZBKT_{LU}$-Kategorien.

Tabelle B21: Amalie X. Gesamthäufigkeiten der $ZBKT_{LU}$-Kategorien

		W			R		
		WOS	**WSO**	**WSS**	**ROS**	**RSO**	**RSS**
A	sich zuwenden	240	30	6	40	35	1
B	unterstützen	138	14		50	26	
C	lieben, sich wohl fühlen	74	40	17	32	28	38
D	souverän sein	52	54	24	25	46	33
E	depressiv sein, resignieren					2	69
F	unzufrieden sein, Angst haben				11	89	178
G	fremdbestimmt sein		1		29	125	44
H	verärgert, unsympathisch sein				43	167	4
I	unzuverlässig sein		1		182	1	
J	zurückweisen		25		188	64	3
K	dominieren	1	18		133	16	
L	ärgern, angreifen		8		72	16	
M	sich zurückziehen	13	50		79	103	15
	gesamt	**518**	**241**	**47**	**884**	**718**	**385**

Die Gesamthäufigkeiten der $ZBKT_{LU}$-Kategorien für Amalie X geben eine erste Übersicht darüber, was in der Therapie häufig und damit auch wichtig war (s. Tabelle B21). Es wird deutlich, dass der Schwerpunkt der Wünsche im harmonischen Bereich der Kategorien A, B, C und D liegt. Die gewünschte Welt ist fast nur harmonisch: Der Dimension WSO ist jedoch zu entnehmen, dass Amalie X sich neben *Harmonie* auch wünscht, andere zurückzuweisen (WOS-J), über sie zu dominieren (WOS-K) und sie anzugreifen und zu ärgern (WOS-L).

Die Häufigkeitsverteilung der RO und RS gestaltet sich vielfältiger: fast alle Cluster sind häufig vertreten und in beiden Richtungsdimensionen (ROS und RSO) zu finden, wobei die disharmonischen Cluster überwiegen. Die Reaktionen des Subjekts werden durch die Cluster F (»Ich fühle mich unzufrieden, ängstlich.«) und E (»Ich fühle mich depressiv und resigniert.«) dominiert.

Ergebnisstrukturen. Die Tabelle mit 13 Häufigkeiten pro Dimension erschließt sich dem Betrachter nicht ganz leicht. Bei den detaillierten Analysen sind die Tabellen, wie sie beispielsweise vom SPSS-System ausgedruckt werden, sehr unübersichtlich. Darum ist es überlegenswert, auch für diese Ergebnisse benutzerfreundlichere Strukturen und Darstellungen zu entwickeln.

Selektieren. Erstens, für das *klinische Bild* kann es ausreichend sein, nur die größeren Häufigkeiten darzustellen. Mitunter ist es klinisch nicht sehr aufschlussreich, die Häufigkeiten aller Cluster darzustellen, aber wo soll eine Grenze gezogen werden? Eine formelle Überlegung kann folgendermaßen lauten: Die Suche nach häufigen oder häufigsten Kategorien setzt implizit voraus, dass einige Kategorien-Cluster prinzipiell häufiger vorkommen als andere. Sollten im Gegenteil alle gleich häufig, also *gleich verteilt* sein, dann würden die erwarteten Häufigkeiten jeweils 1/13 der Gesamtstichprobe betragen. Die relative Häufigkeit 1/13 ≈ 8 % kann deshalb als Grenzwert genommen werden.

Standardpopulation? Interessant wäre es, die ermittelten Häufigkeiten mit Erwartungswerten, zum Beispiel aus einer repräsentativen Populationsuntersuchung, zu vergleichen statt mit dem »plumpen« Einheitswert 1/13. Eine zufrieden stellende Stichprobe dieser Art liegt aber leider noch nicht vor.

Sortieren. Bei Amalie X hat der Grenzwert 1/13 zu drei bis sechs Cluster-Kategorien geführt (s. Tabelle B22). Es ist nahe liegend, diese Kategorien in der Reihenfolge der Häufigkeiten zu präsentieren: das häufigste zuerst. Diese Darstellung der Ergebnisse kann unter das Motto »Nur das wichtige, und das wichtigste zuerst« gestellt werden und korrespondiert auch mit Luborskys Vorgehen, das Zentrale Beziehungskonflikt-Thema aus den jeweils häufigsten Kategorien zusammen zu setzen.

B2.11 Mehrdimensionale Muster

Die eindimensionalen Muster beschreiben die am häufigsten beobachteten Beziehungselemente, wie sie im untersuchten Text vorkommen. Die häufigen Standardkategorien der einzelnen Dimensionen können, müssen jedoch nicht, auch in Kombination *gemeinsam* häufig vorkommen. Der Zusammenhang zwischen den Kategorien unterschiedlicher Dimensionen kann nicht ohne weiteres anhand der ereignis-basierten Datenmatrix (s. Tabelle B13) untersucht werden, da jede Zeile für ein separates Ereignis steht. In der zusammengefassten sitzungsbasierten Matrix (vgl. Abschnitt B2.6) kann man die relativen Häufigkeiten miteinander korrelieren, jedoch durch die *Verschmelzung* der ganzen Sitzung können die Zusammenhänge undeutlich werden. Deshalb kann für die Untersuchung mehrdimensionaler Muster eine dritte Form, die episoden-basierte Datenmatrix geeigneter sein (s. Tabelle B23). Sie kann aus der ereignis-basierten kanonischen Form (s. Tabelle B13) abgeleitet werden. Hinweise zur Vorgehensweise können der Homepage www.ccrt-lu.org entnommen werden. In dieser Datenmatrix stehen in einer Zeile die als wichtigste,

Tabelle B22: Amalie X. Gesamthäufigkeiten: selektiert und sortiert
(Cluster der WOS, WSO, WSS, ROS, RSO, RSS-Dimensionen mit einer überdurchschnittlichen relativen Häufigkeit über 1/13 ≈ 0,08)

	Wünsche	**abs.**	**rel.**			**Reaktionen**	**abs.**	**rel.**
WOS					ROS			
A	sich zuwenden	240	0,46		J	zurückweisen	188	0,21
B	unterstützen	138	0,27		I	unzuverlässig sein	182	0,20
C	lieben, sich wohl fühlen	74	0,14		K	dominieren	133	0,15
D	souverän sein	52	0,10		M	sich zurückziehen	79	0,09
					L	ärgern, angreifen	72	0,08
	gesamt	**518**	**1,00**			**gesamt**	**884**	**1,00**
WSO					RSO			
D	souverän sein	54	0,22		H	verärgert, unsympathisch	167	0,23
M	sich zurückziehen	50	0,21		G	abhängig, schwach	125	0,17
C	lieben, sich wohl fühlen	40	0,17		M	sich zurückziehen	103	0,14
A	sich zuwenden	30	0,12		F	sich fürchten, ängstlich	89	0,12
J	zurückweisen	25	0,10		J	zurückweisen	64	0,09
	gesamt	**241**	**1,00**			**gesamt**	**718**	**1,00**
WSS					RSS			
D	souverän sein	24	0,51		F	unzufrieden, ängstlich	178	0,46
C	lieben, sich wohl fühlen	17	0,36		E	depressiv, resignieren	69	0,18
A	sich zuwenden	6	0,13		G	abhängig, schwach	44	0,11
					C	lieben, sich wohl fühlen	38	0,10
					D	autonom, stark	33	0,09
	gesamt	**47**	**1,00**			**gesamt**	**385**	**1,00**

inhaltlich zusammenhängend kodierten Kategorien der einzelnen Dimensionen nebeneinander. Dies ermöglicht, Zusammenhänge und damit mehrdimensionale Muster zu untersuchen.

Wir werden dies am Beispiel der *RO-RS-Muster* illustrieren. Die Anzahl der Episoden mit den einzelnen Kategorie-Kombinationen sind in Tabelle B24 aufgeführt. Man kann erwarten, dass auch die RO-RS-*Kombinationen* der (jeweils einzeln) häufig vorkommenden RO- und RS-Kategorien häufig vorkommen. Da wir die Ergebnisse der eindimensionalen Mustersuche nicht verwässern, sondern vertiefen wollen, werden uns jene RO-RS-Kombinationen interessieren, die *erheblich* häufiger vorkommen, als man anhand der RO- und RS-Randhäufigkeiten erwarten würde. Die so genannte *erwartete Häufigkeit* errechnet man als Produkt beider Häufigkeiten dividiert durch die Gesamtsumme. Für die Kombination RO-B × RS-C beträgt die erwartete Häufigkeit beispielsweise 37*29/580 = 1,85. Diese Häufigkeit würde im Schnitt erwartet, wenn in den Episoden beide Dimensionen rein zufällig kombiniert würden. Die tatsächlich *beobachtete Häufigkeit* beträgt wesentlich mehr: das RO-B × RS-C-Muster trat in 15 Episoden auf.

Ob der Unterschied zwischen der beobachteten und erwarteten Häufigkeit auch statistisch signifikant ist, kann mit dem einseitigen Exakt-Test nach Fisher beurteilt werden. Mit dem Test wird ermittelt, welche Kombinationen überzufällig häufig vorkommen. Vor dieser explorativen Untersuchung wird zunächst die allgemeine Existenz von RO-RS-Zusammenhängen mit einem globalen Test geprüft. Dazu mehr im nächsten Abschnitt B2.12 und auf der Homepage.

Der globale Test bestätigte hier die allgemeine Existenz von RO-RS-Zusammenhängen überzeugend – bestimmte RO- und bestimmte RS-Kategorien *ziehen sich gegenseitig an*. Der exakte Fisher-Test hat auf zwölf RO-RS-Kombinationen hingewiesen, die in der Tabelle B24 markiert sind. So kommt beispielsweise die Kombination »RO-C und RS-B« insgesamt 15-mal vor. Diese beobachtete Häufigkeit 15 ist erheblich größer als die erwartete Häufigkeit 1,85 (=37*29/580), die man bei einem *zufälligen Mischen* von RO und RS im Schnitt erwarten würde. Mit dem einseitigen exakten Fisher-Test wird ermittelt, ob diese *erhebliche* Differenz auch *lokal* signifikant ist. (Zur Deutung der Signifikanzwerte siehe die Bemerkung zur simultanen Inferenz s. Abschnitt B2.12.) In Tabelle B25 ist die Liste dieser Kombinationen, nach den Ergebnissen des exakten Fisher-Tests sortiert, abgebildet.

Tabelle B23: Episodenbasierte Datenmatrix, für die mehrdimensionale Mustersuche geeignet

Episode						Muster »mittlere Ebene«				Muster »niedrigste Ebene«							
case	per	ses	epi	obj	tim	WO	WS	RO	RS	WOO	WOS	WSO	WSS	ROO	ROS	RSO	RSS
1	1	1	1	Vater	10		M	J	H			M			J		H
7	1	1	2	Mutter	10	A		K	G		A				K		G

Tabelle B24: Amalie X. Häufigkeiten der RO-RS-Muster in allen 580 Episoden

			RS													
			A	B	C	D	E	F	G	H	I	J	K	L	M	gesamt
RO	A	sich zuwenden	**4**		5	1	1	2	1			1	1		5	21
	B	unterstützen		1	**15**	2	1	4	1			1	1		3	29
	C	lieben, sich wohl fühlen	2	1	**9**	1	1	2	1						**6**	23
	D	souverän sein			3	4	1	4	7	6						25
	E	depressiv sein, resignieren			1				1							2
	F	unzufrieden sein, Angst haben						3				1				4
	G	fremdbestimmt sein		**2**	2	**6**	**6**	9	1	2			1			29
	H	verärgert, unsympathisch sein				1	2	8	1	3		3			4	22
	I	unzuverlässig sein				4	11	31	10	24		4	2		**16**	102
	J	zurückweisen	1	1		10	12	**44**	23	25		5	1	1	8	131
	K	dominieren	1			3	2	10	**38**	20		6	1		6	87
	L	ärgern, angreifen	1		1	1	1	14	7	**14**		1	1		3	44
	M	sich zurückziehen	1		1	1	9	21	8	9		1	1	1	8	61
		gesamt	**10**	**5**	**37**	**34**	**47**	**152**	**99**	**103**	**0**	**23**	**9**	**2**	**59**	**580**

Globaler Fisher-Test in der 13x13-Tafel, Monte Carlo (10 000 Versuche) $p < 0{,}001$, Fettdruck: Lokaler Fisher-Test $p < 0{,}05$.

Tabelle B25: Amalie X. Übererwartet häufige RO-RS-Muster (N = 580 Episoden)

		RO°		RS°	abs.	erw.	Fisher	
1	B	sie unterstützen (29)	C	ich liebe, fühle mich wohl (37)	15	1,85	< 0,001	***
2	K	sie dominieren (87)	G	ich bin fremdbestimmt (99)	38	14,85	< 0,001	***
3	C	sie lieben, fühlen sich wohl (23)	C	ich liebe, fühle mich wohl (37)	9	1,47	< 0,001	***
4	A	sie wenden sich zu (21)	A	ich wende mich zu (10)	4	0,75	< 0,001	***
5	G	sie sind fremdbestimmt (29)	D	ich bin souverän (34)	6	1,70	0,005	**
6	A	sie wenden sich zu (21)	C	ich liebe, fühle mich wohl (37)	5	1,34	0,008	**
7	L	sie ärgern, angreifen (44)	H	ich bin verärgert (103)	14	7,81	0,013	*
8	J	sie weisen zurück (131)	F	ich bin unzufrieden, habe Angst (152)	44	34,33	0,021	*
9	C	sie lieben, fühlen sich wohl (23)	M	ich ziehe mich zurück (59)	6	2,34	0,022	*
10	G	sie sind fremdbestimmt (29)	B	ich unterstütze (5)	2	0,25	0,022	*
11	G	sie sind fremdbestimmt (29)	E	ich bin depressiv, resigniere (47)	6	2,35	0,023	*
12	I	sie sind unzuverlässig (102)	M	ich ziehe mich zurück (59)	16	10,38	0,037	*

Statistiken für die lokal signifikanten RO-RS-Kombinationen (Fisher-Test $p < 0{,}05$);
° in Klammern jeweils die absoluten Randhäufigkeiten der RO- und RS-Einzelkategorien;
abs. = beobachtete, absolute Häufigkeiten; erw. = erwartete Häufigkeiten.

Das erste Muster besteht aus zwei komplementären harmonischen Ereignissen: »*Die Anderen unterstützten mich und ich liebe / fühle mich wohl.*«, das zweite wiederum aus zwei komplementären disharmonischen Ereignissen: »*Die Anderen dominieren und ich fühle mich fremdbestimmt.*« Es kann aber auch Harmonisches und Disharmonisches gemeinsam vorkommen: »*Die Anderen lieben und ich ziehe mich zurück.*«

In einem weiteren Auswertungsschritt kann untersucht werden, mit wem, also mit welchen Beziehungsobjekten, sich die ermittelten eindimensionalen (und ggf. auch mehrdimensionalen) Beziehungsmuster ereignen. Mit dieser Frage beschäftigt sich der nächste Abschnitt.

B2.12 Objektspezifische Muster

Luborsky ging ursprünglich davon aus, dass die CCRT-Methode der Operationalisierung von *Übertragung* dient, das heißt, *typische* Muster eines Erzählers finden sich immer wieder, auch mit verschiedenen Objekten. Dementsprechend lautet der Titel der Monographie der CCRT-Methode »Understanding Transference«. Die beiden daraus abgeleiteten, dialektisch gegensätzlichen Hauptannahmen könnten lauten:

(a) Alle Beziehungsobjekte eines Patienten sind in ihren Beziehungsmustern gleich.

(b) Alle Beziehungsobjekte eines Patienten sind in ihren Beziehungsmustern unterschiedlich.

Daraus folgt, dass es in jedem Fall interessant ist, Ähnlichkeiten und Differenzen zwischen Beziehungsobjekten zu untersuchen.

Bei Amalie X wurden 152 verschiedene Beziehungsobjekte registriert, die anschließend in größere Objektklassen zusammengefasst wurden. Nachfolgend wird die Auswertung anhand von fünf für Amalie X wichtige Objekten illustriert: Vater, Mutter, Analytiker, Partner und »der Rest der Welt«. In Tabelle B26 wird dargestellt, »was die Anderen mir (an)tun«, also der Komponententyp ROS.

Tabelle B26: Amalie X. Objektspezifische Häufigkeiten der Dimension RSO

		Objekte					
		Vater	Mutter	Analytiker	Partner	andere	gesamt
A	sich zuwenden	2		5	14	19	40
B	unterstützen	3	2	7	9	29	50
C	lieben, sich wohl fühlen	1	4	2	6	19	32
D	souverän sein		1	3		21	25
E	depressiv sein, resignieren						0
F	unzufrieden sein, Angst haben		2		3	6	11
G	fremdbestimmt sein	3		6	2	18	29
H	verärgert, unsympathisch sein	4		13	6	20	43
I	unzuverlässig sein	8	12	25	32	105	182
J	zurückweisen	13	8	35	21	111	188
K	dominieren	7	12	13	16	85	133
L	ärgern, angreifen	3	2	4	11	52	72
M	sich zurückziehen	6	5	22	19	27	79
	gesamt	**50**	**48**	**135**	**139**	**512**	**884**

Es ist möglich, für jedes Objekt separat rein deskriptive Analysen der häufigsten Kategorien durchzuführen. Die Erfahrung zeigt allerdings, dass man für alle Objekte dann eine relativ ähnliche Liste erhält, was im Einklang mit der Hauptannahme (a) steht.

Eine interessantere Strategie besteht darin:

1. die Gesamthäufigkeiten zu untersuchen und als ein *Hintergrundbild* zur Kenntnis zu nehmen, und anschließend
2. Unterschiede zwischen den Objekten konfirmatorisch und explorativ zu untersuchen. Die Untersuchung beginnt zuerst mit der globalen Überprüfung, ob die Objekte als unterschiedlich zu betrachten sind. Wenn ein Test des Zusammenhangs in der zweidimensionalen Tabelle ($ZBKT_{LU}$-Komponente vs. Objekte) signifikant ausfällt, heißt das, dass auch die Hauptannahme (b) bestätigt wurde.

In einer weiteren, explorativen Analyse wird dann nach den Kategorien gesucht, die für das jeweilige Objekt spezifisch sind. Hier interessiert nicht mehr, welche Kategorien in den Episoden mit einem bestimmten Objekt am häufigsten vorkommen, sondern vielmehr, welche Kategorien bei *diesem* Objekt *signifikant häufiger* vorkommen, als bei einem anderen. Hierfür werden viele Tests simultan durchgeführt, je einer *lokal* für jede Tabellenzelle. Beispielsweise »Partner ~ WSO-C«

bedeutet: Der Wunsch *»Ich möchte, dass der Andere mich liebt und sich mit mir wohl fühlt.«* kommt in den Episoden mit dem Partner häufiger als allgemein mit anderen Objekten vor.

Die klassischen Tests des Zusammenhangs zwischen den kategorialen Variablen stammen von Karl Pearson, der sie um 1900 entworfen hat. Der globale Test heißt Chi-Quadrat-Test nach Pearson, die lokalen Test-Statistiken sind als *adjustierte Standardresiduale* bekannt. Das Problem ist, dass diese Tests für große Stichproben mit sehr vielen Beobachtungen konzipiert wurden. Die Anwendung bei kleinen erwarteten Häufigkeiten ist methodisch untersagt, da diese Tests mit Vorliebe falsch positive Ergebnisse liefern. Ein drastisches Beispiel wird in Tabelle B27 gezeigt, für N = 3 wird (formell) ein signifikantes Ergebnis erreicht.

Tabelle B27: Scheinbare statistische Signifikanzen bei kleinen Häufigkeiten
Signifikant mit $p < 0,05$?

1	0	1
0	2	2
1	2	N = 3

Pearson: ja (?!)
Fisher: nein

3	0	3
0	3	3
3	3	N = 6

Pearson: ja
Fisher: ja

50	0	50
0	50	50
50	50	N = 100

Pearson: ja
Fisher: ja

(Bemerkung: Die erwartete Häufigkeit wird als Produkt beider Randsummen dividiert durch die Gesamtsumme errechnet, im dritten Beispiel rechts also jeweils (50*50)/100 = 25, im ersten Beispiel finden wir hingegen die kleinste erwartete Häufigkeit $(1*1)/3 \approx 0,33$. Die Forderung der minimalen Größe von etwa fünf bezieht sich auf diese erwarteten Häufigkeiten. Einige beobachtete Zellenhäufigkeiten »0« sind dagegen harmlos und dem Forscher willkommen.)

Exakttest. Dieses Problem der Unzulänglichkeit solcher Tests für kleine Stichproben wurde für die 2 x 2 Tabellen in den vierziger Jahren von Sir Ronald A. Fisher mit seinem exakten Test behoben. Mit der praktisch anwendbaren Verallgemeinerung dieses Tests für größere Tabellen musste auf schnelle Computer gewartet werden. Exakte Tests sind für die Analyse der $ZBKT_{LU}$-Daten eindeutig empfehlenswert. Aus uns nicht ganz verständlichen Gründen liefern die gängigen statistischen Systeme globale exakte Tests, jedoch nicht exakte Tests für die einzelnen Tabellenzellen. Dies war einer der Hauptgründe, für die CCRT- und $ZBKT_{LU}$-Analysen ein eigenes Programm EXACT2 zu entwickeln (siehe Homepage www.ccrt-lu.org).

Simultane Inferenz. Mit der statistischen Analyse zahlreicher Tabellenzellen ist ein generelles Problem der explorativen Datenanalyse verbunden. Ein statistischer Test ist im Allgemeinen so konstruiert, dass im Falle der Nullhypothese (»kein objekt-spezifisches Muster«) die Gefahr eines falsch-positiven Ergebnisses (»doch ein objekt-spezifisches Muster«) in den gegebenen Grenzen gehalten wird, dies ist das berühmte »Signifikanzniveau 5 %«. Bei einer mehrfachen, *simultanen* Anwendung eines Tests – wie hier an etlichen Tabellenzellen – steigt die Wahrscheinlichkeit jedoch erheblich über 5 %, dass unter den Einzelergebnissen einige falsch positiv sind. Es gibt zwei mögliche Gegenstrategien: Erstens, den globalen und unspezifischen Zusammenhang statistisch zu sichern und die nachfolgende Untersuchung als explorativ zu betrachten. Zweitens, eine der so genannten Prozeduren der *Simultanen Inferenz* anzuwenden. Das Prinzip von Bonferroni besteht darin, dass durch die deutlich strengere Beurteilung der Einzelhypothesen das Globalrisiko begrenzt bleibt. Das, was wir *gefunden* haben, ist dann statistisch *gesichert* als *Ganzes*. Leider, wegen der Strenge der Prozedur, kann dieses *Ganze* leicht auch zu *Nichts* schrumpfen. Deshalb wird an der Entwicklung statistischer Prozeduren gearbeitet, die unter Beibehaltung statistischer Sicherheit liberaler sind und deshalb »mehr« anbieten können. Eine solche für die Beziehungsmuster-Suche entworfene Prozedur stellen wir auf der Homepage www.ccrt-lu.org vor.

Amalie X. Das Programm ermittelt die signifikanten Zellen (hier ohne Anwendung der simultanen Inferenz), also Kategorien, die bei einem bestimmten Objekt häufiger vorkommen als sonst in der Stichprobe insgesamt. Auch diese Ergebnisse werden sortiert: hier wird die lokale Signifikanz des Exakt-Tests von Fisher als Selektions- und Sortierkriterium ausgewählt. Für jedes Objekt wird so ein Blatt mit spezifischen Mustern mit diesem Objekt erstellt. Ein Beispiel für das Beziehungsobjekt »Partner« ist Tabelle B28 zu entnehmen.

»Der Hobbit oder Hin und Zurück.« Nach der statistischen und explorativen Analyse der Beziehungsmuster ist es ratsam, zu den ursprünglichen Daten zurück zu kehren und zu überprüfen, ob die mit mathematischer Hilfe ermittelten Muster auch wirklich zutreffen. Das kann entweder im ursprünglichen Transkript geschehen oder aber auch in den eingegebenen Daten. Die kanonische Datenmatrix, mit der wir dieses Kapitel begonnen haben, enthält die klinische Information in einer komprimierten Form, die sich für solch eine Nachbetrachtung eignet. Die potentielle Aussagekraft werden wir an einem nichtklinischen Beispiel einer nacherzählten Geschichte am Ende des Buches illustrieren (s. Kapitel B3.3).

Tabelle B28: Statistisch relevante spezifische Beziehungsmuster für das Objekt Partner

	Partner (77 von 580 Episoden)	**Objekt**		**Stichprobe**	
		abs	**rel**	**abs**	**rel**
WOS					
wos-C	lieben, sich wohlfühlen ***	18	0,29	74	0,14
wos-C2	lieben ***	7	0,11	8	0,01
wos-C23	Kinder haben, Partnerschaft haben ***	6	0,10	7	0,01
wos-C4	sexuell aktiv ***	5	0,08	7	0,01
wos-C43	berühren, küssen, streicheln, zärtlich **	4	0,06	6	0,01
wos-A24	Gefühle wahrnehmen/zulassen sensibel *	5	0,08	17	0,03
	gesamt	**62**	**1,00**	**518**	**1,00**
WSO					
wso-C	lieben, sich wohlfühlen ***	18	0,39	40	0,17
wso-C2	lieben ***	7	0,15	7	0,03
wso-C23	Kinder haben, Partnerschaft haben ***	7	0,15	7	0,03
wso-C4	sexuell aktiv ***	5	0,11	5	0,02
wso-C45	potent, leidenschaftlich, Sex **	3	0,06	3	0,01
wso-M11	verlassen, distanzieren, abgrenzen *	4	0,09	7	0,03
wso	**gesamt**	**46**	**1,00**	**241**	**1,00**
WSS					
wss	(keine)				
	gesamt	**2**	**1,00**	**47**	**1,00**

ROS					
ros-A	sich zuwenden **	14	0,10	40	0,04
ros-A2	akzeptieren, verstehen ***	12	0,09	29	0,03
ros-A24	Gefühle wahrnehmen/zulassen, sensibel **	4	0,03	6	0,01
ros-A23	zugehen, beachten, eingehen, zuhören *	6	0,04	14	0,02
ros-B11	erklären, kommunizieren, aussprechen *	6	0,04	16	0,02
ros-M	sich zurückziehen *	19	0,14	79	0,09
ros-M12	Abstand haben, zurückziehen, entziehen *	8	0,06	23	0,03
ros-M2	sexuell inaktiv *	3	0,02	5	0,01
ros-K1	schlecht handeln *	7	0,05	19	0,02
ros-K11	ausnutzen, betrügen, verraten *	7	0,05	19	0,02
ros-I23	egoistisch, gierig *	7	0,05	22	0,02
	total	**139**	**1,00**	**884**	**1,00**
RSO					
rso-A2	akzeptieren, verstehen *	7	0,06	19	0,03
rso-M	sich zurückziehen *	23	0,21	103	0,14
rso-M1	sich zurückziehen, zurückhalten *	22	0,20	102	0,14
rso-M13	misstrauisch *	7	0,06	20	0,03
rso-J22	zurückweisen, kritisieren, ablehnen *	5	0,04	14	0,02
	gesamt	**110**	**1,00**	**718**	**1,00**
RSS					
rss-M	sich zurückziehen ***	8	0,13	15	0,04
rss-M2	sexuell inaktiv **	5	0,08	7	0,02
rss-M22	verklemmt, nicht erregt, impotent ***	5	0,08	6	0,02
rss-E1	depressiv **	13	0,21	42	0,11
rss-E11	unglücklich, deprimiert, enttäuscht **	13	0,21	42	0,10
	gesamt	**61**	**1,00**	**385**	**1,00**
Positivitätsindizes					
ros	**Positivitätsindex** ***		**0,27**		**0,15**
rso	**Positivitätsindex** **		**0,38**		**0,27**
rss	**Positivitätsindex**		**0,18**		**0,18**

Auswahlkriterium: Einseitiger Fisher-Test: alpha ≤ 0,05, Häufigkeit ≥ 3
Sortierung: nach der Signifikanz, die $ZBKT_{LU}$-Hierarchie berücksichtigend
Lokale Signifikanz des Fisher-Tests, einseitig: * 0,05, ** 0,01, *** 0,001

B3 $ZBKT_{LU}$ – Auswertungsbeispiele

B3.1 Amalies neunte Stunde[1] – $ZBKT_{LU}$-Beurteilung

*	fortlaufende Äußerungsnummern jeweils bei Sprecherwechsel
**	fortlaufende Wortzahl
***	Personennamen wurden durch Zahlenkodierungen ersetzt

1 Die hier zitierten Textstellen unterliegen den für die Ulmer Textbank festgelegten Bestimmungen (Ulmer Textbank, 1989).

1* Amalie:
die Kasse hat nichts 4**
geschrieben, oder Sie haben an die Kasse 12
geschrieben. 13

2 Analytiker:
ich hab einen etwas ausführlicheren 18
Befundbericht gemacht. 20

3 Amalie:
ja. sie hatten mir das ja versprochen, ja, 28
das ist ja besprochen, nicht. 33

4 Analytiker:
ja, da gebe ich Ihnen noch die Durchschrift 41
davon, damit Sie auch wissen, was ich da 49
geschrieben habe. 51

5 Amalie:
ja, die Uniklinik hat Ihnen keinen Befund 58
geschickt? 59

6 Analytiker:
nein, bis jetzt nicht. 63

7 Amalie:
der Oberarzt, wie heißt er, Dr. 1632***, kann 71
das sein? 73

8 Analytiker:
ja, 1632 wollte das tun? 78

9 Amalie:
ja, er wollte das. 82

10 Analytiker:
ja, ich will den dann mir auch anfordern, 90
hm. 91

11 Amalie:
ja, er hat gesagt, er würde das tun. 99

12 Analytiker:
sind die Untersuchungen jetzt 103
abgeschlossen? 104

13 Amalie:
ich hab heute angerufen und hab –, ach ja, 112
ich hab keinen Bescheid bekommen 117
(unverständlich). 117

14 Analytiker:
Sie haben auch jetzt nichts mehr 123
eingenommen, oder? 125

15 Amalie:
hm, hm, nein, ich nehme gar nichts. ich bin 134
wahnsinnig müde, da muss ich aufpassen, dass 141
ich hier nicht einschlafe. ja, eigentlich 147
wollte ich nochmal an der Madonna rummachen, 154
ich weiß nicht, wie ich sagte, wie hab ich 163
das im Kopf, eben über Diskrepanz im Traum, 171

nicht, diese einerseits Madonna, 175
andererseits sinnlich und dann eben meine 181
Sicht von nicht Traum, von in der 188
Wirklichkeit. ich weiß nicht, ob ich Sie da 196
so verstanden hab. dass eben praktisch 202
im Traum ein Wunschbild kommt, nicht, und 209
eine Madonna, die ja wohl schon zwiespältig 216
doch wohl ist, nicht, als Madonna sehr 223
sinnlich ist und andererseits, dass ich mich 230
eben durchaus nicht so begehrenswert sehe, 236
wie das wohl im Traum so war. ich hab Sie, 246
glaub ich, so richtig verstanden. 251

16 Analytiker:
war das in dem Zusammenhang mit dem Malen? 259

17 Amalie:
das war –, nein, nicht. ja, Sie sagten auch 267
mal was beim Malen mit Raffael-Madonna, aber 274
das hab ich wohl, ich hab es nicht im 283
Zusammenhang mit dem Malen gebracht. 288

18 Analytiker:
ach ja, hm. ja, da war ja auch mit 297
enthalten, weil Sie sich nicht so sehen 304
können, weil Sie nicht so malen können und 312
so sind, wie eine Raffael-Madonna Madonna, 318
dass Sie es dann ganz einfach aufgegeben 325
haben, zu malen und auch aufgegeben haben, 332
sich selbst gelten zu lassen, da kommt ja 340
das andere Bild dann herein, dass Sie eine 348

andere Seite möglicherweise rein, nämlich, 353
dass Sie dann sich so wie Sie sind dann so 363
sehen, als wären Sie diese Frau von der Sie 372
geträumt haben, mit den Haaren, über und 379
über behaart. 381

19 Amalie:
hm. ja so direkt natürlich nicht. ich weiß 389
eben, dass ich da danebenstand, als diese 396
Freundin sich so zeigte, und dass ich 403
eben dachte ach schau, wie die aussieht. 410
natürlich war es eine Identifikation im 416
gewissen Sinn. aber doch war es so, wie wenn 425
ich dachte, ach, schau mal die an, jetzt hat 434
die das auch und noch viel, viel schlimmer, 442
nicht. so etwa war das doch wohl in dem 451
Traum, ich meine wenigstens so mich zu 458
erinnern. ja, aber ich wollte eben nochmal 465
auf das andere, ich mein, das ist ja wohl 474
sicher irgendwo drin bei jedem, dass er ein 482
Ideal hat und eben irgendwie immer wieder 489
versucht, sich danach zu richten, oder auf 496
jeden Fall, dass er es eben sieht, dieses 504
Ideal, immer wieder, und trotz er es –, ja 512
doch sehr schmerzlich empfindet, dass es eben 519
ein Ideal ist und ich weiß nicht, ob das 528
nicht manchmal sehr –, für mich ein großes 535
Ideal ist und ganz große Diskrepanz zwischen 542
Wirklichkeit und Traum, jetzt nur in diesem 549
Sinn oder Idealen, und dass mir oft, auch 557
wenn ich eben nicht träume, dass in ich 565

Wirklichkeit an Hirngespinsten bin, ich weiß 571
natürlich sofort, dass es Hirngespinste sind, 577
aber irgendwie ist es so schon ein sehr 585
starkes Extrem, der Wunsch, und vor allem 592
auch der Wunsch nach Perfektion und 598
nach anderer Umgebung, nach absoluter 603
Ordnung und Gleichmaß und Schönheit vor 609
allem. 610

20 Analytiker:
ja, dass sich nicht die Madonna verwandelt 617
in eine sinnliche Frau, sondern die Madonna 624
verwandelt sich in Ihren Unsicherheiten und 630
in Ihren Ängsten und in dem wofür Sie sich 639
schämen, in die Frau, die Sie geträumt 646
haben, in die Haarige. 650

21 Amalie:
ja. aber das war ja früher, nicht, das war 659
ja eine ganze Woche früher. 664

22 Analytiker:
ja, ja, ich weiß schon. 669

23 Amalie:
ja, ja. sicher hat das natürlich zeitlich 676
im Grund nichts miteinander zu tun. 682

24 Analytiker:
das ist ja nur eine Verbildlichung dessen, 689
was Sie gerade gesagt haben, die Diskrepanz, 696

die Sie dann errichten.	700	
25 Amalie:		
ja, an dem Wort errichten, da stoß ich mich	709	
eben. ich frag mich wirklich, wer die	716	
Diskrepanz errichtet. ob die nicht einfach	722	
da ist, und ob es nun Sache des Errichtens	731	
ist, oder praktisch für die man selber dazu	739	
oder eben nicht dazu kann, dann –, –	745	
26 Analytiker:		
nein, sie hat sich gebildet, erst einmal.	752	
27 Amalie:		
ja, hm, denn gerade diese Geschichte mit	759	*Kommentar: unvollständige BE mit »ande-*
den Haaren, ich weiß natürlich definitiv,	765	*re Frauen mit Hirsutismus«, RO vorhan-*
dass es viele gibt und wirklich sehr viele	773	*den (die Frauen gehen unbeschwert damit*
wahrscheinlich, die damit relativ	777	*um), wobei unklar ist, ob Amalie deren*
unbeschwert (unverständlich) und es geht	781	*»Sich Abfinden« verachtet, und unklarer*
eben nicht zu sagen, und wenn ich genau	789	*Wunsch – will sie es so wie die anderen*
nachdenke, nein, so ist es gar nicht,	796	*können (I-WSO-A16: Ich will wie die*
ich mein, es nützt doch nichts, ich kann es	805	*anderen unbeschwert mit den Haaren um*
doch nicht in die Art der andern und in	814	*gehen können, d.h. wie die anderen*
deren Empfinden reinschlüpfen oder mir das	820	*sein) oder eher i. S. einer Selbst-BE*
überstülpen oder wie auch immer. ich kann	827	*bezüglich der Bewältigung (I-WSS-D26: Ich möchte unbeschwert mit meinen Haa-*
eben nicht so empfinden wie eine andere	834	*ren umgehen – N-RSS-G22: Ich kann es*
Frau, die mehr oder weniger darüber weggeht	841	*nicht) oder der Selbst-Annahme (I-WSS-*
und sagt, okay, ich hab das und wen das	850	*C13: ich möchte mich auch mit meinen*
stört, der soll weggucken oder sowas, denn	857	*Haaren selbst mögen – N-RSS-J22: Ich*
ich find, die empfindet auch in vielen	864	*mag mich nicht.)*

anderen Dingen völlig anders, das ist keine 871
Lösung, die Diskrepanz gehört also dazu. 877
(Pause). ich kann dazu nichts mehr sagen. 883

28 Analytiker:
Sie waren irgendwo mit Ihren Gedanken. 889

29 Amalie:
ja, bei solchen Randgebieten. 893

30 Analytiker:
was war am Rande? also offenbar gar nicht 901
so randständig, oder? 904

31 Amalie:
das kann man nicht so sagen, momentan 911
nicht. 912

32 Analytiker:
ja das ist schwierig, wirklich so ohne 919
Auswahl und nicht unter kritischen 924
Gesichtspunkten, wo es hingehört, ob es her 931
gehört, ob es wichtig oder unwichtig zu sein 939
scheint, zu sagen, was Sie denken. 945

33 Amalie:
ja, ist schon schwierig. ich mein, ich soll 953
nicht auswählen und soll nicht überlegen. 959

34 Analytiker:
nach Möglichkeit, hm. 962

35 Amalie:
ich kann doch nicht einfach darauflos 968
quasseln und -. sicher kann ich das, aber 975
wenn ich alles sagen würde, was mir durch 983
den Kopf geht das wäre ja grausig. 990

36 Analytiker:
ja, was wäre jetzt zum Beispiel 996
bisher grausig gewesen? 999

37 Amalie:
wenn Sie so fragen, das kann ich jetzt 1007
nicht sagen. ich mein, ich bin gewöhnt, nun 1015
wirklich eben soweit es geht, die Sachen 1022
alleine durch zu überlegen und dann ist das 1028
einerseits wirklich wie entmündigt und wenn 1034
ich das hier eben nicht soll, andererseits, 1041
ich finde da ist ein fürchterliches Wort, 1048
entmündigt, aber das ist ja schon mal 1055
gefallen. 1056

38 Analytiker:
na, ich hab es nicht recht verstanden, 1063
meinen Sie, das alles sagen können und die 1071
Aufforderung alles zu sagen, entmündigt Sie 1077
so. 1078

39 Amalie:
ja. 1079

40 Analytiker:
weil sozusagen kritisch die Dinge zu 1085
betrachten, wäre dann gleichbedeutend mit 1090
eben entmündigt sein, und Ausschaltung der 1096
Vernunft gleichbedeutend mit unmündig 1100
werden, Kind werden oder babbeln, dumm 1106
daherreden. 1107

41 Amalie:
ja, genau. einfach so unkontrolliert 1112
losquasseln, was natürlich mal ganz schön 1118
ist und sehr entspannt, und was ich 1125
eigentlich auch –, na, wo kann man das 1132
schon, nicht, aber das ist eben so, dass ich 1141
das ja auch nicht richtig kann. 1147

42 Analytiker:
ja, das ist ja auch nicht, zumal dies für 1156
Sie ja anscheinend den Charakter dann 1162
bekommt, das Entmündigtwerden und dumm 1167
daherreden wird ja deutlich, da ist nun ein 1175
Spannungsfeld gegeben, die Aufforderung 1179
heißt ja nicht, dass Sie das tun müssen und 1188
alles über Bord werfen, wie Sie sonst 1195
gewohnt sind zu denken und zu leben, das ist 1204
nicht gemeint. 1206

43 Amalie:
nein, natürlich. 1208

44 Analytiker:
ja, aber es bekommt diesen Akzent, 1214
anscheinend. 1215

45 Amalie:
nein, ich wollte ja grad sagen, das 1222
Entmündigt ist ein hartes Wort nicht und –. 1229

46 Analytiker:
ja und nein, das zeigt auch etwas von dem, 1238
wie Sie sich vorkommen, wenn Sie nicht gut 1246
aufpassen und ein kritischer Mensch sind. 1252

47 Amalie:
natürlich nicht deswegen, das ist ja klar. 1259
aber ich wollte jetzt weniger von mir her 1267
entschärfen, als für Sie entschärfen. also, 1273
ich fühl mich natürlich nicht entmündigt 1279
dadurch, dass ich Ihnen jetzt 1284
(unverständlich), sonst kann ich ja 1288
wegbleiben. aber wenn ich nun wirklich 1294
Gedanken, die mir momentan durch den Kopf 1301
schießen, nachdem für mich das Thema 1307
irgendwie, ich konnte nichts dazu sagen, das 1314
heißt ja nicht, dass es ausgeschöpft ist, 1321
aber ich konnte nichts mir dazu sagen und 1329
nun kam eben anderes dazwischen, das mir 1336
zwar immer wieder kommt, aber momentan für 1343
mich (unverständlich) war, und wenn ich dann 1349
das sagen soll, obwohl ich es ausschalten 1356
möchte, dann fühl ich mich natürlich 1362

Kommentar: »Andeutungen« einer BE mit Analytiker (RO Analytiker überlässt es mir, ob ich etwas sage) oder Selbst-BE (Konflikt »Soll ich es sagen oder nicht…«) oder BE »Andere« (RO Andere zwingen mich), aber zu unvollständig und unklar, um es in die Auswertung aufzunehmen.

	zunächst in einem Zwang, nicht, also in	1369	
	einer Spannung, soll ich es nun sagen und	1377	
	warum soll ich es sagen und dann muss ich	1386	
	doch wieder überlegen, ob ich es sagen	1393	
	soll oder nicht, das ist ja dann doch meine	1402	
	Entscheidung letztlich, das weiß ich auch,	1408	
	dass Sie das mir überlassen, das ist ja klar.	1417	
	und da eben, wenn ich das nicht mehr	1425	
	entscheiden dürfte, dann würde ich mich doch	1432	
	sehr gezwungen fühlen und eben, weil ich	1439	
	mich ja oft zwingen lasse von anderen oder	1447	
	von Umständen oder auch von Wünschen von	1454	
	anderen, etwas zu tun, was ich nicht will	1462	
	oder was zurückstellen, wahrscheinlich	1466	
	verteidige ich deswegen so sehr, dieses mich	1473	
	nicht zwingen lassen wollen. wahrscheinlich	1478	
	am falschen Platz, aber das ist es ja	1486	
	gerade. (Pause). wissen Sie, ich war heute	1492	
	sowieso furchtbar, ich bin so fürchterlich	1498	
	müde, ich sagte das schon und ich war nun	1507	
	heute wirklich so dicht auf dem gestern	1514	
	drauf. ich hab mich den ganzen Abend –, ja,	1522	
	ich hatte da noch eine Schülerin zu Besuch,	1530	
	die was wollte und da konnte ich mich nicht	1539	
	so beschäftigen, aber es war doch so, dass	1547	
	mir natürlich einiges klar geworden ist	1553	
	gestern und in dem Klar war es auch im	1562	
	gewissen Sinn abgeschlossen und **was als**	**1568**	
	Frage bleibt ist immer dasselbe. **schön, ich**	**1575** →	I-WSO-A11: Ich will dem Analytiker sa-
BE 1	**sehe es jetzt, aber was soll ich tun und wie**	**1585**	gen, wie ich das hier erlebe.
Analytiker	**soll das weitergehen und, und und was,**	**1592** →	(N-RSO-M15: Ich sage es nicht. Wdh.)

Obj.Nr. 4
Obj.Kode 254
Konkret
Gegenwart

Teil 1

Fortsetzung
55

das wollt ich eigentlich nicht sagen, eben.	1599	
48 Analytiker:		
mit den Schülern und mit dem	1605	
Zeugnisproblem, oder soll es weitergehen?	1610	
49 Amalie:		
nein, ich meine es hier, wie das weitergehn	1618	
soll, wenn ich hier liege und ich erzähle	1626	**N-RSS-E11**: Ich verstehe zwar, kann damit aber nichts anfangen.
was und ich versuche das zu verstehen und	1634	
Sie fassen das zusammen, dann geht natürlich	1641	
manches auf, und dann sag ich mir trotzdem	1649	**N-ROS-I12**: Analytiker fasst zusammen, ich verstehe manches, weiß aber nicht, was ich damit tun soll.
wieder, was soll ich damit tun, das war es,	1658	
was mir durch den Kopf ging, und das wollte	1667	(N-RSO-M15: Ich sage es nicht. Wdh.)
ich nicht sagen, weil das irgendwie	1673	
(unverständlich), weil, ich frag mich	1677	
wirklich immer, wenn man das erkennt, wie	1684	
weit kann man sich danach richten.	1690	
50 Analytiker:		
wie geht es weiter.	1694	
51 Amalie:		IN-ROS-H14: Analytiker ist beleidigt.
und wie geht es weiter, ja, das war	1702	E-WSO-A23: Ich möchte den Analytiker nicht beleidigen.
wirklich die Frage. ich empfand die	1708	
irgendwie als Beleidigung momentan Ihnen	1713	N-RSO-M15: Ich sage es nicht.
gegenüber und konnte es deswegen nicht	1719	N-RSS-F21: Ich habe Angst, den Analytiker zu beleidigen.
sagen.	1720	

Muster
Level 1:
I-WOS-B12 – N-ROS-I12 – N-RSS-E11
Level 2:
E-WSO-A23 – IN-ROS-H14 – N-RSO-M15

52 Analytiker:
ja, ja. 1722

53 Amalie:
aber ich mein, das ist ja klar, dass ich 1731
mich das frage. ich muss mich jetzt beinahe 1739
entschuldigen. 1740

54 Analytiker:
ja, die Beleidigung, läge die darin, dass 1747
Sie, indem Sie sagen, auch mitteilen, dass 1754
dies dann zuwenig ist. 1758

55 Amalie:
nicht zu wenig, aber ich bin einfach –, ich 1766
sehe nicht genug weit und ich sehe immer 1774
ganz gern weit genug und hab alles ganz 1782
furchtbar vorbereitet. ich mein, das bin ich 1789
vom Beruf her gewöhnt, dass man einfach 1796
sagt, so muss das laufen, und das muss ich 1805
absehen können, und das muss ich übersehen 1812
können, ich muss gegeneinander abwägen 1817
BE 2, Teil 1 können, das ist das eine und **das andere, was** **1826** N-RSO-L12: Ich gebe meiner Schadenfreu-
Schüler **ich eben von dieser Schulgeschichte her** **1832** de Ausdruck, bin unbeherrscht.
Obj.Nr. 7 **dachte, eben mit diesem unbeherrschten** **1837**

Obj.Kode 335	**Sagen, mich würde es beinahe freuen, wenn**	**1844**	
Konkret	**ihr durchfallt, ich mein, das ist natürlich**	**1851**	**N-RSS-F11**: Ich bin bedrückt über meine
Gegenwart	**noch nicht abgetan, weil, das ist eben**	**1858**	Unbeherrschtheit.
	etwas, was mich tatsächlich sehr bedrückt	**1864**	N-RSS-H16: Ich bin verärgert über mich.
	und ärgert, nicht, und so, nicht, und	**1871**	
	dagegen möchte ich wirklich was tun können,	**1878**	E-WSS-D14: Ich möchte den Schülern ge-
Fortsetzung	**denn das halt ich für ziemlich wichtig.**	**1885**	genüber beherrschter sein, sie nicht
55			unbeherrscht beschimpfen.
BE 3	**heute zum Beispiel kam ein Schüler, ich bin**	**1893**	**I-WOS-C31**: Schüler sollen mir vertrau-
Schüler	**da auch ein bisschen in einer dummen Lage,**	**1901**	en, mit Problemen zu mir kommen.
Obj.Nr. 7	**weil ich bin für Vertrauen sehr, auch in der**	**1910**	
Obj.Kode 335	**Schule, und dann kommen die, wenn die**	**1917**	**P-ROS-C31**: Schülerin kommen zu mir,
Konkret	**irgendwelchen Schwabbel haben, und dann war**	**1923**	vertrauen mir, beschwerden sich über
Gegenwart	**da eine Kollegin, mit der es ziemlich**	**1930**	Kollegin bei mir.
	Schwierigkeiten gibt, was soll ich da tun,	**1937**	**N-RSS-G22**: Ich weiß nicht, was ich tun
	und die Kinder laden da ab und dann sagte	**1946**	soll.
	eine Schülerin so ganz konsterniert: ja	**1952**	
	wissen Sie, ich versteh das, was Sie sagen,	**1960**	
	aber warum hat die Frau sich nicht in der	**1969**	
	Hand. und dann dachte ich auch, jetzt kommen	**1977**	
	die zu dir und sagen dir das, und ich steh	**1987**	N-RSO-F11: Ich habe schlechtes Gewis-
	dann ja da wie so ein, ja wie soll	**1996**	sen.
	ich sagen, beinahe wie so ein Richter und	**2004**	
	wirkt so, wie wenn ich das Recht hätte, mir	**2013**	
	das anzuhören		

Muster
Level 1
I-WOS-C31 - P-ROS-C31 - N-RSS-G22

Kommentar: Die BE mit der Kollegin (denkbare BE: W: Ich will nicht so unbeherrscht wie die Kollegin sein; RO Kollegin ist unbeherrscht, RS: Ich verachte die Kollegin; RS: Ich bin nicht so unbeherrscht.) ist zu unvollständig und wird deshalb nicht in die Auswertung aufgenommen.

BE 2, Teil 2	**und dabei hab ich selber genau**	2021	P-RSO-D17: Ich beschimpfe die Schüler
Schüler	**das Problem, dass ich eben** –. **natürlich sag**	**2028**	nicht, halte meine Wut zurück.
Obj.Nr. 7	**ich nicht, ihr seid Affen und ihr seid Kühe**	**2037**	
Obj.Kode 335	**und ihr seid Idioten und so weiter, aber ich**	**2046**	**N-ROS-L11**: Schüler kränken mich.
Konkret	**sag eben doch mal in einer Klasse, die mich**	**2055**	**I-WOS-B12**: Schüler sollen mich nicht
Gegenwart	**gekränkt hat, mich würde es beinahe freuen,**	**2062**	kränken.
	wenn ihr durchfallt. ich mein, das ist genau	**2070**	(N-RSO-L12: Ich gebe meiner Schaden-
	dasselbe Problem	2077	freude Ausdruck. Wdh.)

Muster
Level 1
I-WOS-B12 – N-ROS-L11 – N-RSS-F11

	und dagegen, das mögen Sie	2077	
BE 1, Teil 2	jetzt furchtbar kindisch finden, **aber**	**2082**	E-WSS-D28: Ich möchte mich verändern
Analytiker	**dagegen möchte ich wirklich was tun. und ich**	**2090**	(den Schülern gegenüber beherrschter
Obj.Nr. 4	**sagte ja schon mal am Anfang eben**	2097	sein).
Obj.Kode 254	**irgendwelches autogene Training oder irgend**	**2102**	**I-WOS-B12** Analytiker soll mir eine
Konkret	**sowas, was auch eine Lösung wäre. Verstehen**	**2109**	konkrete »Lösung« geben.
Gegenwart	**Sie, wie ich das meine?**	**2114**	

Kommentar: Der Wunsch, sich zu verändern (E-WSS-D28), ist ein Wunsch i.S. einer (unvollständigen) Selbst-BE im Kontext der BE mit dem Analytiker und wird deshalb hier mit aufgenommen.

56 Analytiker:		
hm, hm.	2116	
57 Amalie:		
weil ich eben auch zum Beispiel meinen	2123	*Kommentar: unvollständige BE mit »Bru-*
jüngsten Bruder –, ich bewundere ihn	2128	*der« (RO Er ist selbstbeherrscht; RS*
wirklich und ich weiß, dass er sehr	2135	*ich bewundere ihn) – kein objektbezoge-*
selbstbeherrscht und sehr ausgeglichen und	2140	*ner Wunsch, eher selbstbezogen (WSS Ich*
ja auch irgendwie, der hat irgendwie so eine	2148	*will selbstbeherrscht sein, wie der*
Tragfähigkeit und ich frag mich wirklich,	2154	*Bruder), aber keine vollständige*
wie er das macht. jetzt hab ich aber	2162	*Selbst-BE*
wirklich alles gesagt.	2165	
58 Analytiker:		
hm, hm.	2167	
59 Amalie:		
den letzten Winkel beinah. ich hab schon	2174	
lang überlegt, ob ich es so offen sagen soll	2183	
und ich hab mich wirklich nicht	2189	
getraut.	2190	
60 Analytiker:		
ja, es sind Ihnen eben eingefallene	2196	
Beispiele dafür, dass es eben auch ungut es	2204	
sich auswirkt, wenn man unbeherrscht ist.	2210	
61 Amalie:		
ja, ja. ja, ich find es grässlich, ich find	2219	
es wirklich grässlich und unheimlich wichtig.	2225	
	2225	

62 Analytiker:
hier alles zu sagen ist ja –, – 2231

63 Amalie:
ist für mich auch unbeherrscht. 2236

64 Analytiker:
eben auch unbeherrscht. 2239

65 Amalie:
ja. 2240

66 Analytiker:
und das, was da zum Problem wird ist ja 2249
dann der Vergleich zum Bruder zum Beispiel, 2256
der eben beherrscht ist, ruhig ist und 2263
möglicherweise wird an diesem Beispiel auch 2269
erläutert, etwas von dem Gefälle, erstens, 2275
was Sie erleben zwischen sich und dem 2282
Bruder, aber dann auch zwischen Ihnen und 2289
mir, weil ich auch ruhig hier sitze und 2297
damit ein Beispiel von Beherrschtheit gebe. 2303

67 Amalie:
oh ja, und für unendliche Geduld. 2309

68 Analytiker:
von Geduld. und jetzt verstehen wir auch 2316
besser, warum Sie dann sich als besonders 2323

Kommentar: RS (N-RSO-G24) wird aus dem, was der Analytiker sagt, und dem die Patientin zustimmt abgeleitet. Die Pa-

	unmündig in diesem Vergleich erleben.	2328	*tientin selbst hat es in 37 bereits gesagt.*
	69 Amalie:		
BE 4	**hm, genau, das ist für mich natürlich –.**	**2335**	**N-RSS-G24**: Ich erlebe mich als unmündig (entmündigt).
Analytiker	**ich mein, Sie sagten gestern, eben dies**	**2342**	
Obj.Nr. 4	**persönlich nehmen und so, ob das jetzt**	**2349**	
Obj.Kode 254	**Beichtstuhl ist oder wo auch immer, aber ich**	**2357**	
generalisiert	**mein. es ist wirklich ganz normal, dass ich**	**2365**	**E-WSO-B11**: Ich will wissen, warum Analytiker das so macht.
Gegenwart	**mir da denke, warum machen Sie das so und**	**2374**	
	mir dann auch überlege, es gibt für mich	**2382**	
	eben hundert Situationen die ähnlich	**2387**	**N-ROS-M15**: Analytiker antwortet nicht.
	sind, wo ich auch warten muss bis ein Schüler	**2396**	*Kommentar: RO wird abgeleitet (Patientin erzählt »Parallele« mit den Schülern).*
	antwortet und wenn er nicht antworten will,	**2403**	
	und dann überleg ich natürlich, warum	**2409**	
	verhält sich der eine da so und wie verhalt	**2418**	
	ich mich und warum frage ich nicht da anders	**2427**	*Kommentar: »Geschichten« mit Schülern (RO: Schüler antwortet nicht; RO: Ich muss warten, bis Schüler antwortet…), aber unklarer W bezogen auf die Schüler.*
	unter Umständen oder ähnlich, oder kann das	**2434**	
	gar nicht, oder mach es mal so und so,	**2443**	
	nicht, und das sind natürlich immer Dinge,	**2450**	
	die doch sehr stark hereinspielen, wenn man	**2457**	
	natürlich diese Position überlegt.	**2461**	Muster Level 1 E-WSO-B11 - N-ROS-M15 - N-RSS-G24
	70 Analytiker:		
	hat Ihr Bruder früher auch eine solche	2468	
	Haltung gehabt?	2470	
	71 Amalie:		
	von Kind auf, ja, er war immer ein sehr	2479	

liebes Kind und sehr ausgeglichen und immer 2486
sehr ruhig, gerade deshalb –, – 2490

72 Analytiker:
es war eben schwer, ihn zu ärgern oder? 2498

73 Amalie:
ja, das war nicht schwer als er Kind war, 2507
da war er unwahrscheinlich jähzornig, – 2512

74 Analytiker:
ah, das war er? 2516

75 Amalie:
ja. 2517

76 Analytiker:
er war ruhig, aber dann jähzornig. 2523

77 Amalie:
unheimlich jähzornig, und zwar in so einer 2530
geballten Energie, es war also entzückend 2536
eigentlich und ich mein, ich liebe den 2543
Bruder sehr und ich sehe natürlich manches 2550
vielleicht auch ein bisschen –, – 2554

78 Analytiker:
na, es war schön, ihn dann im Zorn auch zu 2564
haben. 2565

79 Amalie:

	ja, ja, ich fand es immer nett, sicher hat	2574	
	es mich zeitenweise auch geärgert, aber im	2581	
	Rückblick sehe ich manches vielleicht	2586	
	auch anders. nein, er ist dann, wie ich so	2595	
	überlege, vier Jahre jünger, vielleicht so	2601	
	ab von zehn, zwölf vielleicht, war er immer	2609	
	der Stillste, und er hat immer beobachtet	2616	U-ROO-D25: Bruder hat sich in der Hand.
BE 5, Teil 1	**und hat sich auch heut phantastisch in der**	**2624**	N-ROS-M12: Bruder lässt nichts an sich
jüngerer	**Hand. ich mein natürlich, er lässt auch**	**2631**	herankommen, hält Abstand.
Bruder	**nichts an sich herankommen, er kann**	**2637**	**N-RSS-E21**: Ich fühle mich vom Bruder
Obj.Nr. 5	**unheimlich gut zumachen und unheimlich gut**	**2643**	auf Abstand gehalten.
Obj.Kode 212	**alle neugierigen Dinge von sich abhalten,**	**2649**	
generalisiert	**nicht. aber er ist immer liebenswürdig und**	**2656**	P-ROO-D16: Bruder ist liebenswürdig.
Gegenwart	**immer ausgeglichen und auch zu Hause, er**	**2663**	U-ROO-D14: Bruder ist ausgeglichen.
	verliert eben viel, viel weniger die Geduld,	**2670**	
	gar nicht wie mein Vater, der ist ja auch	**2679**	
	gar nicht bewundernswert. und auch wenn man	**2686**	P-RSO-A11: Ich spreche den Bruder an.
	ihn mal persönlich irgendwie auf irgendetwas	**2692**	**I-WOS-A21**: Bruder soll mit mir spre-
Fortsetzung	**anspricht oder auch mal trifft, dann, er**	**2699**	chen, mir etwas von sich zeigen.
91	**schluckt trocken und reagiert beinahe nicht,**	**2705**	**N-ROS-M15**: Bruder reagiert nicht,
	also mit Worten schon gar nicht. aber	**2712**	schweigt.
			Muster
			Level 1
			I-WOS-A21 – N-ROS-M15 – N-RSS-E21
BE 6, Teil 1	**andererseits hat er sich mir gegenüber immer**	**2719**	**N-ROS-K21**: Bruder mischt sich ein.
jüngerer	**erlaubt, sehr –, wie soll ich sagen, das**	**2726**	
Bruder	**Geniale, an das er bei mir so ein bisschen –,**	**2735**	
Obj.Nr. 5	**Therapeut kann ich nicht sagen, das wäre**	**2742**	
Obj.Kode 212	**übertrieben, aber er hat sich immer zu sehr**	**2750**	

konkret **Vergangenheit** Fortsetzung 91	**für mich interessiert und eingemischt** **beinahe, bis ich dann eben auch mal sagte,** **ich wünsche das doch nicht. eben das sind** **auch die Erfahrungen.**	2755 **E-WOS-A22**: Bruder soll sich nicht bei 2763 mir einmischen. 2771 **P-RSO-J22**: Ich wehre mich gegen die Einmischung des Bruders. Muster Level 1 E-WOS-A22 – N-ROS-K21 – P-RSO-J22
BE 7, Teil 1 **Brüder** **Obj.Nr. 7** **Obj.Kode 214** **generalisiert** **Gegenwart** Fortsetzung 91	**ich hab so das Gefühl,** **dass beide Brüder sich eher erlauben,** **mir dreinzureden, als ich das mir erlauben** **kann und deswegen reagiere ich natürlich** **dann schon empfindlich und fühl mich dann** **entmündigt, nicht.**	2779 **N-ROS-K21**: Brüder reden mir drein. 2785 **I-WOS-A22**: Brüder sollen mir nicht 2792 dreinreden. 2798 N-RSS-G14: Ich kann den Brüdern nicht 2805 dreinreden. 2807 I-WSS-D21: Ich möchte den Brüdern auch »dreinreden« dürfen (gleiche Rechte haben wie die Brüder). I-WOS-A21: Brüder sollen sich von mir was sagen lassen. **N-RSS-G13**: Ich fühle mich entmündigt. N-RSO-H14: Ich reagiere empfindlich. Muster level 1 I-WOS-A22 – N-ROS-K21 – N-RSS-G13 level 2 I-WOS-A21 – N-ROS-J11 – N-RSO-G21

80 Analytiker:
ja, Sie dürfen sich da viel weniger 2814
erlauben, als die Brüder sich Ihnen 2820
gegenüber erlaubt haben, – 2823

81 Amalie:
ja, so kann man sagen, - 2828

82 Analytiker:
und noch weithin ins Erwachsenenleben 2833
hinein. 2834

83 Amalie:
ja, das war -, das ging sehr lange und -, - 2842

84 Analytiker:
deshalb ist das auch besonders kompliziert, 2848
wenn Sie etwas Kritisches hier sagen für Sie 2856
und denken, das ist eine Beleidigung. 2862

85 Amalie:
hier weniger, oder sehr wenig oder so, aber 2870
natürlich überleg ich mir, wie weit ich mich 2878
ausziehen will, das ist ganz klar, denn ich 2886
fühle mich immer ausgezogen. 2890

86 Analytiker:
ja. 2891

87 Amalie:
und ich fühle mich auch heute noch, wenn 2899
ich so -, - 2901

88 Analytiker:
ja, und Sie dürften sich nicht ausziehen? 2908

	89 Amalie:		
	nein. 2909		
	90 Analytiker:		
	ja, das ist der Punkt, hm. 2915		
	91 Amalie:		
BE 5, Teil 2	natürlich nicht, ich mein, **ich hab schon**	**2922**	P-RSO-J21: Ich wehre mich, spreche
jüngerer	**auch mich gewehrt und dann auch gesagt, hör**	**2930**	Themen des Bruders an.
Bruder	**mal, ich find das bei dir so und so** und ich	2941	
Obj.Nr. 5			
Obj.Kode 212			
generalisiert			
Gegenwart			
Fortsetzung			
91			
BE 7, Teil 2	weiß nicht, **ich fand immer trotzdem, dass ich**	**2949**	N-RSS-G21: Ich fühle mich unterlegen.
Brüder	**die Unterlegene war und diejenige, die da**	**2956**	
Obj.Nr. 7	**eben von den Brüdern, ob sie jetzt älter**	**2964**	N-ROS-J11: Brüder nehmen mich nicht
Obj.Kode 214	**oder jünger sind, einfach irgendwo nicht für**	**2971**	ernst.
generalisiert	**voll genommen wurde, beinah würde ich so**	**2978**	
Gegenwart	**sagen. ich empfind es eben so.**		
			N-ROS-I11: Meine Mutter sagt, ich sei
BE 8	**meine**	**2985**	überempfindlich.
Mutter	**Mutter sagt zwar, ich sei eben**	**2991**	**I-WOS-B12**: Mutter soll mich unterstüt-
Obj.Nr. 8	**überempfindlich und das sei überhaupt nicht**	**2997**	zen und nicht kritisieren.
Obj.Kode 111	**der Fall**, **aber ich glaub, sie hat nicht**	**3005**	N-ROS-I12: Mutter ergreift Partei für
generalisiert	**recht**,		Bruder.

Gegenwart			I-WOS-A26: Mutter soll Beziehung zwischen mir und Bruder richtig beurteilen.
			U-RSO-M13: Ich glaube der Mutter nicht.
			Muster
			Level 1
			I-WOS-B12 – N-ROS-I11 – U-RSO-M13
BE 6, Teil 2	**denn ich hab mal mit meinem jüngsten**	**3013**	(P-RSO-J22: Ich wehre mich gegen die
jüngerer	**Bruder darüber gesprochen und hab ihn also**	**3020**	Einmischung des Bruders. Wdh.)
Bruder	**gebeten, diese –, ach, das ging oft**	**3026**	(E-WOS-A22: Bruder soll sich nicht bei
Obj.Nr. 5	**nächtelang, dass wir dasaßen und er zu**	**3033**	mir einmischen. Wdh.)
Obj.Kode 212	**analysieren anfing, eben bei mir, nicht, und**	**3040**	(N-ROS-K21: Bruder mischt sich ein.
konkret	**ich hab ihn dann mal wirklich ernsthaft**	**3047**	Wdh.)
Vergangenheit	**gebeten und von da an hat er es gelassen.**	**3056**	P-ROS-A21: Bruder mischt sich nicht mehr ein.
			I-WOS-A21: Bruder soll meinen Wunsch nach »Nicht-Einmischung« respektieren.
	offensichtlich hat er es doch so gemeint,	3063	
	wie ich das empfunden hab oder er dachte,	3071	
	ach, die ist empfindlich, ich muss mehr	3078	
	Rücksicht nehmen. ich weiß natürlich nicht	3084	
BE 5, Teil 3	genau. und **andererseits hatte er also ganz**	**3091**	
jüngerer	**seltene Momente, wo er dann mal von sich**	**3099**	(N-ROS-M12: Bruder öffnet sich kaum.
Bruder	**erzählt, aber das macht er so raffiniert**	**3106**	Wdh.)
Obj.Nr. 5	**verschlüsselt und so, das wird dann so ins**	**3114**	
Obj.Kode 212	**Allgemeine gehoben und irgendwie gleich**	**3119**	N-ROS-K22: Bruder projiziert seine
generalisiert	**wieder auf mich projiziert, dass man nun**	**3126**	»kleinen Offenheiten« auf mich.
Gegenwart	**tatsächlich sagen kann, ich weiß zwar**	**3132**	
	einiges von ihm, aber doch mehr gespürt als	**3140**	

	gesagt, und deswegen bin ich natürlich schon	**3147**	N-RSS-F22: Ich bin »allergisch« dage-
	immer allergisch dagegen. ich mein,	**3152**	gen.
	andererseits will ich ja Bescheid wissen,	**3158**	I-WOS-A21: Bruder soll mich ernst neh-
	ganz bestimmt, aber ich will schon auch	**3165**	men, mich einbeziehen, nicht nur beleh-
	dabei sein.	**3167**	ren.
	92 Analytiker:		
	nicht in dieser einseitigen Weise das, ja,	3174	
	hm.	3175	
	93 Amalie:		
	ja, das nicht, bitte nicht, weil es	3182	N-ROO-D26: Die Verwandten fühlen sich
BE 9	ist wirklich, wissen Sie, **wenn die Sippe**	**3189**	wohl.
Sippe	**zusammenkommt, ich denk immer, das ist so,**	**3196**	**N-ROS-J11**: Die Verwandten sind bei
Obj.Nr. 9	**jeder fühlt sich in seiner Haut wohl und**	**3204**	sich, spielen ihre Rolle, schließen
Obj.Kode 313	**spielt auch sein Rolle und, ich weiß nicht,**	**3212**	aus.
generalisiert	**ich kann das im ganz kleinen Kreis, ich**	**3220**	
Gegenwart	**mein, ich will ja wirklich niemand**	**3226**	E-WSO-A22: Ich will die Verwandten
	beherrschen, da hätte ich in der Schule	**3233**	nicht beherrschen.
	wirklich Gelegenheit genug und ich find es	**3240**	
	scheußlich, wenn man das tut und ich weiß	**3248**	
	genau, dass man in Gefahr kommt. ich will	**3256**	
	wirklich nicht die andern da –, was auch	**3263**	
	immer –, aber ich hab keine Lust irgendwo,	**3270**	**N-RSS-F13**: Ich fühle mich überflüssig.
	also, ich weiß nicht, vielleicht bilde ich	**3277**	
	mir das auch ein, wie das fünfte Rad am	**3286**	**I-WOS-A23**: Die Verwandten sollen mich
	Wagen. es kann auch Einbildung sein, ich	3293	einbeziehen.

Muster
Level 1
I-WOS-A23 – N-ROS-J11 – N-RSS-F13

BE 10
Vetter
Obj.Nr. 10
Obj.Kode 215
generalisiert
Gegenwart

	Text	Nr.	Kodierung
	weiß es nicht. aber bei manchem nicht.	3300	
	obwohl, ich merk dann, wenn ich mich dann	3308	
	irgendwie eben dafür einsetze, dass ich es	3315	
	nicht bin -, ach, ist doch Quatsch.	3321	
94	Analytiker:		
	was war jetzt Quatsch?	3325	
95	Amalie:		
	ach, der ganze Gedankengang war Quatsch,	3331	
	das war -, ich hätte das ganze anders sagen	3339	
	sollen, glaub ich. **ich hab zum Beispiel**	**3346**	
	manchmal das Gefühl, wenn mein Vetter kommt,	**3353**	**I-WOS-A23**: Vetter soll mich nicht auf
	der hier studiert und der hat dann seine	**3361**	den Arm nehmen.
	Kommilitonen und so, dass der mich so leicht	**3369**	**N-ROS-L11**: Vetter nimmt mich auf den
	auf den Arm nimmt und dass ich dann	**3377**	Arm.
	wahnsinnig darauf reinfalle und zwar	**3382**	**N-RSS-G22**: Ich falle wahnsinnig darauf
	insofern, als ich mich dann eben nicht	**3389**	herein.*
	distanziere und das ganze so sehe, wie er	**3397**	N-RSS-G14: Ich distanziere mich nicht.
	das will, mich eben ein bisschen so	**3404**	
	hochnehmen und dass ich dann ernsthaft drauf	**3411**	(N-RSS-G22: Ich nehme es ernst. Wdh.)
	reagiere und dann besitz ich natürlich so	**3418**	N-RSS-G21: Ich habe einen Makel.
	einen Makel und mir gelingt es natürlich	**3425**	
	dann nicht, ihn auf den Arm zu nehmen. ich	**3434**	N-RSS-G22: Ich kann nicht kontern.*
	werd dann höchstens hart oder das geht dann	**3442**	
	einfach über das Ziel hinaus. weil ich mich	**3450**	N-RSO-I11: Ich schieße über das Ziel
	natürlich auf den Arm nehmen lasse und	**3457**	hinaus.
	unsicher bin und oft auch viel -, -	**3463**	I-WSS-D26: Ich möchte mich nicht auf
			den Arm nehmen lassen (wehrhaft sein).
			N-RSS-F22: Ich bin unsicher.

96 Analytiker:
na, es kommt dann der Punkt, wo es dann 3472
intensiv umschlägt. 3474

97 Amalie:
ja. 3475

98 Analytiker:
Sie sind ja eben erst einmal daran, Sie 3483
haben sich daran gewöhnt, dass es einseitig 3490
ist, nicht, und Sie sagten es ja dann auch 3499
jetzt auch ganz, eben sehr suchend, ja bitte 3507
nicht einseitig, nicht. das ist ein junger 3514
Vetter? 3515

99 Amalie:
ja, ja, der ist zehn Jahre jünger, glaub 3523
ich. 3524

100 Analytiker:
studiert Medizin oder was? 3528

101 Amalie:
ja, ja, Medizin. ja, der ist mehr als zehn 3537

Muster
Level 1
I-WOS-A23 – N-ROS-L11 – N-RSS-G22
* *Es werden beide Kategorien in die Auswertung aufgenommen, weil die tailor-made-Formulierungen verschiedene Aspekte beinhalten, für die dann die gleiche Standardkategorie gewählt wurde.*

	Jahre jünger, ach, und der ist ganz reizend,	3545	
	das ist ja immer der Witz, dass er wirklich,	3554	
BE 11	**sicher er hat auch eine furchtbare**	**3560**	N-ROS-I21: Vetter ist eingebildet,
Vetter	**Einbildung mit Akademiker und ein mords**	**3566**	gibt sich mir überlegen.
Obj.Nr. 10	**Getue, und ich find das lächerlich, und**	**3573**	N-RSO-H12: Ich finde das lächerlich.
Obj.Kode 215	**ich fühl mich natürlich bei dem Thema**	**3580**	N-RSS-G21: Ich fühle mich angesprochen.
generalisiert	**immer persönlich angesprochen, was natürlich**	**3585**	I-WSS-D22: Ich möchte mich nicht so
Gegenwart	**genau –, vielleicht ist es manchmal**	**3590**	»angesprochen« fühlen.
	intendiert bei ihm, vielleicht aber auch	**3596**	**N-RSS-G24**: Ich habe da einen wunden
	nicht und das ist ein wunder Punkt und er	**3605**	Punkt.
	weiß das und er reitet gern auf ihm herum,	**3614**	**N-ROS-L21**: Vetter weiß das und nutzt
	sicher zu achtzig Prozent, um mich	**3621**	das aus, um mich hochzunehmen.
	hochzunehmen.		**I-WOS-A21**: Vetter soll mich nicht demütigen und kränken.
			Muster
			Level 1
			I-WOS-A21 - N-ROS-L21 - N-RSS-G24
BE 12	**und wenn er mit Kommilitonen**	**3627**	
Vetter	**kommt, dann ist besonders –, ach, es kommt**	**3634**	
Obj.Nr. 10	**auch auf die Kommilitonen an und auf die**	**3642**	
Obj.Kode 215	**ganzen Gruppen, die er da mitbringt, aber er**	**3650**	
generalisiert	**ist meistens ganz reizend, wenn er alleine**	**3657**	**N-ROS-L11**: Vetter führt mich vor,
Gegenwart	**kommt. aber sobald da mehr so Burschen dabei**	**3665**	stellt mich als dumm hin.
	sind (unverständlich), da war es schon, dass	**3671**	
	ich mich fürchterlich geärgert hab und	**3677**	N-RSO-H16: Ich habe mich geärgert.
	gedacht hab, muss ich mich da so praktisch	**3685**	**N-RSO-H14**: Ich fühle mich als dumm hingestellt.
	hinstellen lassen, als so ein dummer,	**3691**	
	kleiner, halbgebildeter Lehrer und so etwas	**3697**	**I-WOS-A21**: Vetter soll mich nicht als
	in diese Richtung. es war bestimmt manches	**3704**	dumm hinstellen, mich nicht vorführen,

<u>empfindlich übertrieben von mir. das ist</u>	**3710**	sich nicht auf meine Kosten profilie-
<u>natürlich genau der wunde Punkt, das ist</u>	**3717**	ren.
<u>klar.</u> und so gibt es noch hundert Dinge oder	3726	N-RSS-G21: Ich bin übertrieben empfind-lich.
		N-RSS-G24: Ich habe da einen wunden Punkt.
		Muster
		Level 1
		I-WOS-A21 – N-ROS-L11 – N-RSO-H14
bei der Schwägerin, da geht es dann um die	3735	
Mode oder um –, was weiß ich –, um die	3743	
Schönheit, oder um das Geld, irgendwie	3749	*Kommentar: unvollständige BE mit der*
Dinge, die mir wirklich gar nicht, zum	3756	*Schwägerin (RO Schwägerin spielt Geld*
Beispiel das Geld, das ist mir wirklich	3763	*und Schönheit hoch; RS Das ärgert*
nicht wichtig. ich habe es natürlich	3769	*mich),unklarer objektbezogener W.*
auch und fertig, aus. aber wenn das dann so	3778	
hochgespielt wird und so, das ärgert mich	3785	
dann.	3786	
102 Analytiker:		
ja, aus dem Vergleich heraus, der dann	3793	
angestellt wird von Anderen, wird es dann	3800	
schon auch wichtig.	3803	
103 Amalie:		
ja, mich ärgert aber, dass ich das dann	3811	
plötzlich als wichtig empfinde, aber bloß in	3818	
dem Kreis, wie kommt das? ich finde es	3826	
wirklich nicht wichtig, und ich bin	3832	
zufrieden, und ich kann um Gottes Willen	3839	
hundertmal besser leben, als Millionen	3844	

andere und dass ich dann aber gerade in dem 3853
Kreis –, – 3854

104 Analytiker:
wer macht es besonders? die Schwägerin. 3860

105 Amalie:
ja, die ganze Richtung von der Schwägerin. 3867
3867

106 Analytiker:
die Mutter der Schwägerin, die am Klavier 3874
saß im Traum, nicht? 3878

BE 13	107 Amalie:		N-RSO-H16: Es ärgert mich.
Mutter der	**die Mutter, ja. <u>mich ärgert es eben</u>, dass**	**3886**	**N-RSS-G13**: Ich lasse mich »drausbrin-
Schwägerin	**<u>ich mich da eigentlich drausbringen lass</u> und**	**3893**	gen«.
Obj.Nr. 11	**auch meine Eltern werden da immer wieder –,**	**3900**	
Obj.Kode 113	**ich meine, ich weiß ganz genau, wer wem**	**3908**	**N-ROS-L21**: Die Mutter der Schwägerin
generalisiert	**überlegen ist letztlich und <u>doch tritt sie</u>**	**3915**	tritt und teilt Noten aus.
Gegenwart	**<u>auch und teilt da beinahe Noten aus</u>, und <u>ich</u>**	**3924**	**I-WOS-A22**: Mutter der Schwägerin soll
	<u>finde das alles so dumm und scheußlich und</u>	**3932**	nicht über mich urteilen.
	<u>demütigend</u> und <u>eben das einzige Dumme daran</u>	**3939**	N-RSO-H12: Ich finde es dumm, scheuß-
	<u>ist, dass man überhaupt empfindet und da</u>	**3946**	lich und demütigend.
	<u>nicht wirklich darüber steht und sich da</u>	**3953**	
	<u>eben, mindestens gefühlsmäßig, demütigen</u>	**3957**	N-RSS-F12: Ich fühle mich gedemütigt,
	<u>lässt, da steht man eben doch nicht drüber</u>,	**3965**	stehe nicht »drüber«.
			I-WSS-D27: Ich möchte mich von Mutter der Schwägerin nicht demütigen lassen, möchte »drüber stehen«.

Muster
Level 1
I-WOS-A22 – N-ROS-L21 – N-RS0-G13

das ist der Punkt warum man sich 3972
darüber überhaupt unterhält darüber, wenn 3977
die Schwiegermutter wieder geht oder wenn 3983
die Schwägerin Bemerkungen macht. ach, es 3989
ist immer dasselbe, dass man eben nicht genug 3997
davon überzeugt ist, was man eigentlich 4003
denkt, oder dass man es nicht genug zeigen 4011
kann, dass man überhaupt das Bedürfnis hat, 4018
es zu zeigen, was man denkt und damit man 4027
sich –, obwohl, zu einem gewissen Grad ist 4034
das völlig legitim, dass man das zeigt, sonst 4042
wird man von den andern so überrannt. es 4050
geht es eben (unverständlich), wie weit man 4056
es überhaupt nötig hat. 4060

108 Analytiker:
ja, das Zeigen thematisiert sich ja dabei, 4067
dass Sie sich zwar daran stoßen, dass die nun 4076
gerade angeben mit dem Geld, aber dass die 4084
anderen angeben können, auch wenn Sie nicht 4091
grad mit dem Geld dann protzen wollten, auch 4099
wenn Sie mehr hätten, bringt doch dann eben 4107
zum Vorschein, sie stellen also ihr Licht 4114
also keineswegs unter den Scheffel, also –, 4120
– 4120

109 Amalie:

nein, das tun sie nicht. 4125

110 Analytiker:
also das Licht des Goldes. und Sie stellen 4133
ja Ihr Licht ja unterm Scheffel und dadurch 4141
wird es schwierig, auch wenn Sie nicht grad 4149
mit dem Geld angeben wollten, auch wenn Sie 4157
mehr hätten. 4159

111 Amalie:
ja, aber ist es denn nicht so, dass 4167
es doch daran liegt, dass mich das Angeben 4175
stört. ich mein, das zeigt eben wirklich, 4182
dass ich von meinem Wert nicht überzeugt bin, 4190
sonst würde mich das doch gar nicht stören, 4198
wie sehr die –, welchen Wert auch immer, 4205
hervorheben. ich mein, wenn ich von meinem 4212
Wert stillvergnügt überzeugt wäre. dann wäre 4218
das doch wirklich gar kein Problem, dann 4225
könnten die doch angeben soviel sie wollten. 4232
so meinten Sie es doch gerade eben, nicht, 4240
oder? 4241

Kommentar: keine BE mit »Anderen« i. S. einer stattgefundenen oder vorgestellten Interaktion, eher »selbstreflexives Nachdenken«.

112 Analytiker:
ich meinte, dass ja ähnlich, dass die 4248
Überzeugung von sich selbst her auch etwas 4255
zu tun hat von dem, ob man das zeigen darf. 4265
Sie haben jetzt gleich die Forderung 4271
aufgestellt, man sollte eigentlich 4275
stillvergnügt von sich überzeugt sein, also 4281
würde das ausreichend sein. ich hätte so 4288

eine –, ich weiß nicht ob Sie verstehen, was 4296
ich meine, Sie haben gleich eine Forderung 4303
aufgestellt, eigentlich sollte man wirklich 4308
stillvergnügt und unabhängig von 4312
irgendwelchen, auch Zuwendungen, und 4316
irgendeinem Zuspruch und einer Rückstrahlung 4321
zufrieden sein. 4323

113 Amalie:
ja, das stillvergnügt sagte ich gerade, 4329
ich sagte aber vorher, ich glaub und dann 4337
mein ich das auch, was Sie meinen, natürlich 4345
ist bis zu einem gewissen Grad legitim, dass 4353
man anerkannt wird oder dass man das möchte, 4361
also das stillvergnügt würde ich 4366
nicht so absolut pflegen, ja aber wissen 4373
Sie, was mich eben dann wirklich stört, wenn 4381

BE 14, Schwägerin
Obj.Nr. 12
Obj.Kode 114
konkret
Gegenwart

ich das noch ganz schnell sagen darf. **meine** **4389** **U-ROS-G22**: Schwägerin kommt, braucht Hilfe.
Schwägerin kam neulich und machte ein **4395**
Referat und ich hab ihr geholfen dabei. und **4403**
ich hab ihr wirklich –, – **4407** **P-RSO-B23**: Ich helfe der Schwägerin.
I-WOS-B23: Ich möchte der Schwägerin helfen.

114 Analytiker:
die jetzt an der PH ist? 4413

115 Amalie:
ja, ja, und ich hab ihr also wirklich da **4422**
meines Erachtens viel geholfen und hab das **4429**
-, ich meine, natürlich hab ich es nicht **4436**
ausgearbeitet, da hatte ich gar keine Zeit, **4443** (P-RSO-B23: Ich helfe der Schwägerin. Wdh.)
aber ich hatte ihr nochmal eine Gliederung **4450**

	gemacht und hab ihr vor allem nochmal	4457	
	gesagt, sie müsse das und das und das	4465	
	berücksichtigen und lesen, und die und die	4472	
	Gesichtspunkte so und so bringen. es ging	4479	
	dann nochmal um einen strittigen Punkt, da	4486	
	war ich zunächst anderer Meinung als sie,	4493	I-WOS-A14: Schwägerin soll mein Können
	hab mich aber dann von ihr überzeugen	4500	anerkennen und bewundern.
	lassen. soweit so gut. also, wenn ich	4507	
	versuch, objektiv zu sehen, hab ich ihr	4514	(P-RSO-B23: Ich helfe der Schwägerin.
	also, gerade was den Aufbau anging, ganz	4521	Wdh.)
	wesentliche Hinweise gegeben.		
			Muster
			Level 1
			I-WOS-B23 - U-ROS-G22 - P-RSO-B23
BE 15, Teil 1	**und dann kam**	**4527**	**N-ROS-J21**: Bruder entwertet mich, aner-
älterer	**mein Bruder am nächsten Abend und sagt: ach**	**4535**	kennt meine Hilfe nicht.
Bruder	**ja, ist ja ganz schön, aber du weißt ja auch**	**4545**	
Obj.Nr. 13	**nicht mehr als meine Frau. und dann hat mich**	**4554**	
Obj.Kode 213	**das natürlich geärgert, nicht, und dann hab**	**4561**	
konkret	**ich mir gesagt, warum tut er das,**	**4568**	**N-RSO-H16**: Ich ärgere mich.
Gegenwart	**warum macht er das?**		
Fortsetzung 177			Muster
			Level 1
			E-WOS-A21 - N-ROS-J21 - N-RSO-H16
BE 16, Teil 1	**und hat meine Schwägerin**	**4576**	**N-ROS-K11**: Schwägerin verleugnet und
Schwägerin	**wirklich zum ihm gesagt: ach ja, die hat mir**	**4585**	entwertet meine Hilfe.
Obj.Nr. 12	**nicht geholfen, und das war alles so und so,**	**4594**	**I-WOS-A21**: Schwägerin soll meine Hilfe
Obj.Kode 114	**nicht.**	**4595**	würdigen.

konkret			
Gegenwart			
Fortsetzung			
117			Muster
			Level 1
			I-WOS-A21 – N-ROS-K11 – N-RSO-H16
	116 Analytiker:		
	was war dann wichtig, dass Sie nicht die	4603	
	überlegene Schwester waren, sondern –, –	4607	
	117 Amalie:		N-ROS-J11: Bruder stellt mich als dumm
BE 15, Teil 2	**ja, der hat so getan, wie wenn ich da**	**4616**	hin.
älterer	**überhaupt nicht durchblickte und es war**	**4622**	I-WOS-A13: Bruder soll meine Fähigkei-
Bruder	**wirklich objektiv, es war gemein, und es hat**	**4630**	ten würdigen.
Obj.Nr. 13	**mich geärgert.**		N-ROS-L11: Bruder ist gemein.
Obj.Kode 213			(N-RSO-H16: Ich ärgere mich. Wdh.)
konkret			
Gegenwart			
Fortsetzung			
			I-WOS-B12: Mutter soll nicht die
BE 17	**und dann sagte meine Mutter:**	**4637**	Schwägerin verteidigen, sondern zu mir
Mutter	**ärgere dich doch nicht, wenn sie das zu**	**4645**	stehen.
Obj.Nr. 8	**deinem Bruder so gesagt hat, dann nur eben,**	**4653**	
Obj.Kode 111	**weil sie eben nicht einstecken wollte, dass**	**4660**	**N-ROS-I12**: Mutter bestätigt mich nicht,
konkret	**du ihr geholfen hast. also ist sie doch**	**4668**	sondern verteidigt die Schwägerin.
Gegenwart	**objektiv in der Regel, also ärgere dich doch**	**4676**	
	nicht. und ich ärgere mich natürlich	**4682**	**N-RSO-H16**: Ich ärgere mich.
	trotzdem.		

Muster
Level 1
I-WOS-B12 – N-ROS-I12 – N-RSO-H16

BE 15, Teil 3	**und ich mein, ich sag auch, da bin**	4691	
älterer	**ich wirklich der Meinung, mit einem gewissen**	4698	
Bruder	**Recht ärgere ich mich denn er muss wirklich**	4706	**E-WOS-A21**: Bruder soll meine Leistung
Obj.Nr. 13	**das, was wahr ist, anerkennen, sonst bin ich**	4714	anerkennen.
Obj.Kode 213	**ja wirklich ein Dreck, nicht, dann kann er**	4722	
konkret	**ja keine Beziehung mit mir aufrecht erhalten**,	4729	
Gegenwart	**wenn das alles so bloß wäre**.		
BE 16, Teil 2	**ich mein, ich**	4738	I-P-RSO-D21: Ich ziehe keine Konsequenz
Schwägerin	**will dann auch nicht die Konsequenz ziehen**	4745	daraus (helfe weiterhin).
Obj.Nr. 12	**und sagen, okay, ich weiß nichts, bitte**	4752	E-WSO-B23: Ich will der Schwägerin
Obj.Kode 114	**frag mich nicht mehr, das find ich dann so**	4761	helfen.
konkret	**bollig und so billig und so beleidigend.**	4768	
Gegenwart	**aber andererseits ärgert es mich doch sehr.**	4775	**N-RSO-H16**: Ich ärgere mich.

118 Analytiker:
so konnten die Brüder vielleicht auch nicht 4782
tolerieren, wenn Sie überlegen waren, nicht, 4788
ja. 4789

119 Amalie:
ja, ich weiß nicht, wahrscheinlich nicht. 4795
am Montag ist Feiertag. 4799

120 Analytiker:
ja. 4800

121 Amalie:
und haben Sie Ferien? 4804

122 Analytiker:
nein. 4805

123 Amalie:
Sie machen durch. Mittwoch war das dann 4812
wieder, ja. auf Wiederschaun, danke schön. 4818

124 Analytiker:
auf Wiedersehen. (Ende)

B3.2 Amalies neunte Stunde – ZBKT$_{LU}$-Auswertungsbogen

(Das wichtigste WO/WS-RO-RS-Muster ist fett markiert, weitere Muster einer Beziehungsepisode stehen jeweils in einer neuen Zeile; da es sich in den meisten Fällen um direkt ausgedrückte Reaktionen handelt, wird E- weggelassen und nur für die erwarteten RO beziehungsweise nicht ausgedrückten RS I- notiert – zum Beispiel in BE 1: IN-ROS-H14 oder in BE 16: IP-RSO-D21.)

	Kategorien der Komponenten		
BE-Nr.	Wünsche	Reaktionen des Objekts	Reaktionen des Subjekts
BE 1			
Analytiker Obj.Nr. 4	**I-WOS-B12** Der Analytiker soll mir eine konkrete »Lösung« geben.	**N-ROS-I12**: Der Analytiker fasst zusammen, ich verstehe manches, weiß aber nicht, was ich damit tun soll.	**N-RSS-E11**: Ich verstehe zwar, kann damit aber nichts anfangen.
Obj.Kode 254	E-WSO-A23: Ich möchte den Analytiker nicht beleidigen.	IN-ROS-H14: Der Analytiker ist beleidigt.	N-RSS-F21: Ich habe Angst, den Analytiker zu beleidigen.
Konkret Gegenwart	I-WSO-A11: Ich will dem Analytiker sagen, wie ich das hier erlebe.		N-RSO-M15: Ich sage es nicht.
	E-WSS-D28: Ich möchte mich verändern (den Schülern gegenüber beherrschter sein).		
BE 2			
Schüler Obj.Nr. 7	**I-WOS-B12**: Die Schüler sollen mich nicht kränken.	**N-ROS-L11**: Die Schüler kränken mich.	**N-RSS-F11**: Ich bin bedrückt über meine Unbeherrschtheit.
Obj.Kode 335 Konkret	E-WSS-D14: Ich möchte den Schülern gegenüber beherrschter sein, sie nicht unbeherrscht beschimpfen.		N-RSO-L12: Ich gebe meiner Schadenfreude Ausdruck, bin unbeherrscht.
Gegenwart			N-RSS-H16: Ich bin verärgert über mich.

			P-RSO-D17: Ich beschimpfe die Schüler nicht, halte meine Wut zurück.
BE 3			
Schüler Obj.Nr. 7 Obj.Kode	**I-WOS-C31**: Die Schüler sollen mir vertrauen, mit Problemen zu mir kommen.	**P-ROS-C31**: Die Schüler kommen zu mir, vertrauen mir, beschwerden sich über Kollegin bei mir.	**N-RSS-G22**: Ich weiß nicht, was ich tun soll.
335 Konkret Gegenwart			N-RSO-F11: Ich habe schlechtes Gewissen.
BE 4			
Analytiker Obj.Nr. 4 Obj.Kode 254 generali-siert Gegenwart	**E-WSO-B11**: Ich will wissen, warum der Analytiker das so macht.	**N-ROS-M15**: Analytiker antwortet nicht.	**N-RSS-G24**: Ich erlebe mich als unmündig (entmündigt).
BE 5			
jüngerer Bruder	**I-WOS-A21**: Der Bruder soll mit mir sprechen, mir etwas von sich zeigen.	**N-ROS-M15**: Der Bruder reagiert nicht, schweigt.	**N-RSS-E21**: Ich fühle mich vom Bruder auf Abstand gehalten.
Obj.Nr. 5		N-ROS-M12: Der Bruder öffnet sich kaum.	N-RSS-F22: Ich bin »allergisch« dagegen.
Obj.Kode 212		N-ROS-K22: Der Bruder projiziert seine »kleinen Offenheiten« auf mich.	P-RSO-A11: Ich spreche den Bruder an.
generali-siert		P-ROO-D16: Der Bruder ist liebenswürdig.	P-RSO-J21: Ich wehre mich, spreche Themen des Bruders an.
Gegenwart		U-ROO-D14: Der Bruder ist ausgeglichen.	
	I-WOS-A21: Der Bruder soll mich ernst nehmen, mich einbeziehen, nicht nur belehren.		

BE 6			
jüngerer Bruder	**E-WOS-A22**: Der Bruder soll sich nicht bei mir einmischen.	**N-ROS-K21**: Der Bruder mischt sich ein.	**P-RSO-J22**: Ich wehre mich gegen die Einmischung des Bruders.
Obj.Nr. 5 Obj.Kode 212 konkret vergangenheit	I-WOS-A21: Der Bruder soll meinen Wunsch nach »Nicht-Einmischung« respektieren.	P-ROS-A21: Der Bruder mischt sich nicht mehr ein.	
BE 7			
Brüder Obj.Nr. 7	**I-WOS-A22**: Die Brüder sollen mir nicht dreinreden.	**N-ROS-K21**: Die Brüder reden mir drein.	**N-RSS-G13**: Ich fühle mich entmündigt.
Obj.Kode			N-RSO-H14: Ich reagiere empfindlich.
214 generali siert	I-WOS-A21: Die Brüder sollen sich von mir was sagen lassen.	N-ROS-J11: Die Brüder nehmen mich nicht ernst.	N-RSS-G14: Ich kann den Brüdern nicht dreinreden. N-RSS-G21: Ich fühle mich unterlegen.
Gegenwart	I-WSS-D21: Ich möchte den Brüdern auch »dreinreden« dürfen (gleiche Rechte haben wie die Brüder).		
BE 8			
Mutter Obj.Nr. 8	**I-WOS-B12**: Die Mutter soll mich unterstützen und nicht kritisieren.	**N-ROS-I11**: Die Mutter sagt, ich sei überempfindlich.	**U-RSO-M13**: Ich glaube der Mutter nicht.
Obj.Kode 111 generalisiert Gegenwart	I-WOS-A26: Mutter soll Beziehung zwischen mir und Bruder richtig beurteilen.	N-ROS-I12: Mutter ergreift Partei für Bruder.	
BE 9			
Sippe Obj.Nr. 9	**I-WOS-A23**: Die Verwandten sollen mich einbeziehen.	**N-ROS-J11**: Die Verwandten sind bei sich, spielen ihre Rolle, schließen aus.	**N-RSS-F13**: Ich fühle mich überflüssig.

Obj.Kode 313		N-ROO-D26: Die Verwandten fühlen sich wohl.	
generalisiert Gegenwart	E-WSO-A22: Ich will die Verwandten nicht beherrschen.		
BE 10			
Vetter Obj.Nr. 10 Obj.Kode 215 generalisiert Gegenwart	**I-WOS-A23**: Der Vetter soll mich nicht auf den Arm nehmen.	**N-ROS-L11**: Der Vetter nimmt mich auf den Arm.	**N-RSS-G22**: Ich falle wahnsinnig darauf herein. N-RSS-G14: Ich distanziere mich nicht. N-RSS-G21: Ich habe einen Makel.
Selbst-BE	I-WSS-D26: Ich möchte mich nicht auf den Arm nehmen lassen (wehrhaft sein).		N-RSS-F22: Ich bin unsicher. N-RSS-G22: Ich kann nicht kontern. N-RSO-I11: Ich schieße über das Ziel hinaus.
BE 11			
Vetter Obj.Nr. 10 Obj.Kode 215 generalisiert Gegenwart	**I-WOS-A21**: Der Vetter soll mich nicht demütigen und kränken.	**N-ROS-L21**: Der Vetter weiß das und nutzt das aus, um mich hochzunehmen.	**N-RSS-G24**: Ich habe da einen wunden Punkt.
		N-ROS-I21: Vetter ist eingebildet, gibt sich mir überlegen.	N-RSO-H12: Ich finde das lächerlich.
Selbst-BE	I-WSS-D22: Ich möchte mich nicht so »angesprochen« fühlen.		N-RSS-G21: Ich fühle mich »angesprochen«.

BE 12			
Vetter Obj.Nr. 10 Obj.Kode 215 generalisiert Gegenwart	**I-WOS-A21**: Der Vetter soll mich nicht als dumm hinstellen, mich nicht vorführen, sich nicht auf meine Kosten profilieren.	**N-ROS-L11**: Der Vetter führt mich vor, stellt mich als dumm hin.	**N-RSO-H14**: Ich fühle mich als dumm hin gestellt.
			N-RSO-H16: Ich habe mich geärgert. N-RSS-G21: Ich bin übertrieben empfindlich. N-RSS-G24: Ich habe da einen wunden Punkt.
BE 13			
Mutter der Schwägerin Obj.Nr. 11 Obj.Kode 113 generalisiert Gegenwart	**I-WOS-A22**: Mutter der Schwägerin soll nicht über mich urteilen.	**N-ROS-L21**: Die Mutter der Schwägerin tritt und teilt Noten aus.	**N-RSS-G13**: Ich lasse mich »drausbringen«. N-RSO-H16: Es ärgert mich.
			N-RSO-H12: Ich finde es dumm, scheußlich und demütigend.
Selbst-BE	I-WSS-D27: Ich möchte mich von der Mutter der Schwägerin nicht demütigen lassen, möchte »drüber stehen«.		N-RSS-F12: Ich fühle mich gedemütigt, stehe nicht »drüber«.
BE 14			
Schwägerin	**I-WOS-B23**: Ich möchte der Schwägerin helfen.	**U-ROS-G22**: Die Schwägerin kommt, braucht Hilfe.	**P-RSO-B23**: Ich helfe der Schwägerin.
Obj.Nr. 12 Obj.Kode 114 konkret Gegenwart	I-WOS-A14: Die Schwägerin soll mein Können anerkennen und bewundern.		

BE 15 **älterer Bruder** Obj.Nr. 13 Obj.Kode 213 konkret Gegenwart	**E-WOS-A21**: Der Bruder soll meine Leistung anerkennen.	**N-ROS-J21**: Der Bruder entwertet mich, anerkennt meine Hilfe nicht. N-ROS-L11: Der Bruder ist gemein.	**N-RSO-H16**: Ich ärgere mich.
	I-WOS-A13: Der Bruder soll meine Fähigkeiten würdigen.	N-ROS-J11: Der Bruder stellt mich als dumm hin.	
BE 16 **Schwägerin** Obj.Nr. 12 Obj.Kode 114 konkret Gegenwart	**I-WOS-A21**: Die Schwägerin soll meine Hilfe würdigen.	**N-ROS-K11**: Die Schwägerin verleugnet und entwertet meine Hilfe.	**N-RSO-H16**: Ich ärgere mich.
	E-WSO-B23: Ich will der Schwägerin helfen.		IP-RSO-D21: Ich ziehe keine Konsequenz daraus (helfe weiterhin).
BE 17 **Mutter** Obj.Nr. 8 Obj.Kode 111 konkret Gegenwart	**I-WOS-B12**: Die Mutter soll nicht die Schwägerin verteidigen, sondern zu mir stehen.	**N-ROS-I12**: Die Mutter bestätigt mich nicht, sondern verteidigt die Schwägerin.	**N-RSO-H16**: Ich ärgere mich.

B3.3 Zur klinischen Aussagekraft der kanonischen Datenmatrix

Die moderne Zeitrechnung der Erforschung von Beziehungsmustern begann am 17. Januar 1977 um 14 Uhr (s. A1.2). Internalisierte Beziehungsmuster an sich sind aber so alt wie die Menschheit selbst, woran der dieses Buch abschließende (dem Leser sei hier Dank für die aufmerksame Lektüre!) Verweis erinnert (s. Tabelle B29) – die genialsten Beobachter von Beziehungsepisoden und Beziehungsmustern sind tief in unserer kollektiven Erinnerung.[1]

1 Wir danken Masuccio Salernitano (um 1450), dem Erstbeschreiber dieser Geschichte, Luigi da Porto (1524), der sie aufgenommen, und William Shakespeare (1597), der sie weiter bearbeitet hat, für die aufschlussreichen Vorlagen.

Tabelle B29: Julia C. Die Sequenz der *tailor-made*-Formulierungen und $ZBKT_{LU}$-Standardkategorien

Subjekt = Julia C. Episode 1 Objekt = Romeo		
Ich bin verliebt in Romeo.	P-RSO-C21	bin verliebt in romeo.
Ich will, dass Romeo das gleiche fühlt.	E-WOS-C21	ich will, dass romeo in mich verliebt ist.
Romeo liebt mich..	P-ROS-C22	romeo liebt mich.
Ich liebe ihn.	P-RSO-C22	ich liebe romeo.
Ich bin glücklich.	P-RSS-C33	ich bin glücklich.
Episode 2 Objekt 1 = Julias Vater, Objekt 2 = Romeos Vater		
Ich will dass mein Vater uns segnet.	E-WOS-A21	ich will, dass mein vater meine wünsche akzeptiert.
Mein Vater hasst Romeos Vater.	N-ROA-H17	mein vater hasst romeos vater.
Mein Vater verbietet mir Romeo zu lieben.	N-ROS-K22	mein vater beherrscht mich.
Ich verheimliche meinem Vater meine Liebe.	N-RSO-J21	ich widersetze mich meinem vater.
Ich bin unglücklich.	N-RSS-E21	ich bin unglücklich.
Episode 3 Objekt = Mönch		
Ich bitte den Mönch um Hilfe.	E-WOS-B23	ich will, dass der mönch mir hilft.
Der Mönch gibt mir den Ratschlag, scheinbar zu sterben.	P-ROS-B23	der mönch hilft mir.
Ich vertraue dem Mönch.	P-RSO-C31	ich habe vertrauen zum mönch.
Ich bin dem Mönch dankbar.	P-RSO-D11	ich bin dem mönch dankbar.
Ich bin hoffnungsvoll, dass alles gut geht.	P-RSS-C31	ich bin hoffnungsvoll.
Ich bestimme unser Schicksal selbst.	P-RSS-D25	ich bin selbständig.
Episode 4 Objekt = Romeo		
Ich täusche den Tod vor, um mit Romeo zusammen sein zu können.	E-WSO-C11	ich will romeo nahe sein.
Romeo kapiert unseren Plan nicht.	N-RSO-F22	ich verwirre romeo.
Romeo ist verwirrt.	N-ROO-F22	romeo ist verwirrt.
Romeo ist verzweifelt.	N-ROO-E12	romeo ist verzweifelt.
Romeo bringt sich um.	N-ROS-M34	romeo bringt sich um.

Episode 5 **Objekt = Romeo**		
Romeo hat mich für immer verlassen.	N-ROS-M11	romeo hat mich verlassen.
Ich bin verzweifelt.	N-RSS-E12	ich bin verzweifelt.
Ich will auch sterben.	E-WSS-M34	ich will sterben.
Episode 6 (Fragment) **Objekt 1 = Julias Vater, Objekt 2 = Romeos Vater**		
Ich habe den Vater und alle verlassen.	N-RSO-M11	ich habe meinen vater verlassen.
Mein Vater ist verzweifelt.	N-ROO-E12	mein vater ist verzweifelt.
Mein Vater versöhnt sich mit Romeos Vater.	P-ROA-A27	mein vater versöhnt sich mit romeos vater.

Literatur

Abelin, E. F. (1971). Role of the father in the separation-individuation process. In J. B. McDevitt, C. F. Settlage (Eds.), Separation-Individuation, Essays in Honor of Margaret S. Mahler. New York: International Universities Press.

Ablon, S., Jones, E. (1999). Psychotherapy process in the National Institute of Mental Health Treatment of Depression Collaborative Research Program. Journal of Consulting and Clinical Psychology, 67 (1), 64-75.

Agin, S., Fodor, I.-E. (1996). The use of the Core Conflictual Relationship Theme method in describing and comparing gestalt and rational emotive behavior therapy with adolescents. Journal of Rational Emotive and Cognitive Behavior Therapy, 14 (3), 173-186.

Ainsworth, M. (1967). Infancy in Uganda: Infant care and the growth of love. Baltimore: Johns Hopkins University Press.

Albani, C. (1994). Eine methodenkritische Einzelfallstudie der Methode des Zentralen Beziehungs-Konflikt-Themas (ZBKT). In A. Redder, I. Wiese (Hrsg.), Medizinische Kommunikation (S. 289-305). Opladen: Westdeutscher Verlag.

Albani, C., Pokorny, D., Dahlbender, R. W., Kächele, H. (1994). Vom Zentralen-Beziehungskonflikt-Thema (ZBKT) zu Zentralen Beziehungsmustern (ZBM). Eine methodenkritische Weiterentwicklung der Methode des »Zentralen Beziehungs-Konflikt-Themas«. Psychotherapie Psychosomatik Medizinische Psychologie, 44 (3-4), 89-98.

Albani, C., Blaser, G., Benninghoven, D., Cierpka, M., Dahlbender, R., Geyer, M., Körner, A., Pokorny, D., Staats, H., Kächele, H. (1999a). On the connection between affective evaluation of recollected relationship experiences and the severity of the psychic impairment. Psychotherapy Research, 9 (4), 452-467.

Albani, C., Villmann, T., Villmann, B., Körner, A., Geyer, M., Pokorny, D., Blaser, G., Kächele, H. (1999b). Kritik der kategorialen Strukturen der Methode des Zentralen Beziehungs-Konflikt Themas (ZBKT). Psychotherapie Psychosomatik Medizinische Psychologie, 49 (11), 408-421.

Albani, C., Blaser, G., Jacobs, U., Jones, E., Geyer, M., Kächele, H. (2000a). Die Methode des »Psychotherapie-Prozeß Q-Sort«. Zeitschrift für Klinische Psychologie, Psychiatrie und Psychotherapie, 48 (2), 151-171.

Albani, C., Brauer, V., Blaser, G., Pokorny, D., Körner, A., Villmann, B., Geyer, M., Kächele, H. (2000b). Sind Beziehungsmuster in stationärer, integrativer Psychotherapie veränderbar? Gruppenpsychotherapie und Gruppendynamik, 36, 156-173.

Albani, C., Volkart, R., Humbel, J., Blaser, G., Geyer, M., Kächele, H. (2000c). Die Methode der Plan-Formulierung: Eine deutschsprachige Reliabilitätsstudie zur »Control Mastery Theory« von Joseph Weiss. Psychotherapie Pychosomatik Medizinische Psychologie, 50 (12), 470-471, T471-T479.

Albani, C., Blaser, G., Pokorny, D., Körner, A., König, S., Marschke, F., Brenk, K., Buchheim, A., Geyer, M., Kächele, H., Strauß, B. (2001a). Zentrale Beziehungsmuster und Bindungsprototypen bei Psychotherapiepatientinnen. Zeitschrift für Klinische Psychologie, Psychiatrie und Psychotherapie, 49 (4), 347-362.

Albani, C., Kühnast, B., Pokorny, D., Blaser, G., Kächele, H. (2001b). Beziehungsmuster in Träumen und Geschichten über Beziehungen in einem psychoanalytischen Prozeß. Forum der Psychoanalyse, 17, 287-296.

Albani, C., Villmann, T., Körner, A., Reulecke, M., Blaser, G., Pokorny, D., Geyer, M., Kächele, H. (2001c). Zentrale Beziehungsmuster im Vergleich verschiedener Objekte. Psychotherapie Pychosomatik Medizinische Psychologie, 51 (7), 298-300, T246-T254.

Albani, C., Blaser, G., Hölzer, M., Pokorny, D. (2002a). Emotionen und Beziehung - zum Beziehungsaspekt emotionaler Äußerungen. Eine Validierungsstudie der Methode zur Klassifikation verbalisierter Emotionen nach DAHL et al. Zeitschrift für Klinische Psychologie, Psychiatrie und Psychotherapie, 1, 29-46.

Albani, C., Blaser, G., Körner, A., Geyer, M., Strauß, B. (2002b). Bindungsprotoypen und zentrale Beziehungsmuster. Psychotherapie Psychosomatik Medizinische Psychologie, 52 (12), 521-525.

Albani, C., Blaser, G., Körner, A., König, S., Marschke, F., Geißler, I., Geyer, M., Pokorny, D., Staats, H., Benninghofen, D., Dahlbender, R., Cierpka, M., Kächele, H. (2002c). Zum Zusammenhang zwischen der Valenz von Beziehungserfahrungen und der Schwere der psychischen Beeinträchtigung. Psychotherapie Psychosomatik Medizinische Psychologie, 52, 282-285.

Albani, C., Pokorny, D., Blaser, G., Grüninger, S., König, S., Marschke, F., Geißler, I., Körner, A., Geyer, M., Kächele, H. (2002d). Re-formulation of CCRT categories: The CCRT-LU Category System. Psychotherapy Research, 12 (3), 319-338.

Albani, C., Pokorny, D., Blaser, G., König, S., Geyer, M., Thomä, H., Kächele, H. (2002e). Zur empirischen Erfassung von Übertragung und Beziehungsmustern - eine Einzelfallanalyse. Psychotherapie Psychosomatik Medizinische Psychologie, 52, 226-235.

Albani, C., Reulecke, M., Körner, A., Villmann, T., Blaser, G., Geyer, M., Pokorny, D., Kächele, H. (2002f). Erinnertes elterliches Erziehungsverhalten und Zentrale Beziehungsmuster bei Psychotherapiepatientinnen. Psychotherapie Forum, 9 (4), 162-171.

Albani, C., Pokorny, D., Blaser, G., König, S., Thomä, H., Kächele, H. (2003). Study of a psychoanalytic process using the Core Conflictual Relationship Theme (CCRT) Method according to the Ulm Process Model. European Psychotherapy, 4 (1), 11-32.

Albani, C., Pokorny, D., Blaser, G., Geyer, M., Kächele, H. (2006). Der zentrale Beziehungskonflikt und das Ulmer Prozessmodell. In H. Thomä, H. Kächele (Hrsg.), Psychoanalytische Therapie, Forschung (S. 229-242). Heidelberg: Springer Medizin Verlag.

Albani, C., Geyer, M. (2006). Beziehungsgeschichten als Grundlage für Falldarstellungen?! Vortrag auf der 29. Ulmer Werkstatt, Leipzig. Unveröffentlichtes Manuskript.

Alexander, F., French, T. M. (1946). Psychoanalytic therapy. New York: The Ronald Press Company.

Alvaro, C.-E. (2006). La transferencia en psicoterapia con puberes y adolescentes / Transference in psychotherapy with teenagers and adolescents. Intersubjetivo, 8 (1), 7-16.

American Psychiatric Association, dt. Bearb. u. Einf. Wittchen, H. U., Saß, H., Zaudig, M., Koehler, K. (1996). Diagnostisches und Statistisches Manual psychischer Störungen (DSM-IV). Weinheim: Beltz.

Anolli, L., Balconi, M. (2002). Adult attachment interview, thematic analysis, and communicative style in families with substance use disorder. Psychological Reports, 90 (1), 279-299.

Anstadt, T., Merten, J., Ullrich, B., Krause, R. (1996). Erinnern und Agieren. Zeitschrift für psychosomatische Medizin und Psychotherapie, 42, 34-55.

Anstadt, T., Merten, J., Ullrich, B., Krause, R. (1997). Affective dyadic behavior, core conflictual relationship themes, and success of treatment. Psychotherapy Research, 7 (4), 397-417.

Apfelbaum, B. (1958). Dimensions of transference in psychotherapy. Berkley: University of California Press.

Arbeitskreis OPD. (1996). Operationalisierte Psychodynamische Diagnostik. Grundlagen und Manual. Bern: Hans Huber.

Arbeitskreis OPD. (2006). Operationalisierte Psychodynamische Diagnostik OPD-2. Das Manual für Diagnostik und Therapieplanung. Bern: Hans Huber.

Ávila- Espada, A., Mitjavila, M. (2003). El método del plan de acción latente del terapeuta (TLAP).

Un nuevo método para predecir la contribución cualitativa del terapeuta al resultado del tratamiento. Subjetividad y procesos cognitivos, 3, 11-36.

Azzone, P., Vigano, D. (1995). Defense mechanisms and CCRT in 15 supportive-expressive psychotherapies. Paper presented at the International Workshop on the Core Conflictual Relationship Theme Method, 10th German Annual CCRT-Meeting, University Ulm. Unpublished manuscript.

Balint, M., Ornstein, P. H., Balint, E. (1973). Fokaltherapie. Ein Beispiel angewandter Psychoanalyse. Frankfurt am Main: Suhrkamp.

Barber, J. P., Crits-Christoph, P., Luborsky, L. (1990). A guide to the CCRT Standard Categories and their classification. In L. Luborsky, P. Crits-Christoph (Eds.), Understanding transference: The Core Conflictual Relationship Theme Method (pp. 37-50). New York: Basic Books.

Barber, J. P., Foltz, C., Weinryb, R. M. (1998). The Central Relationship Questionnaire: initial report. Journal of Counseling Psychology, 45 (2), 131-142.

Barber, J. P., Luborsky, L., Crits-Christoph, P., Diguer, L. (1998). Stability of the CCRT from before psychotherapy starts to the early sessions. In L. Luborsky, P. Crits-Christoph (Eds.), Understanding transference: The Core Conflictual Relationship Theme Method (pp. 253-260) (2nd ed.). Washington: American Psychological Association.

Barber, J. P., Foltz, C., DeRubeis, R., Landis, J. R. (2002). Consistency in interpersonal themes in narratives about relationships. Psychotherapy Research, 12 (2), 139-159.

Barber, J. P., Foltz, C., Crits-Christoph, P., Chittams, J. (2004). Therapists' adherence and competence and treatment discrimination in the NIDA Collaborative Cocaine Treatment Study. Journal of Clinical Psychology, 60 (1), 29-41.

Bassler, M. (1997). The study of transference process and therapeutic alliance using the repertory grid. Paper presented at the 7th IPA Research Conference, London. Unpublished manuscript.

Beckmann, D. (1974). Der Analytiker und sein Patient. Untersuchungen zur Übertragung und Gegenübertragung. Bern: Hans Huber.

Beckmann, D. (1978). Übertragungsforschung. In L. J. Pongratz (Hrsg.), Handbuch der Psychologie. Klinische Psychologie (S. 1242-1256). Göttingen: Verlag für Psychologie.

Beckmann, D., Brähler, E., Richter, H. E. (1983). Der Gießen-Test (GT). Ein Test für Individual- und Gruppendiagnostik. Handbuch (3. überarb. Aufl.). Bern: Hans Huber.

Bellak, L., Smith, M. B. (1956). An experimental exploration of the psychoanalytic process. Psychoanalytic Quarterly, 25, 385-414.

Belsky, J. (1999). Interactional and contextual determinants of attachment security. In J. Cassidy, P. R. Shaver (Eds.), Handbook of attachment – theory, research, and clinical application (pp. 249-264). New York: The Guilford Press.

Benjamin, L. S. (1974). Structural analysis of social behavior (SASB). Psychological Review, 81, 392-425.

Benjamin, L. S. (1985). From interpersonal diagnosis and treatment, the SASB approach. New York: The Guilford Press.

Benjamin, L. S. (1993). Interpersonal diagnosis and treatment of personality disorders. New York: Guilford.

Benninghoven, D., Schneider, H., Strack, M., Reich, G., Cierpka, M. (2003). Family representations in relationship episodes of patients with a diagnosis of bulimia nervosa; Repräsentationen von Familie in Beziehungsepisoden von Patienten mit der Diagnose Bulimia nervosa. Psychology and Psychotherapy: Theory, Research and Practice, 76 (3), 323-336.

Beretta, V., de Roten, Y. (2003). CCRT and psychopathology: Finally some positive results in relation to defense functioning. Paper presented at the International CCRT-Workshop, Weimar. Unpublished manuscript.

Beretta, V., de-Roten, Y., Stigler, M., Drapeau, M., Fischer, M., Despland, J.-N. (2005). The influence of patient's interpersonal schemas on early alliance building. Schweizerische Zeitschrift für Psychologie, 64 (1), 13-20.

Berman, W. H., Sperling, M. B. (1994). The structure and function of adult attachment. In M. B. Sperling, W. H. Berman (Eds.), Attachment in Adults (pp. 3-30). New York: The Guilford Press.

Berner, M., Stieglitz, R., Breger, M. (2000). Das Konzept der »Evidence based medicine« in der Psychiatrie. Ein Weg zu einer rationaleren Psychiatrie? Nervenarzt, 71, 173-180.

Beutler, L., Malik, M., Alimohamed, S., Harwood, M., Talebi, H., Noble, S., Wong, E. (2004). Therapist variables. In M. Lambert (Ed.), Bergin and Garfield's Handbook of Psychotherapy and Behavior Change (pp. 227-306) (5. ed.). New York: John Wiley & Sons.

Blaser, G. (1999): Ein Beitrag zur Konstruktvalidierung der Methode zur Klassifikation verbalisierter Emotionen nach Dahl. Psychologische Dissertation, Abteilung für Psychotherapie, Universität Ulm.

Blatt, S. J. (2004). Experiences of Depression. Theoretical, clinical and research perspectives. Washington, DC: American Psychological Association.

Blumstengel, K. (2000). Beziehungsverhalten von Patientinnen mit der Diagnose Anorexia nervosa und Bulimia nervosa - Eine methodenkritische Studie mit der Methode des Zentralen Beziehungs-Konflikt-Themas (ZBKT). Medizinische Dissertation, Klinik für Psychotherapie und Psychosomatische Medizin, Universität Leipzig.

Bond, J. A., Shevrin, H. (1986). The Clinical Evaluation Team Method. University of Michigan, Ann Arbor. Unpublished manuscript.

Book, H. E. (Ed.) (1997): How to practice brief psychodynamic psychotherapy. Washington: American Psychological Association.

Book, H. E. (2004): The CCRT approach to working with patient narratives in psychodynamic psychotherapy. In L. E. Angus (Ed.) The handbook of narrative and psychotherapy: practice, theory and research. (pp. 71-85). Thousand Oaks, CA: Sage Publications.

Boothe, B. (1991). Analyse sprachlicher Inszenierungen - Ein Problem der Psychotherapieforschung. Psychotherapie, Psychosomatik Medizinische Psychologie, 41, 22-30.

Bordin, E. S. (1979). The generalizibility of the psychoanalytic concept of the working alliance. Psychotherapy, 16, 252-260.

Bottino, S.-M.-B., Junqueira, C., Bairrao, J.-F.-M.-H., Hanns, L.-A., Rosa, M.-D., de-Andrade, L.-H.-S. G. (2003). Transtornos da compulsao alimentar periodica e psicoterapia: E possivel sistematizar a formulacao psicodinamica de caso? Revista Brasileira de Psiquiatria, 25 (3), 166-170.

Bowlby, J. (1969). Attachment and Loss. Attachment. (Vol. 1). New York: Basic Books.

Bowlby, J. (1973). Attachment and Loss. Separation anxiety and anger. (Vol. 2). New York: Basic Books.

Bowlby, J. (1980). Attachment and Loss. Loss, sadness and depression. (Vol. 3). New York: Basic Books.

Bowlby, J. (1982). Psychoanalyse als Kunst und Wissenschaft. In J. Bowlby (Hrsg.), Das Glück und die Trauer (S. 197-217). Stuttgart: Klett-Cotta.

Brennan, K., Clark, C., Shaver, P. (1998). Self-report measurement of adult attachment: An integrative overview. In J. Simpson, W. Rholes (Eds.), Attachment theory and close relationship. (pp. 46-76). New York: Guilford.

Bressi, C., Amadei, G., Astori, S., Boato, P., Colombo, E., Coppola, M. T., Linciano, A. D., Luoni, P., Invernizzi, G. (1997). The therapeutic process in psychotherapy: A study of the Core Conflictual Relationship Theme. New Trends in Experimental and Clinical Psychiatry, 13 (4), 257-266.

Bressi, C., Amadei, G., Caparrelli, S., Cattaneo, C., Cova, F., Crespi, S., Dell'Aringa, M., Ponti, F., Zirulia, V., Invernizzi, G. (2000). A clinical and psychodynamic follow-up study of crisis intervention and brief psychotherapy in psychiatric emergency. New Trends in Experimental and Clinical Psychiatry, 16 (1-4), 31-37.

Brisch, K. (1999). Bindungsstörungen. Von der Bindungstheorie zur Therapie. Stuttgart: Klett-Cotta.

Bruner, J. (1987). Actual minds, possible worlds. Cambridge, MA London: Harvard University Press.
Buchheim, A., Mergenthaler, E. (2000). The relationship between attachment representations, emotion-abstraction patterns, and narrative style: A computer-aided text analysis of the adult attachment interview. Psychotherapy Research, 10 (4), 390-409.
Buchheim, A. (2002). Bindung und Psychopathologie im Erwachsenenalter. In B. Strauß, A. Buchheim, H. Kächele (Hrsg.), Klinische Bindungsforschung. Theorie, Methoden, Ergebnisse (S. 214-230). Stuttgart: Schattauer.
Buchheim, A., Kächele, H. (2002). Das Adult Attachment Interview und psychoanalytisches Verstehen: Ein klinischer Dialog. Psyche, 56, 946-973.
Buchheim, A., Kächele, H., Cierpka, M., Münte, T., Kessler, H., Wiswede, D., Taubner, S., Bruns, G., Roth, G. (im Druck). Psychoanalyse und Neurowissenschaften: Neurobiologische Veränderungsprozesse bei psychoanalytischen Behandlungen von depressiven Patienten – Entwicklung eines Paradigmas. Nervenheilkunde.
Carlson, R. (1981). Studies in script theory: I. Adult analogues of childhood nuclear scene. Journal of Personality and Social Psychology, 40, 501-510.
Caspar, F. M. (1998). A connectionist view of psychotherapy. In D. Stein, J. Ludik (Eds.), Neural networks and psychopathology. (pp. 88-131). Cambridge: Cambridge University Press.
Cassidy, J., Shaver, P. R. (Eds.) (1999): Handbook of attachment. New York: Guilford.
Caston, J. (1977). Manual on how to diagnose the Plan. In J. Weiss, H. Sampson, J. Caston, G. Silberschatz (Eds.), Research on the psychoanalytic process – a comparison of two theories about analytic neutrality (pp. 15-21). San Francisco: The Psychotherapy Research Group, Department of Psychiatry, Mount Zion Hospital and Medical Center.
Catania, R., Di-Stefano, G., Ruvolo, G. (2004). L'analisi del campo transferale istituzionale mediante il metodo del Core Conflictual Relationship Theme. Uno studio pilota / The analysis of transference field using the Core Conflictual Relationship Theme method. A pilot study. Ricerca in Psicoterapia, 7 (2-3), 145-158.
Catina, A., Czogalik, D. (1988). Veränderung von Konstruktsystemen im Verlauf einer Verhaltens- und einer Gesprächstherapie. In W. Schüffel (Hrsg.), Sich gesund fühlen im Jahr 2000 (S. 357-362). Berlin: Springer.
Cattell, R., Luborsky, L. (1950). P-Technique demonstrated as a new clinical method for determinating personality structure. Journal of General Psychology, 42, 3-24.
Chamler, I. (1993). The Cochrane Collaboration: preparing, maintaining, and disseminating systematic reviews of the effects of health care. Annuals of the New York Academy of Science of the USA, (703), 156-163.
Chance, L. (1952). The study of transference in group therapy. International Journal of Group Therapy, 2, 40-53.
Chance, S., Bakeman, R., Kaslow, N., Farber, E., Burg-Callaway, K. (2000). Core conflictual relationship themes in patients diagnosed with borderline personality disorder who attempted or who did not attempt suicide. Psychotherapy Research, 10 (3), 337-350.
Chang, C. F., Hsueh, H. C., Liu, S. N., Wen, J. K. (2000). The study on core conflictual relationship of short-term counseling. The Kaohsiung Journal of Medical Sciences, 16 (9), 468-475.
Charlin, R., Larrea, V., Florenzano, R., Valdes, M., Serrano, T., Roizblatt, A. (2001). Modelo de entrevista en adolescentes: Aplicacion del CCRT de Luborsky / Adolescent interview model based in Luborsky's CCRT. Acta Psiquiatrica y Psicologica de America Latina, 47 (4), 333-339.
Cierpka, M., Strack, M., Benninghoven, D., Staats, H., Dahlbender, R., Pokorny, D., Frevert, G., Blaser, G., Kächele, H., Geyer, M., Körner, A., Albani, C. (1998). Stereotypical relationship patterns and psychopathology. Psychotherapy and Psychosomatics, 67, 241-248.
Connolly, M. B., Crits-Christoph, P., Demorest, A., Azarian, K., Muenz, L., Chittams, J. (1996). Varieties of transference patterns in psychotherapy. Journal of Consulting and Clinical Psychology, 64 (6), 1213-1221.
Contiero, L., Calloni, S., Gatti, M., Giussani, S., Pastori, M., Rodini, C., Pruneri, C. (2002). Indi-

viduazione Focus Terapeutico e Verifica Dell'Esito Di Una Psicoterapia a Tempo Definito A Indirizzo Psicodinamico »Supportivo-Espressivo«: Uso Dell'Intervista R.A.P. Con Codifica C.C.R.T. e S.A.S.B. Ricerca in Psicoterapia, 5 (1-2), 57-74.
Crisp, A. (1964a). An attempt to measure an aspect of transference. British Journal of Medical Psychology, 37, 17-30.
Crisp, A. (1964b). Development and application of a measure of transference. Journal of Psychosomatic Research, 8, 327-335.
Crits-Christoph, P., Cooper, A., Luborsky, L. (1988). The accuracy of therapist's interpretations and the outcome of dynamic psychotherapy. Journal of Consulting and Clinical Psychology, 56 (4), 490-495.
Crits-Christoph, P., Demorest, A., Connolly, M. B. (1990a). Quantitative assessment of interpersonal themes over the course of psychotherapy. Psychotherapy, 27 (4), 513-521.
Crits-Christoph, P., Luborsky, L. (1990b). Changes in CCRT pervasiveness during psychotherapy. In L. Luborsky, P. Crits-Christoph (Eds.), Understanding transference: The Core Conflictual Relationship Theme Method (pp. 133-146). New York: Basic Books.
Crits-Christoph, P., Demorest, A. (1991). Quantitative assessment of relationship theme components. In M. J. Horowitz (Eds.), Person schemas and maladaptive interpersonal patterns (pp. 197-212). Chicago: University of Chicago Press.
Crits-Christoph, P., Barber, J., Kurcias, J. S. (1993). The accuracy of therapist's interpretations and the development of the therapeutic alliance. Psychotherapy Research, 3 (1), 25-35.
Crits-Christoph, P., Demorest, A., Muenz, L. R., Baranackie, K. (1994). Consistency of interpersonal themes for patients in psychotherapy. Journal of Personality, 62, 499-526.
Crits-Christoph, P., Baranackie, K., Dahlbender, R. W., Zobel, H. (1995). Quantitative Einschätzung Interpersoneller Themen. Ulm: Ulmer Textbank.
Crits-Christoph, P., Luborsky, L. (1998). Changes in CCRT pervasiveness during psychotherapy. In L. Luborsky, P. Crits-Christoph (Eds.), Understanding transference: The Core Conflictual Relationship Theme Method (pp. 151-164). Washington: American Psychological Association.
Crits-Christoph, P., Siqueland, L., Blaine, J., Frank, A., Luborsky, L., Onken, L.-S., Muenz, L.-R., Thase, M.-E., Weiss, R.-D., Gastfriend, D.-R., Woody, G.-E., Barber, J.-P., Butler, S.-F., Daley, D., Salloum, I., Bishop, S., Najavits, L.-M., Lis, J., Mercer, D., Griffin, M.-L., Moras, K., Beck, A.-T. (1999). Psychosocial treatments for cocaine dependence: National Institute on Drug Abuse Collaborative Cocaine Treatment Study. Archives of General Psychiatry, 56 (6), 493-502.
Dahl, H., Stengel, B. (1978). A classification of emotion words: a modification and partial test of de Rivera's decision theory of emotions. Psychoanalysis and Contemporary Thought, 1, 269-312.
Dahl, H. (1988). Frames of mind. In H. Dahl, H. Kächele, H. Thomä (Eds.), Psychoanalytic Process Research Strategies (pp. 51-66). Berlin u. a.: Springer.
Dahl, H., Hölzer, M., Berry, J. W. (1992). How to classify emotions for psychotherapy research. Ulm: Ulmer Textbank.
Dahl, H., Teller, V. (1994). The characteristics, identification, and applications of FRAMES. Psychotherapy Research, 4, 253-276.
Dahlbender, R. W., Torres, L., Reichert, S., Stübner, S., Frevert, G., Kächele, H. (1993). Die Praxis des Beziehungsepisoden-Interviews. Zeitschrift für Psychosomatische Medizin und Psychoanalyse, 39 (1), 51-62.
Dahlbender, R. W., Erena, C., Reichenauer, G., Kächele, H. (2001). Meisterung konflikthafter Beziehungsmuster im Verlaufe einer psychodynamischen Fokaltherapie. Psychotherapie Psychosomatik Medizinische Psychologie, 51, 176-185.
Davanloo, H. (1980). Short-term dynamic psychotherapy. New York: Jason Aronson.
Dazzi, N., Petruccelli, I. (1997). The »Core Conflictual Relationship Theme (CCRT)« in an Italian sample of different psychotherapies. New Trends in Experimental and Clinical Psychiatry, 13 (4), 235-244.
Dazzi, N., De-Coro, A., Ortu, F., Andreassi, S., Cundari, M., Ostuni, V., Petruccelli, I., Sergi,

G. (1998). Il CCRT in un campione italiano di psicoterapie: Uno studio della relazione tra categorie su misura e categorie standard / The CCRT in an Italian psychotherapy sample: A study on the relation of measured categories and standard categories. Ricerca in Psicoterapia, 1 (2), 205-223.

Descoteaux, J., Diguer, L., Lefebvre, R., Drapeau, M., Luborsky, L., Rousseau, J.-P., Hebert, E., Daoust, J.-P., Pelletier, S., Scullion, M. (2001). The Core Conflictual Relationship Theme of psychotic, borderline and neurotic personality organizations. Psychotherapy Research, 11, 169-186.

De Roten, Y., Stigler, M., Despars, J., Meartinez, E., Solai, S., Despland, J. N. (2001). CCRT, defenses and early alliance building in psychodynamic investigation. Paper presented at the Joint Meeting of the Society for Psychotherapy Research European and UK Chapters, Leiden. Unpublished manuscript.

De Roten, Y., Beretta, V., Stigler, M., Despland, J. N. (2002). Relationship theme and psychopathology: comparision between two different CCRT categorizations methods and defense functioning. Paper presented at the Annual International Meeting of the Society for Psychotherapy, Santa Barbara. Unpublished manuscript.

De Roten, Y., Drapeau, M. (2003). Comparing the CCRT and the CCRT-LU using two independent samples: I. Psychiatric outpatients and II. Borderline personality disorders. Paper presented at the International CCRT-Workshop, Weimar. Unpublished manuscript.

De Roten, Y., Drapeau, M., Stigler, M., Despland, J.-N. (2004). Yet another look at the CCRT: the Rrelation between Core Conflictual Relationship Themes and defensive functioning. Psychotherapy Research, 14 (2), 252-260.

Demorest, A., Alexander, I. E. (1992). Affect scripts as organizers of personal experience. Journal of Personality, 60, 645-663.

Derogatis, L. R. (1986). SCL-90-R. Self-Report Symptom Inventory. In CIPS Collegium Internationale Scalarum, Internationale Skalen für Psychiatrie. Weinheim: Beltz.

Deserno, H. (1998). Wie wird Übertragung erfaßt? Die Auswertung der 290. Stunde in klinischer Perspektive. Psychotherapie Psychosomatik Medizinische Psychologie, 48, 308-313.

Deserno, H. (2007). Zur Traumdeutung in der gegenwärtigen psychoanalytischen Therapie. Eine Diskussionsanregung. Psyche, 61 (9/10), 913-942.

Diguer, L., Lefebvre, R., Drapeau, M., Luborsky, L., Rousseau, J. P., Pelletier, S., Scullion, M., Descoteaux, J. (2001). The core conflictual relationship theme of psychotic, borderline, and neurotic personality organizations. Psychotherapy Research, 11 (2), 169-186.

Dornes, M. (1997). Vernachlässigung und Misshandlung aus der Sicht der Bindungstheorie. In U. T. Egle, S. O. Hoffmann, P. Joraschky (Hrsg.), Sexueller Missbrauch, Misshandlung, Vernachlässigung (S. 65–78). Stuttgart, New York: Schattauer.

Doyle, L.-F. (2002). The referential cycle of the multiple code theory and the CCRT: A convergent validation study. Dissertation Abstracts International: Section B: The Sciences and Engineering, 63 (3-B).

Dozier, M., Kobak, R. (1992). Psychophysiology in attachment interviews: converging evidance for deactivating strategies. Child Development, 63, 1473-1480.

Drapeau, M., Perry, C., Lefebvre, R., Zheutlin, B., Lapitsky, L. (2000). Naturalistic response to treatment and change in the CCRT after 3 to 5 years among treatment-resistant adults in the Austen Riggs follow-along study. Paper presented at the Annual Meeting of the Society for Psychotherapy Research, Chicago. Unpublished manuscript.

Drapeau, M., Perry, C., Körner, A. (2002). An exploratory study of the old and new CCRT categories and borderline personality disorder. Paper presented at the Annual Meeting of the Society for Psychotherapy Research, Santa Barbara. Unpublished manuscript.

Drapeau, M., Perry, C. (2004a). Interpersonal conflicts in borderline personality disorder: an exploratory study using the CCRT-LU. Swiss Journal of Psychology, 63 (1), 53-57.

Drapeau, M., Perry, C. (2004b). Childhood trauma and adult interpersonal functioning: a study

unsing the Core Conflictual Relationship Theme Method (CCRT). Child Abuse and Neglect, 28, 1049-1066.
Drapeau, M., Perry, C., Körner, A. (2004). An exploratory study of child molesters' relationship patterns using the Core Conflictual Relationship Theme Method. Journal of Interpersonal Violance, 19 (2), 264-275.
Drapeau, M. (2006). Repetition or reparation? An exploratory study of the relationship schemas of child molesters in treatment. Journal of Interpersonal Violence, 21 (9), 1224-1233.
Dührssen, A. (1981). Die biographische Anamnese unter tiefenpsychologischem Aspekt. Göttingen: Vandenhoeck & Ruprecht.
Eckert, R., Luborsky, L., Barber, J., Crits-Christoph, P. (1990). The narratives and CCRTs of patients with Major Depression. In L. Luborsky, P. Crits-Christoph (Eds.), Understanding transference: The Core Conflictual Relationship Theme Method (pp. 222-234). New York: Basic Books.
Ehlich, K. (Hrsg.) (1980): Erzählen im Alltag. Frankfurt a. M.: Suhrkamp.
Ekman, P., Friesen, W. V. (1978). The Facial Action Coding System. Palo Alto: Consulting Psychologists Press.
Elliot, R., Fischer, C., Rennie, D. J. (1999). Evolving guidelines for publication of qualitative research studies in psychology and related fields. British Journal of Clinical Psychology, 38, 215-229.
Erikson, E. H. (1970). Identität und Lebenszyklus. 3 Aufsätze. Frankfurt am Main: Suhrkamp.
Ermann, M. (1999). Ressourcen in der psychoanalytischen Beziehung. Forum der Psychoanalyse, 15, 253-266.
Feldman, R. (2000). Parents' convergence on sharing and marital satisfaction, father involvement, and parent-child relationship at the transition to parenthood. Infant Mental Health Journal, (21), 176-191.
Fenichel, O. (1933). Outline of clinical psychoanalysis. Psychoanalytic Quarterly, 2, 260-308.
Fenichel, O. (1945). The psychoanalytic theory of neurosis. New York: Norton.
Fiedler, F., Senior, K. (1952). An exploratory study of unconcious feeling reactions in fifteen patient-therapist pairs. Journal of Abnormal and Social Psychology, 47, 446-453.
Firneburg, M., Klein, B. (1993). Probleme bei der Anwendung des ZBKT-Verfahrens im Gruppensetting. Gruppenpsychotherapie und Gruppendynamik, 29 (2), 147-169.
Flader, D., Giesecke, M. (1980). Erzählen im psychoanalytischen Erstinterview. In K. Ehlich (Hrsg.), Erzählen im Alltag (S. 209-262). Frankfurt: Suhrkamp.
Fonagy, P. (2003). Bindungstheorie und Psychoanalyse. Stuttgart: Klett-Cotta.
Fonagy, P., Gergely, J., Target, M. (2004). Affektregulierung, Mentalisierung und die Entwicklung des Selbst. Stuttgart: Klett-Cotta.
Fortgang, S. (1999). Core conflictual relational themes of women childhood sexual abuse patients. Dissertation Abstracts International: Section B: The Sciences and Engineering, 59 (8-B).
Fox, A.-R. (2004). The schizoid personality in »against nature«: A theoretical and empirical analysis. Dissertation Abstracts International: Section B: The Sciences and Engineering, 64 (8-B).
Franke, G. (2002). SCL-90-R – Die Symptom-Checkliste von L. R. Derogatis. Deutsche Version (2. Aufl.). Göttingen: Beltz.
French, T. M. (1958). The integration of behavior Vol. III: The reintegrative process in a psychoanalytic treatment. Chicago: The University of Chicago Press.
Freni, S., Azzone, P. (1997). CCRT as a measure of psychotherapy process for two patients belonging to different diagnostic categories. New Trends in Experimental and Clinical Psychiatry, 13 (4), 245-256.
Freni, S., Azzone, P., Bartocetti, L., Molinari, G., Piasentin, V., Verga, M., Vigano, D. (1998). Modelli relazionali e meccanismi di difesa: Studio empirico di venti psicoterapie supportivo-espressive / Relational models and defense mechanism: Empirical study of 20 supportive-expressive psychotherapies. Ricerca in Psicoterapia, 1 (1), 101-114.
Freud, S. (1910). Über Psychoanalyse. Fünf Vorlesungen, gehalten an der Clark University Worcester, Mass. (USA) (GW, Bd. VIII, S. 1-60). Frankfurt a. M.: Fischer Taschenbuch Verlag.

Freud, S. (1912). Zur Dynamik der Übertragung. (GW, Bd. VIII, S. 363-374). Frankfurt a. M.: Fischer.
Freud, S. (1914). Erinnern, Wiederholen und Durcharbeiten. (GW, Bd X, S. 125-136). Frankfurt a. M.: Fischer.
Freud, S. (1915). Das Unbewußte. (GW, Bd X, S. 263-303). Frankfurt a. M.: Fischer.
Frevert, G., Cierpka, M., Dahlbender, R. W., Albani, C., Plöttner, G. (1992). Die Familien-Beziehungskonflikt-Themen. Familiendynamik, 17 (3), 273-289.
Fried, D., Crits-Christoph, P., Luborsky, L. (1990). The parallel of the CCRT for the therapist with the CCRT for other people. In L. Luborsky, P. Crits-Christoph (Eds.), Understanding transference: The Core Conflictual Relationship Theme Method (pp. 147-157). New York: Basic Books.
Fried, D., Crits-Christoph, P., Luborsky, L. (1992). The first empirical demonstration of transference in psychotherapy. Journal of Nervous and Mental Disease, 180 (5), 326-331.
Frommer, J., Rennie, D. (Eds.) (2001): Qualitative psychotherapy research. Methods and methodology. Lengerich: Past Science Publishers.
George, C., Kaplan, N., Main, M. (1985). The Attachment Interview for Adults. Department of Psychology, University of California, Berkeley, CA. Unpublished manuscript.
Geyer, M., Kächele, H., Cierpka, M. (1992). Das Repertoire der Übertragungsbereitschaften von psychoneurotisch-psychosomatisch gestörten jüngeren Frauen. Erstantrag auf Gewährung einer Sachbeihilfe an die Deutsche Forschungsgemeinschaft (DFG). Leipzig, Ulm u. Göttingen. Unveröffentlichtes Manuskript.
Gill, M., Hoffman, I. Z. (1982). A method for studying the analysis of aspects of the patient's experience of the relationship in psychoanalysis and psychotherapy. Journal of the American Psychoanalytic Association, 30, 137-167.
Gleason, K.-E. (2001). Attachment and object relations theories: Understanding adolescent mother-infant relationships. Dissertation Abstracts International: Section B: The Sciences and Engineering, 62 (3-B).
Goffman, E. (1977). Stigma. Über Techniken der Bewältigung beschädigter Identitäten. Frankfurt a. M.: Suhrkamp.
Götze, P., Eckert, J., Nilsson, B., Biermann-Ratjen, E. M., Jährig, C., Kamp-Kowerk, M., Mohr, M., Niedermeyer, U., Papenhausen, R., Preuss, W., Thomasius, R. (2003). Fokaltherapie. Was trägt zum Therapieerfolg bei? Psychotherapeut, 48 (2), 122-128.
Grabhorn, R., Overbeck, G., Kernhof, K., Jordan, J., Müller, T. (1994). Veränderung der Selbst-Objekt-Abgrenzung einer essgestörten Patientin im stationären Therapieverlauf. Psychotherapie Psychosomatik Medizinische Psychologie, 44, 273-283.
Grawe, K. (1988). Zurück zur psychotherapeutischen Einzelfallforschung. Zeitschrift für Klinische Psychologie, 17 (1), 1-7.
Grawe, K., Caspar, F. M., Ambühl, H. (1990). Die Berner Therapievergleichsstudie: Wirkungsvergleich und differentielle Indikation. Zeitschrift für Klinische Psychologie, 14 (4), 338-361.
Grawe, K. (1998). Psychologische Therapie. Göttingen Bern Toronto Seattle: Hogrefe.
Grawe, K., Fliegel, S. (2005). Standpunkte: Klaus Grawe im Gespräch mit Steffen Fliegel: »Ich glaube nicht, dass eine Richtung einen Wahrheitsanspruch stellen kann!« Psychotherapie im Dialog, 6 (2), 128-135.
Grenyer, B. F. S., Luborsky, L. (1998a). Positive versus negative CCRT patterns. In L. Luborsky, P. Crits-Christoph (Eds.), Understanding transference: The Core Conflictual Relationship Theme Method (pp. 55-64). Washington: American Psychological Association.
Grenyer, B. F. S., Luborsky, L. (1998b). The measurement of mastery of relationship conflicts. In L. Luborsky, P. Crits-Christoph (Eds.), Understanding transference: The Core Conflictual Relationship Theme Method (pp. 261-272). Washington: American Psychological Association.
Grenyer, B. F. S., Parker, L., Luborsky, L. (2003). Core conflictual relational themes in long term psychotherapy: findings from the Penn Psychoanalytic Collection. Paper presented at the International CCRT-Workshop, Weimar. Unpublished manuscript.

Griffin, D., Bartholomew, K. (1994). Models of the self and other: Fundamental dimensions underlying measures of adult attachment. Journal of Personality and Social Psychology, 67 (3), 430-445.

Grossmann, K., Grossmann, K. E. (2004). Bindungen – das Gefüge psychischer Sicherheit. Stuttgart: Klett-Cotta.

Grünzig, H. J., Kächele, H., Thomä, H. (1978). Zur klinisch formalisierten Beurteilung von Angst, Übertragung und Arbeitsbeziehung. Medizinische Psychologie, 4, 138-152.

Guitar-Amsterdamer, H., Stähli, R., Schneider, H., Berger, E. (1988). Können Komponenten konfliktiver Beziehungsmuster in einem psychotherapeutischen Gespräch reliabel identifiziert werden? In L. Luborsky, H. Kächele (Hrsg.), Der zentrale Beziehungskonflikt – ein Arbeitsbuch (S. 60-78). Ulm: PSZ-Verlag.

Gülich, E. (1976). Ansätze zu einer kommunikationsorientierten Erzähltextanalyse. In W. Haubrich (Hrsg.), Erzählforschung: 1. Theorien, Modelle und Methoden der Narrativik. (S. 224-256). Göttingen: Vandenhoeck & Ruprecht.

Hall, W.-C. (2000). Working through the patient's problematic relationship pattern: An empirical investigation of transference/countertransference enactments in two short-term psychotherapy cases. Dissertation Abstracts International: Section B: The Sciences and Engineering, 60 (8-B).

Hartog, J. (1994). Die Methode des Zentralen-Beziehungskonflikt-Themas (ZBKT): eine linguistische Kritik. In A. Redder, I. Wiese (Hrsg.), Medizinische Kommunikation (S. 306-326). Opladen: Westdeutscher Verlag.

Hartung, J. (1991). Conflictual relationship and anxiety disorders: Changes in the subjective reconstruction of conflictual relationships during behavior therapy. Paper presented at the 22nd Annual Meeting of the Society for Psychotherapy Research, Lyon, France. Unpublished manuscript.

Hau, S., Brech, E., Deserno, H. (2004). Beziehungsepisode Therapeut Typ-X: Eine Modifikation der ZBKT-Methode. In M. Leuzinger-Bohleber, S. Hau, H. Deserno (Hrsg.), Psychoanalyse als Profession und Wissenschaft (S. 216-227). Stuttgart: Kohlhammer.

Hentschel, U. (2005). Die therapeutische Allianz. Teil 1: Die Entwicklungsgeschichte des Konzepts und moderne Forschungsansätze. Psychotherapeut 50, 305-317.

Herold, G. (1995). Übertragung und Widerstand. Ulm: Ulmer Textbank.

Hinojosa-Ayala, N.-A. (2005). Transference and relationship: Technical implications in the psychoanalytic process with a borderline patient. International Forum of Psychoanalysis, 14 (1), 36-44.

Holmqvist, R., Hansjons-Gustafsson, U., Gustafsson, J. (2002). Patients' relationship episodes and therapists' feelings. Psychology and Psychotherapy: Theory, Research and Practice, 75 (4), 393-409.

Holt, R. R., Luborsky, L. (1958a). Personality patterns of psychiatrists: a study in selection techniques. (Vol. 2). Topeka: Menninger Foundation.

Holt, R. R., Luborsky, L. (1958b). Personality patterns of psychiatrists: a study in selection technique. (Vol. 1). New York: Basic Books.

Hölzer, M., Zimmermann, V., Pokorny, D., Kächele, H. (1996). Der Traum als Beziehungsparadigma. Psychotherapie Psychosomatik Medizinische Psychologie, 46, 116-123.

Hölzer, M., Dahl, H., Kächele, H. (1998). Die Identifikation repetitiver Beziehungsmuster mit Hilfe der Frames-Methode. Psychotherapie Psychosomatik Medizinische Psychologie, 48, 298-307.

Hori, S., Tsujikawa, M., Ushijima, S. (1995). Research on the training of psychotherapists by using CCRT. Paper presented at the International Workshop on the Core Conflictual Relationship Theme Method, Ulm. Unpublished manuscript.

Horowitz, L. M., Rosenberg, S. E., Ureno, G., Kalehzan, B. M., O'Halloran, P. (1989). Psychodynamic formulation, Consensual Response Method and interpersonal problems. Journal of Consulting and Clinical Psychology, 57 (5), 599-606.

Horowitz, L. M., Strauß, B., Kordy, H. (1994). Das Inventar zur Erfassung Interpersonaler Probleme - IIP-D. Weinheim: Beltz.
Horowitz, M. J. (1979). States of mind: Analysis of change in psychotherapy. New York u. London: Plenum Press.
Horowitz, M. J. (1991). Person schemas and maladaptive interpersonal behavior. Chicago: University of Chicago Press.
Horowitz, M. J., Luborsky, L., Popp, C. (1991). A comparison of the Role Relationship Models Configuration and the Core Conflictual Relationship Theme. In M. Horowitz (ed.), Person Schemas and Maladaptive Interpersonal Behavior (pp. 213-219). Chicago: University of Chicago.
Horvath, A., Bedi, R. (2002). The alliance. In J. C. Norcross (Ed.), Psychotherapy relationships that work: Therapist contributions and responsiveness to patient needs (pp. 37-69). New York: Oxford University Press.
Jenuwine, M.-J. (2001). Narratives of suicidal adolescents. Dissertation Abstracts International: Section B: The Sciences and Engineering, 61 (10-B).
Jimenez, J. P., Kächele, H., Pokorny, D. (2006). The Psychoanalytic Loss-Separation Model (LSM): Evolution of the reaction to the breaks in the psychoanalytical process as an indicator of change. International Journal of Psychotherapy, 10 (1), 22-34.
Johnson, M.-E., Popp, C., Schacht, T.-E., Mellon, J., Strupp, H. H. (1989). Converging evidence for identification of recurrent relationship themes: Comparison of two methods. Psychiatry: Journal for the Study of Interpersonal Processes, 52 (3), 275-288.
Jones, E. E., Ghannam, J., Nigg, J. T., Dyer, J. F. P. (1993). A paradigm for single-case research: The time series study of a long term psychotherapy for depression. Journal of Consulting and Clinical Psychology, 61 (3), 381-394.
Jones, E. E., Pulos, S. M. (1993). Comparing the process in psychodynamic and cognitive-behavioral therapies. Journal of Consulting and Clinical Psychology, 61 (2), 306-316.
Jones, E. E., Price, P. (1998). Interaction structure and change in psychoanalytic therapy. In R. Bornstein, J. Masling (Eds.), Empirical studies of the therapeutic hour (pp. 27-62). Washington: American Psychoanalytic Association.
Jones, E. E. (2001). Therapeutic action: A guide to psychoanalytic therapy. Northvale, New Jersey: Jason Aronson.
Jordan, J., Kirsch, H. (2004). The illustration of models for the evaluation of patient relationships in the course of a psychotherapy. In B. Klapp, O. Walter, J. Jordan (Eds.), Role Repertory Grid and Body Grid - construct psychological approaches in psychosomatic research (pp. 71-102). Frankfurt a. M.: Verlag für Akademische Schriften.
Kächele, H. (1981). Zur Bedeutung der Krankengeschichte in der klinisch-psychoanalytischen Forschung. Jahrbuch der Psychoanalyse, 12, 118-178.
Kächele, H., Thomä, H., Ruberg, W., Grünzig, H. J. (1988). Audio-recordings of the psychoanalytic dialogue: scientific, clinical and ethical problems. In H. Dahl, H. Kächele, H. Thomä (Eds.), Psychoanalytic process research strategies (pp. 179 - 194). Berlin u. a.: Springer.
Kächele, H., Dengler, D., Eckert, R., Schneckenburger, S. (1990a). Veränderung des zentralen Beziehungskonfliktes durch eine Kurztherapie. Psychotherapie Psychosomatik Medizinische Psychologie, 40 (5), 178-185.
Kächele, H., Heldmaier, H., Scheytt, N. (1990b). Fokusformulierungen als katamnestische Leitlinien. Psychotherapie Psychosomatik Medizinische Psychologie, 35, 205-216.
Kächele, H., Kordy, H. (1992). Psychotherapieforschung und therapeutische Versorgung. Der Nervenarzt, 63, 517-526.
Kächele, H., Albani, C. (2000). Die Arbeit mit der Übertragung: Klinik und Empirie. In Deutsches Studentenwerk (Hrsg.), Forum für Psychotherapeutische Beratung und Therapie für Studierende (S. 1-19). Tübingen: Deutsches Studentenwerk.
Kächele, H. (2006). Psychotherapeut/Psychotherapeutin: Person - Persönlichkeit - Funktion. Psychotherapie in Psychiatrie, Psychotherapeutischer Medizin und Klinischer Psychologie, 11, 136-140.

Kächele, H., Leuzinger-Bohleber, M., Buchheim, A., Thomä, H. (2006). Amalie X – ein deutscher Musterfall (Ebene I und Ebene II). In H. Thomä, H. Kächele (Hrsg.), Psychoanalytische Therapie. Bd. 3: Forschung (S. 121-174). Heidelberg u.a.: Springer Medizin Verlag.

Kanzer, M. (1955). The communicative function of the dream. International Journal of Psycho-Analysis, 36, 260-266.

Kaplan, D.-J. (1995). Internalization in psychotherapy supervision. Dissertation Abstracts International: Section B: The Sciences and Engineering, 55 (8-B).

Kernberg, O. F. (1975). Borderline conditions and pathological narcissism. New York: Jason Aronson.

Kiesler, D. J. (1983). The 1982 Interpersonal Circle: A taxonomy for the complementarity in human transactions. Psychological Review, 90, 185-214.

Kiesler, D. J., Anchin, J. C., Perkins, M. J., Chirico, B. M., Kyle, E. M., Federman, E. J. (1985). The impact message inventory: Form II. Palo Alto, CA: Consulting Psychology Press.

Kim, S.-J., Kim, S.-H. (1997). The interpersonal patterns and internal conflicts of depressed undergraduates. Korean Journal of Counseling and Psychotherapy, 9 (1), 409-441.

Klüwer, R. (2000). Fokus – Fokaltherapie – Fokalkonferenz. Psyche, 4, 299-321.

Klüwer, R. (2006). Die vollständige psychoanalytische Methode und ihre klinischen Anwendungen. Zur vernachlässigten Dimension des Fokalen. Psyche, 60 (11), 1105-1125.

Knaan-Kostman, I. (2006). Maturation, referential activity, and aggression during first pregnancy: An empirical study of pregnant women's dreams and reveries. Dissertation Abstracts International: Section B: The Sciences and Engineering, 67 (1-B).

Kobak, R. R., Cole, H. E., Ferenz-Gillies, R., Fleming, W. S., Gamble, W. (1993). Attachment and emotion regulation during mother-teen problem solving: A control theory analysis. Child Development, 64, 231-245.

Körner, A. (2000): Kategorisierung von Beziehungsmustern mit der Methode »Das Zentrale Beziehungskonfliktthema«. Psychologische Dissertation, Klinik für Psychotherapie und Psychosomatische Medizin, Universität Leipzig.

Körner, A., Albani, C., Villmann, T., Pokorny, D., Geyer, M. (2002). Alternative Cluster-Strukturen für die ZBKT-Methode. Psychotherapie Psychosomatik Medizinische Psychologie, 52 (8), 363-367, T347-T359.

Krause, R. (1988). Eine Taxonomie der Affekte und ihre Anwendung auf das Verständnis der »frühen« Störungen. Zeitschrift für Psychotherapie und Medizinische Psychologie, 38, 77-86.

Krause, R. (2008). Tiefenpsychologisch fundierte psychoanalytische Behandlungsformen. Grundlagen, Technik, Qualitätssicherung. In M. Geyer, G. Plöttner (Hrsg.), Psychodynamische Psychotherapie und ihre Lebenswirklichkeiten und Identitäten von Psychotherapeuten. (S. 5-52) Gießen: Psychosozial Verlag.

Kreische, R., Biskup, J. (1990). Die Untersuchung von zentralen Beziehungskonflikten in Paartherapien mit dem CCRT-Verfahren. Gruppenpsychotherapie und Gruppendynamik, 26 (2), 161-172.

Kunzke, D., Strauß, B., Burtscheidt, W. (2002). Die Bedeutung von traumatischen Erfahrungen und Bindungsstörungen für die Entstehung und Psychotherapie des Alkoholismus: Eine Literaturübersicht. Zeitschrift für Klinische Psychologie, Psychiatrie und Psychotherapie, 52, 128-133.

Kurth, R. A., Pokorny, D., Körner, A., Geyer, M. (2002). Der Beziehungsmuster-Fragebogen (BeMus): Validierung anhand einer repräsentativen Bevölkerungsstichprobe. Psychotherapie Psychosomatik Medizische Psycholgie, 52 (3-4), 179-188.

Labov, W., Waletzky, J. (1973). Erzählanalyse: mündliche Versionen persönlicher Erfahrung. In J. Ihwe (Hrsg.), Literaturwissenschaft und Linguistik (S. 79-126). Frankfurt a. M.: Fischer.

Labov, W., Fanshel, D. (1977). Therapeutic discourse. Psychotherapy as conversation. New York: Academic Press.

Lachauer, R. (1993). Der Fokus in der Psychotherapie. München: Pfeiffer.

Lambert, M., Garfield, S. L., Bergin, A. E. (2004). Overview, trends, and future issues. In M.

Lambert (Ed.), Bergin and Garfield's Handbook of Psychotherapy and Behavior Change (pp. 805-821) (5. ed.). New York: John Wiley & Sons.

Lambert, M. (2007). Presidential address: What have we learned from a decade of research aimed at improving psychotherapy outcome in routine care. Psychotherapy Research, 17 (1), 1-14.

Lamott, F. (2000). Traumatische Reinszenierungen. Über den Zusammenhang von Gewalterfahrung und Gewalttätigkeit von Frauen. Recht & Psychiatrie, 18 (2), 56-62.

Lamott, F., Pfäfflin, F. (2001). Bindungsrepräsentationen und Beziehungsmuster von Frauen, die getötet haben. Monatsschrift für Kriminologie und Strafrechtsreform, 84 (1), 10-24.

Lamott, F., Fremmer-Bombik, E., Pfäfflin, F. (2004). Fragmented attachment representations. In F. Pfäfflin, G. Adshead (Eds.), A matter of security. The application of attachment theory to forensic psychiatry and psychotherapy (pp. 85-109). London: Jessica Kingsley Publishers.

Lamott, F. (2005). Trauma und Sucht. Bindungskatastrophen und Drogenabhängigkeit von Frauen. Zeitschrift für Psychotraumatologie und Psychologische Medizin, 3 (3), 57-68.

Lamott, F. (2007). Autonomie und Abhängigkeit – Bindungsrepräsentation und Mentalisierungsfähigkeit drogenabhängiger Frauen. Universität Ulm: Universitätsklinik für Psychotherapie und Psychosomatische Medizin Ulm, Sektion Forensische Psychotherapie, Bericht an die Lotte-Köhler-Stiftung. Unveröffentlichtes Manuskript.

Langkau, K. (1995): Der Zentrale Beziehungskonflikt bei Patienten mit phobischen Syndromen unterschiedlichen Schweregrades. Medizinische Dissertation, Universität Leipzig.

Laplanche, J., Pontalis, J. B. (1972). Das Vokabular der Psychoanalyse. Frankfurt a. M.: Suhrkamp.

Leary, T. C. (1957). Interpersonal diagnosis of personality. New York: Ronald Press.

Lee, C. Y., Liu, S. N., Chang, C. F., Wen, J. K. (2000). Change of core conflicts of schizophrenic patients who received brief psychodynamic psychotherapy: a pilot study in Taiwan. Changgeng Yi Xue Za Zhi, 23 (8), 458-466.

Leichsenring, F., Winkelbach, C., Leibing, E. (2005). Psychoanalytisch orientierte Fokaltherapie der Generalisierten Angststörung. Ein Manual. Psychotherapeut, 50 (4), 258-264.

Leuner, H. (2003). Lehrbuch der Katathym-imaginativen Psychotherapie. Grundstufe, Mittelstufe, Oberstufe (3. Aufl.). Bern: Huber.

Leuner, H. (2005). Katathym-Imaginative Psychotherapie (KIP). Stuttgart: Thieme.

Leuzinger-Bohleber, M. (1985). Psychoanalytische Fokaltherapie. Eine klassische psychoanalytische Kurztherapie in Institutionen. In M. Leuzinger-Bohleber (Hrsg.), Psychoanalytische Kurztherapien (S. 54-93). Opladen: Westdeutscher Verlag.

Leuzinger-Bohleber, M. (1989). Veränderung kognitiver Prozesse in Psychoanalysen. Bd. 2: Eine gruppen-statistische Untersuchung. Berlin u.a.: Springer.

Leuzinger-Bohleber, M., Beutel, M., Hautzinger, M., Stuhr, U., Keller, W. (2006). »Wenn chronisch depressive ihre Therapie wählen …« Psychoanalytische und kognitiv-verhaltenstherapeutische Langzeittherapie bei chronischer Depression. Kurz- und Langzeitwirkungen bei präferierter und randomisierter Therapiezuweisung (LAC). Zugriff am 31.7.2007 unter http://www.sfi-frankfurt.de/Pages/Forschung/Projekte/Frankfurter%20Depressionsstudie.htm.

Levine, F. J., Luborsky, L. (1981). The core conflictual relationship theme method: A demonstration of reliable clinical inferences by the method of mismatched cases. In S. Tuttman, C. Kaye, M. Zimmerman (Eds.), Object and self: a developmental approach (pp. 501-526). New York: International Universities Press.

López del Hoyo, Y., Espada, A.-A., Pokorny, D., Albani, C. (2004). Adaptacion del sistema de categorias CCRT-LU a la lengua castellana: El sistema de categorias CCRT-LU-S / Adaptation of the Categories System CCRT-LU to the Spanish language: the categories system CCRT-LU-S. Revista Intersubjetivo, 6 (2), 296-308.

López del Hoyo, Y. (in preparation): Evaluación del proceso en psicoterapia mediante el método del Tema Central de Conflicto Relacional (CCRT). Doctoral theses. Universidad de Salamanca.

Luborsky, L. (1953). Intraindividual repetitive measurements (P-technique) in understanding psychotherapeutic change. In O. H. Mowrer (Ed.), Psychotherapy – theory and research (pp. 389-413). New York: Ronald Press.

Luborsky, L. (1962). Clinicians' judgments of mental health: a proposed scale. Archives of General Psychiatry, 7, 407-417.

Luborsky, L. (1967). Momentary forgetting during psychotherapy and psychoanalysis: a theory and research method. In R. R. Holt (Ed.), Motives and thought: psychoanalytic essays in honor of David Rapaport (pp. 177-217). New York: International Universities Press.

Luborsky, L., Chandler, M., Auerbach, A. H., Cohen, J., Bachrach, H. M. (1971a). Factors influencing the outcome of psychotherapy: a review of qualitative research. Psychological Bulletin, 75, 145-185.

Luborsky, L., Spence, D. (1971b). Quantitative research on psychoanalytic therapy. In A. E. Bergin, S. L. Garfield (Eds.), Handbook of psychotherapy and behavior change (pp. 408-438) (1. ed.). New York: Wiley.

Luborsky, L., Graff, H., Pulver, S., Curtis, H. (1973). A clinical-quantitative examination of consensus on the concept of transference. Archives of General Psychiatry, 29, 69-75.

Luborsky, L. (1976). Helping alliance in psychotherapy: the groundwork for a study of their relationship to its outcome. In J. L. Claghorn (Ed.), Successful psychotherapy (pp. 92-116). New York: Brunner, Mazel.

Luborsky, L. (1977). Measuring a pervasive psychic structure in psychotherapy: The Core Conflictual Relationship Theme. In N. Freedman, S. Grand (Eds.), Communicative structures and psychic structures (pp. 367-395). New York: Plenum Press.

Luborsky, L., Crits-Cristoph, P., Alexander, L., Margolis, M., Cohen, M. (1983). Two helping alliance methods for predicting outcomes of psychotherapy: a counting sign vs. a global rating method. Journal of Nervous and Mental Disease, 171, 480-492.

Luborsky, L. (1984). Principles of psychoanalytic psychotherapy. A manual for supportive-expressive treatment. New York: Basic Books.

Luborsky, L., Mellon, J., Cohen, K. D., van Ravenswaay, P., Hole, A. V., Childress, A. R., Ming, S., Crits-Christoph, P., Levine, F. J., Alexander, K. (1985). A verification of Freud's grandest clinical hypotheses. The transference. Clinical Psychological Review, 5, 231-246.

Luborsky, L. (1988a). A comparison of three transference related measures. In H. Dahl, H. Kächele, H. Thomä (Eds.), Psychoanalytic Process Research Strategies (pp. 109-116). Berlin u.a.: Springer.

Luborsky, L. (1988b). Einführung in die analytische Psychotherapie (1. Aufl.). Berlin u.a.: Springer.

Luborsky, L., Kächele, H. (Hrsg.) (1988): Der zentrale Beziehungskonflikt – ein Arbeitsbuch. Ulm: PSZ-Verlag.

Luborsky, L. (1990a). The Relationship Anecdotes Paradigm (RAP) interview as a versatile source of narratives. In L. Luborsky, P. Crits-Cristoph (Eds.), Understanding transference: the CCRT method (pp. 102-116) (1. ed.). New York: Basic Books.

Luborsky, L. (1990b): The everyday clinical uses of the CCRT. In L. Luborsky, P. Crits-Christoph (Eds.), Understanding transference: The Core Conflictual Relationship Theme Method (pp. 211-221). New York: Basic Books.

Luborsky, L. (1990c). The convergence of Freud's observations about transference of the CCRT evidence. In L. Luborsky, P. Crits-Christoph (Eds.), Understanding transference: The Core Conflictual Relationship Theme Method (pp. 251-266) (1. ed.). New York: Basic Books.

Luborsky, L. (1990d): A guide to the CCRT method. In L. Luborsky, P. Crits-Christoph (Eds.), Understanding transference: The CCRT method (pp. 15-36) (1. ed.). New York: Basic Books.

Luborsky, L., Diguer, L. (1990a). The reliability of the CCRT measure: Results from eight samples. In L. Luborsky, P. Crits-Cristoph (Eds.), Understanding transference: the CCRT method (pp. 97-108). New York: Basic Books.

Luborsky, L., Crits-Christoph, P. (Eds.) (1990b): Understanding transference: The Core Conflictual Relationship Theme Method (1 ed.). New York: Basic Books.

Luborsky, L., Crits-Cristoph, P., Friedman, S., Mark, D., Schaffler, P. (1991). Freud's transference template compared with the Core Conflictual Relationship Theme (CCRT). In M. Horowitz (ed.), Person Schemas and Maladaptive Interpersonal patterns (pp. 167-195). Chicago: University of Chicago Press.

Luborsky, L., unter Mitarbeit von Albani, C., Eckert, R. (1992). Manual zur ZBKT-Methode (deutsche Übersetzung mit Ergänzungen). Psychotherapie Psychosomatik Medizinische Psychologie, 5 (DiskJournal).

Luborsky, L. (1995). Einführung in die analytische Psychotherapie (2. Aufl.). Göttingen: Vandenhoeck & Ruprecht.

Luborsky, L., Diguer, L. (1995). A novel CCRT reliability study: reply to Zander et al. Psychotherapy Research, (5), 237-241.

Luborsky, L. (1998a). A guide to the CCRT method. In L. Luborsky, P. Crits-Christoph (Eds.), Understanding transference: The Core Conflictual Relationship Theme Method (pp. 15-42) (2nd ed.). Washington: American Psychological Association.

Luborsky, L. (1998b). The convergence of Freud's observations about transference with the CCRT evidence. In L. Luborsky, P. Crits-Christoph (Eds.), Understanding transference: The Core Conflictual Relationship Theme Method (pp. 307-326) (2nd ed.). Washington: American Psychological Association.

Luborsky, L., Luborsky, E., Diguer, L., Schmidt, K., Dengler, D., Faude, J., Morris, M., Schaffler, P., Buchsbaum, H., Emde, R. (1998a). Stability of the CCRT from age 3 to 5. In L. Luborsky, P. Crits-Christoph (Eds.), Understanding transference: The Core Conflictual Relationship Theme Method (pp. 289-304) (2nd ed.). Washington: American Psychological Association.

Luborsky, L., Crits-Christoph, P. (Eds.) (1998b): Understanding transference: The Core Conflictual Relationship Theme Method (2nd ed.). Washington: American Psychological Association.

Luborsky, L., Diguer, L., Kächele, H., Dahlbender, R., Waldinger, R., Freni, S., Krause, R., Frevert, G., Bucci, W., Drouin, M.-S., Fischmann, T., Seganti, A., Wischmann, T., Hori, S., Azzone, P., Pokorny, D., Staats, H., Grenyer, B., Soldz, S., Anstadt, T., Schauenburg, H., Stigler, M. (1999). A guide to the CCRT's methods, discoveries and future. Universitätsklinik für Psychotherapie und Psychosomatische Medizin Ulm. Unpublished manuscript.

Luborsky, L. (2000). A pattern-setting therapeutic alliance study revisted. Psychotherapy Research, 10 (1), 17-29.

Luborsky, L., Luborsky, E. (2006). Research and psychotherapy. The vital link. Lanham, Maryland: Rowman & Littlefield Publishers, Inc.

Lunnen, K.-M. (2000). An evaluation of CCRT pervasiveness in the Vanderbilt II psychotherapy project. Dissertation Abstracts International: Section B: The Sciences and Engineering, 60 (9-B).

Lunnen, K.-M., Ogles, B.-M., Anderson, T.-M., Barnes, D.-L. (2006). A comparison of CCRT pervasiveness and symptomatic improvement in brief therapy. Psychology and Psychotherapy: Theory, Research and Practice, 79 (2), 289-302.

Main, M., Goldwyn, R. (1984). Adult attachment scoring and classification system (1. ed.). Department of Psychology, University of California, Berkeley, CA. Unpublished manuscript.

Main, M., Kaplan, N., Cassida, Y. (1985). Security in infancy, childhood and adulthood: a move to the level of representation. In I. Bretherton, E. Waters (Eds.), Growing points in attachment theory and research. Monographs of the Society for Research in Child Development, 50 (1/2), 66-104.

Main, M. (1996). Introduction to the special section on attachment and psychopathology: 2. overview of the field of attachment. Journal of Consulting and Clinical Psychology, 64 (2), 237-243.

Main, M., Goldwyn, R. (1998). Adult attachment scoring and classification system. Department of Psychology, University of California, Berkeley, CA. Unpublished manuscript.

Main, M., Goldwyn, R., Hesse, E. (2003). Adult attachment scoring and classification system. Department of Psychology, University of California, Berkeley, CA. Unpublished manuscript.

Malan, D. H. (1965). Psychoanalytische Kurztherapie. Eine kritische Untersuchung. Bern u. Stuttgart: Huber/Klett.
Mallinckrodt, B. (2000). Attachment, social competencies, social support, and interpersonal process in psychotherapy. Psychotherapy Research, 10 (3), 239-266.
Mann, J. (1973). Time-limited psychotherapy. Cambridge: Harvard University Press.
Mark, D.-G., Barber, J.-P., Crits-Christoph, P. (2003). Supportive-expressive therapy for chronic depression. Journal of Clinical Psychology, 59 (8), 859-872.
Masiello, G.-J. (2001). Adult attachment styles as predictors of core conflictual relationship patterns. Dissertation Abstracts International: Section B: The Sciences and Engineering, 61 (7-B).
Masserini, C., Fava, E., Arduini, L., Borghetti, S., Calini, P., Corbellini, G., Ferri, A., Fontolan, M., Gatta, S., Mazzariol, M., Pazzi, E., Spoletini, E., Pazzaglia, P. (1998). Drop out in psicoterapie psicodinamicamente orientate: Uno studio con il metodo del CCRT / Dropout in psyodynamic psychotherapy: A study using the CCRT method. Ricerca in Psicoterapia, 1 (1), 61-77.
Maxim, P. (1986). The Seattle Psychotherapy Language Analysis Schema. Seattle: University of Washington Press.
Mayman, M., Faris, N. (1960). Early memories as expressions of relationship paradigms. American Journal of Orthopsychiatry, 30, 507-520.
McCullough, J. P. (2000). Treatment for chronic depression. Cognitive behavioral analysis system of psychotherapy (CBASP). New York: The Guilford Press.
McMain, S.-F. (1996). Relating changes in self-other schemas to psychotherapy outcome. Dissertation Abstracts International: Section B: The Sciences and Engineering, 56 (10-B).
Meier, I., Stigler, M. (2003). CCRT in daydreams and later reports. Paper presented at the International CCRT-Workshop, Weimar. Unpublished manuscript.
Meltzoff, J., Kornreich, M. (1970). Research in psychotherapy. Chicago: Atherton.
Mergenthaler, E. (1986). Die Transkription von Gesprächen. Ulm: Ulmer Textbank.
Mergenthaler, E., Kächele, H. (1994). Die Ulmer Textbank. Psychotherapie Psychosomatik Medizinische Psychologie, 44, 29-35.
Meyer, A. E., von Zerssen, D. (1960). Psychologische Untersuchungen an Frauen mit sog. idiopathischem Hirsutismus. Journal of Psychosomatic Research, 4, 206-235.
Michal, M. (1998). Zur Validierung der Formalen Textanalyse als Instrument der Psychotherapieprozessforschung. Eine vergleichende psycholinguistische Studie anhand der Gottschalk-Gleser-Sprachanalyse, der ZBKT-Methode und des Affektiven Diktionärs Ulm. Frankfurt a. M.: Verlag für Akademische Schriften.
Mitchell, J. (1995). Coherence of the relationship theme: An extension of Luborsky's core conflictual relationship theme method. Psychoanalytic Psychology, 12 (4), 495-512.
Modell, A. (1965). On having the right to a life: An aspect of the superego's development. International Journal of Psychoanalysis, 46, 323-331.
Modica, C. (2007). Analyse des zentralen Beziehungskonfliktthemas. In F. Lamott (Hrsg.), Autonomie und Abhängigkeit – Bindungsrepräsentation und Mentalisierungsfähigkeit drogenabhängiger Frauen (S. 30-38) Universitätsklinik für Psychotherapie und Psychosomatische Medizin Ulm, Sektion Forensische Psychotherapie, Bericht an die Lotte-Köhler-Stiftung. Unveröffentlichtes Manuskript.
Modica, C., Pokorny, D., Lamott, F. (2007). Core Conflictual Relationships Themes in a group of drug-dependent women: an explorative study. Paper presented at the Annual Meeting of the Society of Psychotherapy Research, University of Wisconsin, Madison. Unpublished manuscript.
Modica, C. (in Vorbereitung): Beziehungskonfliktthemen in einer Gruppe von Gewalttäterinnen. Ulm, Psychologische Dissertation, Universität Ulm.
Morrow-Bradley, C., Elliot, R. (1986). Utilization of psychotherapy research by practicing psychotherapists. American Psychologist, 41, 188-197.
Mundt, C., Backenstraß, M. (2001). Perspektiven der Psychotherapieforschung. Nervenarzt, 72, 11-19.

Murphy, L. B. (1997). Fathers. Zero to Three, 18 (1), 9.
Nelson, D.-K. (2007). Core relationship themes: Suspiciousness, self-esteem, and quality of relationships. Dissertation Abstracts International: Section B: The Sciences and Engineering, 67 (9-B).
Neudert, L., Grünzig, H. J., Thomä, H. (1987). Change in self-esteem during psychoanalysis: a single case study. In N. M. Cheshire, H. Thomä (Eds.), Self, symptoms and psychotherapy (pp. 243-265). New York u. Chichester: Wiley & Sons.
Niederland, W. G. (1961). The problem of the survivor. Journal of Hillside Hospital, 10, 233-247.
Niederland, W. G. (1981). The survivor syndrome: Further observations and dimensions. Journal of American Psychoanalytic Association, 29, 413-425.
Noseda, F., Gatta, S., Podio, C., Camarda, P., Cossa, M., Arduini, A., Landra, S. (2001). Analisi del cambiamento mediante il metodo del CCRT in due single case con diagnosis di »disturbo da attacchi di panico« trattati con psicoterapie psicodinamiche / Analysis of change using the CCRT method in two single cases of panic disorder treated with pychodynamic psychotherapy. Ricerca in Psicoterapia, 4 (2-3), 194-207.
Okey, J. L., McWrighter, J. J., Delaney, M. K. (2000). The central relationship pattens of male veterans with posttraumatic stress disorder: A descriptive study. Psychotherapy: Theory, Research, Practice, Training, 37 (2), 171-179.
Osgood, C. E., Suci, G. J., Tannenbaum, P. H. (1957). The measurement of meaning. Urbana: University of Illinois Press.
Parker, L. M., Grenyer, B. (2007). New developments in Core Conflictual Relationship Theme (CCRT) research: a comparision of the QUAINT and CCRT-LU coding system. Psychotherapy Research, 17 (4), 443-449.
Perry, C. (1991). Assessing psychodynamic patterns using the ideographic conflict formulation (ICF) method. In N. Miller, L. Luborsky, J. Docherty (Eds.), Doing research on psychodynamic therapy (pp. 276-306). New York: Basic Books.
Pfäfflin, F., Adshead, G. (Eds.) (2004): A matter of security – The application of attachment theory to forensic psychiatry and psychotherapy. London, New York: Jessica Kingsley Publishers.
Pilkonis, P. A. (1988). Personality prototypes among depressives: themes of dependency and autonomy. Journal of Personality Disorders, 2, 144-152.
Pokorny, D. (1995). EXACT-Programme – Software und Manual. Abteilung Psychotherapie, Universität Ulm. Unveröffentlichtes Manuskript.
Pokorny, D., Stigler, M. (2002). A cluster procedure for small frequencies: risp data, fuzzy distances, crisp clusters. Neural Network World, 5 (2), 483-497.
Pokorny, D., Vicari, A., Blaser, G., Geyer, M., Kächele, H., Albani, C. (2003). Struttura logica del sistema di categoria CCRT-LU: teoria e applicazione ad caso singolo. Psicoterapia, 9 (27), 19-30.
Pokorny, D., Stigler, M. (2006). Beziehungsepisoden in der realen und in der imaginierten Welt: Mit der Clusteranalyse der Verschiebung auf der Spur. In L. Kottje-Birnbacher, E. Wilke, K. Krippner, W. Dieter (Hrsg.), Mit Imaginationen therapieren (S. 108-123). Lengerich: Pabst.
Pokorny, D., Stigler, M. (im Druck). Auf der Suche nach den frühen Spuren. Die Aktivierung des Primärprozesses als Wirkfaktor der Imagination. In M. Bürgi-Kraus, L. Kottje-Birnbacher, I. Reichmann, E. Wilke (Hrsg.), Entwicklung in der Imagination – Imaginative Entwicklung. Lengerich: Pabst Verlag.
Polterock, S.-A. (1996). The perceived transference of patterns of family relationships onto interpersonal working relationships. Dissertation Abstracts International Section A: Humanities and Social Sciences, 56 (9-A).
Popp, C., Luborsky, L., Crits-Christoph, P. (1990). The parallel of the CCRT from therapy narratives with the CCRT from dreams. In L. Luborsky, P. Crits-Christoph (Eds.), Understanding transference: The Core Conflictual Relationship Theme Method (pp. 158-172). New York: Basic Books.

Popp, C., Taketomo, Y. (1993). The application of the core conflictual relationship theme method to japanese psychoanalytic psychotherapy. Journal of the American Academy of Psychoanalysis, 21 (2), 229-252.

Popp, C. A., Diguer, L., Luborsky, L., Faude, J., Johnson, S., Morris, M., Schaffer, N., Schaffler, P., Schmidt, K. (1996). Repetitive relationship themes in waking narratives and dreams. Journal of Consulting and Clinical Psychology, 64 (5), 1073-1078.

Popp, C., Diguer, L., Luborsky, L., Faude, J., Johnson, S., Morris, M., Schaffer, N., Schaffler, P., Schmidt, K. (1998). The parallel of the CCRT from waking narratives with the CCRT from dreams. Study 2: A further validation. In L. Luborsky, P. Crits-Christoph (Eds.) (2nd ed.), Understanding transference: The Core Conflictual Relationship Theme Method (pp. 187-196). Washington: American Psychological Association.

Popp, C. A., Luborsky, L., Andrusyna, T. P., Cotsonis, G., Seligman, D. (2002). Relationships between God and people in the Bible: a core conflictual relationship theme study of the Pentateuch/Torah. Psychiatry, 65 (3), 179-196.

Popp, C., Luborsky, L., Descoteaux, J., Diguer, L., Andrusyna, T. P., Kirk, D., Cotsonis, G. (2003). Relationships between God and people in the Bible, Part II: The New Testament, with comparisons with the Torah. Psychiatry, 66 (4), 285-307.

Popp, C., Luborsky, L., Descoteaux, J., Diguer, L., Andrusyna, T. P., Kirk, D., Cotsonis, G. (2004). Relationships between God and people in the Bible, part III: When the other is an outsider. Psychiatry, 67 (1), 26-37.

Quasthoff, U. (1980). Erzählen in Gesprächen. Tübingen: Gunter Narr Verlag.

Raw, S. (1993). Does psychotherapy research teach us anything about psychotherapy? Behavior Therapist, March, 75-76.

Rawn, M. L. (1958). An experimental study of transference and resistance phenomena in psychoanalytically-oriented psychotherapy. Journal of Clinical Psychology, 14, 418.

Reeves, K.-M. (2001). A qualitative study of patients' experience in bereavement therapy. Dissertation Abstracts International: Section B: The Sciences and Engineering, 61 (8-B).

Rehbein, J. (1977). Komplexes Handeln. Elemente zur Handlungstheorie der Sprache. Stuttgart: Metzler.

Rehbein, J., Mazeland, H. (1991). Kodierentscheidungen zur Kontrolle interpretativer Prozesse bei der Kommunikationsanalyse. In D. Flader (Hrsg.), Verbale Interaktion: Studien zur Empirie und Methodologie der Pragmatik. (S. 166-221). Stuttgart: Metzler.

Roffman, J., Marci, C., Glick, D., Dougherty, D., Rauch, S. (2005). Neuroimaging and the functional neuroanatomy of psychotherapy. Psychological Medicine, 35, 1-14.

Rogoff, B. (2003). The cultural nature of human development. New York: Oxford University Press.

Ross, T., Lamott, F., Pfäfflin, F. (2002). Bindungsforschung im forensischen Bereich. In B. Strauß, A. Buchheim, H. Kächele (Hrsg.), Klinische Bindungsforschung – Theorien, Methoden, Ergebnisse (S. 272-280). Stuttgart, New York: Schattauer.

Roth, A., Fonagy, P. (1996). What works for whom? A critical review of psychotherapy research. New York, London: The Guilford Press.

Sacchi, M. C. (2005): The CCRT-LU-method: a study of a single case. Psychological Diploma Paper, University of Milano-Bicocca.

Sachs, L. (1992). Angewandte Statistik. Berlin: Springer.

Sachse, R. (1998). Spezifische Wirkweisen unterschiedlicher Therapieformen: Ein Vergleich Heuristischer Therapie, Psychoanalyse, Verhaltenstherapie und Zielorientierter Gesprächstherapie. Zeitschrift für Klinische Psychologie, Psychiatrie und Psychotherapie, 46 (2), 132-151.

Sammons, M., Siegel, P., Nieto, C. (1998). Una comparacion de FRAMES con el CCRT y la CRA / A comparison of FRAMES with core conflictual relationship theme and computerized referential activity. Revista Argentina de Clinica Psicologica, 7 (2), 131-145.

Sandler, J., Dare, C., Holder, A. (1973). Grundbegriffe der psychoanalytischen Therapie. Stuttgart: Klett.

Sandler, J. (1976). Countertransference and the role-responsiveness. International Review of Psychoanalysis, 3, 43-47.
Schacht, T. E., Binder, J., Strupp, H. H. (1984). The dynamic focus. In H. H. Strupp, J. Binder (Eds.), Psychotherapy in a new key: A guide to time-limited dynamic psychotherapy (pp. 65-109). New York: Basic Books.
Schacht, T. E., Henry, W. P. (1994). Modelling recurrent relationship patterns of interpersonal relationship with Structural Analysis of Social Behavior: the SASB-CMP. Psychotherapy Research, 4 (3/4), 208-221.
Schauenburg, H., Schäfer, S., Raschka, S., Benninghoven, D., Leibing, E. (1997). Zentrale Beziehungsmuster als Prädiktoren in der stationären Psychotherapie. Zeitschrift für psychosomatische Medizin und Psychotherapie, 43, 381-394.
Schepank, H. (1995). Der Beeinträchtigungs-Schwere-Score (BSS). Göttingen: Beltz Test GmbH.
Schumacher, J., Eisemann, M., Brähler, E. (1999). Rückblick auf die Eltern: Der Fragebogen zum erinnerten elterlichen Erziehungsverhalten (FEE). Diagnostika, 45 (4), 194-204.
Schweiger, U., Sipos, V., Hohagen, F. (2005). Das »Cognitive Behavioral Analysis System of Psychotherapy (CBASP)«. Eine neue verhaltenstherapeutische Methode für Patienten mit chronischen depressiven Störungen. Forum Psychotherapeutische Praxis, 5 (1), 28-31.
Sechrest, L. (1962). Stimulus equivalents of the psychotherapist. Journal of Individual Psychology, 11, 49-59.
Seewaldt, V.-A. (2006). Using the CCRT to interpret the TAT: Understanding the phenomenon of »card pull«. Dissertation Abstracts International: Section B: The Sciences and Engineering, 67 (4-B).
Seidler, K. P. (2003). Are patients with different quality of attachment repräsentations distinguishable in their core conflictual relational themes in early psychotherapy sessions? Paper presented at the International CCRT-Workshop, Weimar. Unpublished manuscript.
Sharp, D.-M. (2001). Core conflictual relationship themes of women with bulimia symptoms. Dissertation Abstracts International: Section B: The Sciences and Engineering, 61 (7-B).
Sifneos, P. (1979). Short-term dynamic psychotherapy: Evaluation and technique. New York: Plenum Press.
Singer, J. L. (1984). Transference and the human condition: a cognitive-affective perspective. Psychoanalytic Psychology, 2, 189-219.
Slap, J., Slaykin, A. (1983). The schema: basic concept in a nonmetapsychological model of mind. Psychoanalysis and Contemporary Thought, 6, 305-325.
Spence, D. P. (1981). Psychoanalytic competence. The International Journal of Psychoanalysis, 62, 113-124.
Staats, H., Strack, M., Seinfeld, B. (1997). Veränderungen des zentralen Beziehungskonfliktthemas bei Probanden, die nicht in Psychotherapie sind. Zeitschrift für Psychosomatische Medizin und Psychotherapie, 43, 166-178.
Staats, H., May, M., Herrmann, C., Kersting, A., König, K. (1998). Different patterns of change in narratives of men and women during analytical group psychotherapy. International Journal of Group Psychotherapy, 48 (3), 363-380.
Staats, H., Herrmann-Lingen, C., Kersting, A., Kreische, R., Voelkel, W., Rüger, U. (2002). Maladaptive geschlechtsstereotype Beziehungsmuster und ihre Veränderung im Verlauf psychotherapeutischer Behandlungen. In G. Mattke, G. Hertel, S. Büsing, K. Schreiber-Willnow (Hrsg.), Störungsspezifische Konzepte und Behandlung in der Psychosomatik (S. 262-267). Frankfurt: VAS.
Staats, H., Feldmann, A., Heuerding, M., May, M. (2003). Re-test reliabilities of CCRT parameters. Implications for the clinical validity of different approaches in collecting and evaluating narratives. Paper presented at the International CCRT-Workshop, Weimar. Unpublished manuscript.
Staats, H. (2004). Das zentrale Thema der Stunde. Göttingen: Vandenhoeck & Ruprecht.

Stammer, H., Schrey, C., Wischmann, T. (2003). Wie sich Kommunikations- und Erlebensmuster durch Paartherapie verändern können. Familiendynamik, 28 (4), 492-512.

Stern, D. N. (1996). Ein Modell der Säuglingsrepräsentation. Forum der Psychoanalyse, 12, 187-203.

Stern, D. N., Bruschweiler-Stern, N., Harrison, A. M., Lyons-Ruth, K., Morgan, A. C., Nahum, J. P., Sander, L., Tronick, E. Z. (2001). Die Rolle des impliziten Wissens bei der therapeutischen Veränderung. Psychotherapie Psychosomatik Medizinische Psychologie, 51, 147-152.

Stief, B. (1991): ZBKT bei schwer gestörten Patienten – Untersuchung der Therapie einer Borderline-Patientin mit der ZBKT-Methode. Psychologische Diplomarbeit, Universität Tübingen.

Stiemerling, D. (1974). Die früheste Kindheitserinnerung des neurotischen Menschen. Zeitschrift für Psychosomatische Medizin und Psychoanalyse, 20, 337-362.

Stigler, M. (1995). CCRT and guided affective imagery. Paper presented at the International Workshop on the Core Conflictual Relationship Theme Method, 10th German Annual CCRT-Meeting, Ulm. Unpublished manuscript.

Stigler, M., Pokorny, D. (1995). CCRT in Daydream Psychotherapy. Paper presented at the Annual International Meeting of the SPR, Vancouver. Unpublished manuscript.

Stigler, M., Pokorny, D. (2003). Daydreams and nightmares. Paper presented at the International CCRT-Workshop, Weimar. Unpublished manuscript.

Stigler, M., Pokorny, D. (2008). Auf der Suche nach den frühen Spuren. Die Aktivierung des Primärprozesses als Wirkfaktor der Imagination. In M. Bürgi-Kraus, L. Kottje-Birnbacher, I. Reichmann, E. Wilke (Hrsg.), Entwicklung in der Imagination – Imaginative Entwicklung (S. 293-308). Lengerich: Pabst.

Stirn, A., Overbeck, G., Grabhorn, R., Jordan, J. (2001). Drei Therapieverläufe von essgestörten Patientinnen, verglichen mit der Methode des Zentralen Beziehungskonfliktthemas (ZBKT). Psychotherapie Psychosomatik Medizinische Psychologie, 51 (5), 227-229, T216-T226.

Stirn, A., Overbeck, G., Pokorny, D. (2005). The core conflictual relationship theme (CCRT) applied to literary works: An analysis of two novels written by authors suffering from anorexia nervosa. International Journal of Eating Disorders, 38 (2), 147-156.

Stolorow, R., Atwood, G. (1992). Contexts of being: The intersubjective foundation of psychological life. Hillsdale: Analytic Press.

Strachey, J. (1934). The nature of the therapeutic action of psychoanalysis. International Journal of Psychoanalysis, 15, 127-159.

Strauß, B., Daudert, E., Gladewitz, J., Kaak, A., Kieselbach, S., Lammert, K., Struck, D. (1995). Anwendung der Methode des Zentralen Beziehungskonfliktthemas (ZBKT) in einer Untersuchung zum Prozeß und Ergebnis stationärer Langzeitgruppenpsychotherapie. Psychotherapie Psychosomatik Medizinische Psychologie, 45 (9-10), 342-350.

Strauß, B., Lobo-Drost, A. (1999a). Erwachsenen-Bindungsprototypen-Rating (EBPR). Eine Methode zur Erfassung von Bindungsstilen im Erwachsenenalter basierend auf dem Adult Attachment Prototyp Rating von Pilkonis. Arbeitsmaterialien, Institut für Psychosoziale Medizin und Psychotherapie, Universitätsklinikum Jena, Unveröffentlichtes Manuskript.

Strauß, B., Lobo-Drost, A., Pilkonis, P. (1999b). Einschätzung von Bindungsstilen bei Erwachsenen – erste Erfahrungen mit der deutschen Version einer Prototypenbeurteilung. Zeitschrift für Klinische Psychologie und Psychotherapie, 47, 347-364.

Strauß, B., Buchheim, A., Kächele, H. (2002). Klinische Bindungsforschung. Theorien – Methoden – Ergebnisse. Stuttgart u. New York: Schattauer.

Strupp, H. H., Chassan, J. B., Ewing, J. A. (1966). Toward the longitudinal study of the psychotherapeutic process. In L. A. Gottschalk, A. H. Auerbach (Eds.), Methods of research in psychotherapy (pp. 361-400). New York: Appleton-Century-Crofts.

Strupp, H. H., Binder, J. (1984). Psychotherapy in a new key. A guide to time-limited dynamic psychotherapy. New York: Basic Books.

Stuhr, U. (2001). Methodische Überlegungen zur Kombination qualitativer und quantitativer Methoden in der psychoanalytischen Katamneseforschung und Hinweise zu ihrer Integration. In

U. Stuhr, M. Leuzinger-Bohleber, M. E. Beutel (Hrsg.), Langzeit-Psychotherapie. Perspektiven für Therapeuten und Wissenschaftler. (S. 133-148). Stuttgart: Kohlhammer.
Subotnik, L. (1966a). Transference in client-centered play therapy. Psychology, 3, 2-17.
Subotnik, L. (1966b). Transference in child therapy: a third replication. Psychological Review, 16, 265-277.
Sullivan, H. S. (1953). The interpersonal theory of psychiatry. New York: Norton.
Thomä, H., Kächele, H. (1985). Lehrbuch der psychoanalytischen Therapie. Bd. 1: Grundlagen (1. Aufl.). Berlin u.a.: Springer.
Thomä, H., Kächele, H. (1988). Lehrbuch der psychoanalytischen Therapie. Bd. 2: Praxis (1. Aufl.). Berlin u.a.: Springer.
Thomä, H., Kächele, H. (2006a). Psychoanalytische Therapie. Bd. 1: Grundlagen (3. Aufl.). Heidelberg: Springer Medizin Verlag.
Thomä, H., Kächele, H. (2006b). Psychoanalytische Therapie. Bd. 2: Praxis (3. Aufl.). Heidelberg: Springer Medizin Verlag.
Thomä, H., Kächele, H. (2006c). Psychoanalytische Therapie. Bd. 3: Forschung (1. Aufl.). Heidelberg: Springer Medizin Verlag.
Thorne, A., Klohnen, E. (1993). Interpersonal memories as maps for personality consistency. In D. Funder, R. Parke, C. Tomlinson-Keasey, K. Widaman (Eds.), Studying lives through time: Approaches to personality and development (pp. 223-253). Washington: American Psychological Association.
Tischer, B. (1993). Die vokale Kommunikation von Gefühlen. Weinheim: PVU.
Tomkins, S. (1979). Script theory: Differential magnification of affects. In H. E. Howe, R. A. Dienstbier (Eds.), Nebraska symposium on motivation (pp. 201-236). Nebraska, Lincoln: University of Nebraska Press.
Tress, W. (1993). Die Strukturale Analyse Sozialen Verhaltens (SASB). Heidelberg: Asanger.
Tress, W., Henry, W. P., Junkert-Tress, B., Hildenbrand, G., Hartkamp, N., Scheibe, G. (1996). Das Modell des zyklisch-maladaptiven Beziehungsmusters und der strukturalen Analyse sozialen Verhaltens (CMP/SASB). Psychotherapeut, 41, 215-224.
Tschacher, W. (1997). Prozessgestalten. Die Anwendung der Selbstorganisationstheorie und der Theorie dynamischer Systeme auf Probleme der Psychologie. Göttingen: Hogrefe.
Tschesnova, I., Kalmykova, K. (1995). Content analysis vs. discourse analysis method. Implication for the reliability of the CCRT. Paper presented at the International Workshop on the Core Conflictual Relationship Theme Method, 10th German Annual CCRT-Meeting, Ulm. Unpublished manuscript.
Tschuschke, V. (2005). Psychotherapie in Zeiten von Evidence-Based Medicine. Fehlentwicklungen und Korrekturvorschläge. Psychotherapeutenjournal, 4 (2), 104-113.
Uhrová, E. D. (2005a). When images start talking – text and image in psychotherapy. Human Affairs, 15 (1), 58-71.
Uhrová, E. D. (2005b). »Spieglein, Spieglein an der Wand« – Das Motiv des Spiegels in der KIP. In L. Kotje-Birnbacher, E. Wilke, K. Krippner, W. Dieter (Hrsg.), Mit Imagination Therapieren (S. 261-266). Lengerich: Pabst.
Uhrová, E. D. (2005c). Imaginácia ako zrkadlo. Využitie imaginácie v psychoterapii. (Bd. 15). Nové Zámky: Psychoprof.
Ulmer Textbank. (1989). Der Student – Verbatimprotokolle einer Kurztherapie. Ulm: Ulmer Textbank.
van Dijk, T. A. (1970). Text and context. Explorations in the semantics and pragmatics of discurse. London, New York: Longman.
Van Ijzendoorn, M. (1995). Adult attachment representations, parental responsiveness and infant attchment: A meta-analysis on the predicitve validity of the Adult Attachment Interview. Psychological Bulletin, 117, 387-403.
Van Ijzendoorn, M. H., Bakermans-Kranenburg, M. J. (1996). Attachment representations in

mothers, fathers, adolescents and clinical groups: a meta-analytic search of normative data. Journal of Consulting and Clinical Psychology, 64 (8-21).

Vanheule, S., Desmet, M., Rosseel, Y., Meganck, R. (2006). Welche Kategorien des zentralen Beziehungs-Konflikt-Themas stehen in Zusammenhang mit Depressions-Symptomen? Eine explorative Studie. Zeitschrift für Psychosomatische Medizin und Psychotherapie, 52 (2), 172-189.

Vanheule, S., Vandenbergen, J., Desmet, M., Rosseel, Y., Insleghers, R. (2007). Alexithymia and core conflictual relationship themes: A study in a chronically fatigued primary care population. International Journal of Psychiatry in Medicine, 37 (1), 87-98.

Vicari, A., Fabi, G., Clementel, C., Gottarelli, L., Casonato, M. (2003). Predicati del sistema di categorie CCRT-LU. Psicoterapia, 27, 41-43.

Vicari, A., Buchheim, A., Albani, C., Pokorny, D. (2005). Adjectives about parents in the Adult Attachment Interview and their analysis by the ZBKT-LU category system. Paper presented at the Annual Meeting of the Society for Psychotherapy Research, Montreal. Unveröffentlichtes Manuskript.

Vicari, A., Universität Ulm. (in Vorbereitung): Semantische Kategorisierung der Beziehung zu Mutter und Vater und Bindungsrepräsentanzen. Psychologische Dissertation, Universität Ulm.

Vinnars, B., Barber, J.-P., Noren, K., Gallop, R., Weinryb, R.-M. (2005). Manualized supportive-expressive psychotherapy versus nonmanualized community-delivered psychodynamic therapy for patients with personality disorders: Bridging efficacy and effectiveness. American Journal of Psychiatry, 162 (10), 1933-1940.

Volkart, R. (1993). Fiebriges Drängen, erstarrender Rückzug. Emotionen, Fantasien und Beziehungen bei Borderline-Persönlichkeitsstörung und Depression. Bern u.a.: Peter Lang.

von Goethe, J. W. (1808). Faust. Eine Tragödie (zit. nach (1986) Faust. Erster und zweiter Teil (8. Aufl.). München: dtv Klassik).

Waldinger, R., Seidman, E., Gerber, A., Liem, J., Allan, J., Hauser, S. (2003). Attachment and Core Conflictual Relationship Themes: Wishes for autonomy and closeness in the narratives of securely and insecurely attached adults. Psychotherapy Research, 13 (1), 77-98.

Waldvogel, B., Vogt, C., Seidl, O. (1995). Das Beziehungserleben von Ärzten in der Therapiebeziehung zu AIDS-, Krebs- und Stoffwechselpatienten: Zentrales Beziehungskonflikt-Thema und Affekte. Zeitschrift für Psychosomatische Medizin und Psychoanalyse, 41 (2), 158-169.

Wallerstein, R., Robbins, L., Sargent, H., Luborsky, L. (1956). The psychotherapy research project of the Menninger Foundation: rationale, method, and sample use. Bulletin of the Menninger Clinic, 20, 221-280.

Wallerstein, R. S. (1986). Forty-two lifes in treatment. A study of psychoanalysis and psychotherapy. New York: Guilford.

Weinryb, R. M., Barber, J. P., Foltz, C., Goransson, S. G., Gustavsson, J. P. (2000). The central relationship questionnaire (CRQ): psychometric properties in a Swedish sample and cross-cultural studies. Journal of Psychotherapy Practice and Research, 9 (4), 201-212.

Weiss, J., Sampson, H., The Mount Zion Psychotherapy Research Group. (1986). The psychoanalytic process: Theory, clinical observations and empirical research. New York: Guilford Press.

Weiss, J. (1993). How psychotherapy works. Process and technique. New York, London: Guilford Press.

Wendisch, M. (2000). Beziehungsgestaltung als spezifische Intervention auf vier Ebenen. Verhaltenstherapie und Verhaltensmedizin, 21, 359-380.

West, M., Sheldon-Keller, A. (1994). Patterns of relating: An adult attachment perspective. New York: Guilford.

Wilczek, A., Weinryb, R., Barber, J., Gustavson, P., Asberg, M. (2000). The Core Conflictual Relationship Theme (CCRT) and psychopathology in patients selected for dynamic psychotherapy. Psychotherapy Research, 10 (1), 100-113.

Wilczek, A., Weinryb, R. M., Barber, J. P., Gustavsson, J. P., Åsberg, M. (2004). Change in the core conflictual relationship theme after long-term dynamic psychotherapy Psychotherapy Research, 14, 107-125.

Wirtz, M., Caspar, F. (2002). Beurteilerübereinstimmung und Beurteilerreliabilität. Mit einer Anleitung zur Berechnung der Kenngrößen mit SPSS 10.0. Göttingen u. a.: Hogrefe.

Wiseman, H., Barber, J.-P. (2004). The Core Conflictual Relationship Theme Approach to Relational Narratives: Interpersonal Themes in the Context of Intergenerational Communication of Trauma. In A. Lieblich, D. P. McAdams, R. Josselson (Eds.), Healing plots: The narrative basis of psychotherapy (pp. 151-170). Washington: American Psychological Association.

Wiseman, H., Hashmonay, R., Harel, J. (2006). Interplay of relational parent-child representations from a psychoanalytic perspective: An Analysis of Two Mother-Father-Child Triads. In O. Mayselees (Ed.), Parenting representations: Theory, research, and clinical implications (pp. 352-387). New York: Cambridge University Press.

Zander, B., Strack, M., Cierpka, M., Reich, G., Staats, H. (1992). Zur ZBKT-Methode: Die Übereinstimmung der Kodierung von transkribierten oder videographierten Beziehungsepisoden-Interviews. Materialien, Universität Göttingen, Schwerpunkt Familientherapie, Abteilung Psychosomatik und Psychotherapie. Unveröffentlichtes Manuskript.

Zander, B., Strack, M., Cierpka, M., Reich, G., Staats, H. (1995a). Different reliabilities at the episode level and that of the final CCRT: A rejoinder to Luborsky and Diguer. Psychotherapy Research, 5 (3), 242-244.

Zander, B., Strack, M., Cierpka, M., Reich, G., Staats, H. (1995b). Coder agreement using the German edition of Luborsky`s CCRT method in videotaped or transcribed RAP interviews. Psychotherapy Research, 5 (3), 231-236.

ZBKT-Arbeitsgruppe-Ulm. (1994). Manual zur Anwendung der ZBKT-Methode. Universität Ulm, Abteilung Psychotherapie. Unveröffentlichtes Manuskript.

Zimmer, D. (Hrsg.) (1983): Die therapeutische Beziehung. Weinheim: Edition Psychologie.

Zimmer, D. (2000). Lernziel Beziehungsgestaltung: Erfahrungen und Ergebnisse aus der Ausbildung von Verhaltenstherapeuten. Verhaltenstherapie und Verhaltensmedizin, 21, 455-467.

Zollner, M. (1998): Beziehungsmuster junger gesunder Frauen. Medizinische Dissertation, Universität Ulm.